치매

韓·方·
한방에 치료하기

김영찬 지음

예감

치매

韓　方
한방에 치료하기

김영찬 지음

여 환자 개개인의 특성을 반영하는 특정 표적을 대상으로 치료하고 있습니다. 유전자치료가 그 예로 일종의 체질치료의학입니다. 하지만 이는 특정 유전학적 또는 여타 특정의 표적만 겨냥하여 치료하므로, 다른 여러 인자들의 복합적인 작용을 생각하지 않기 때문에 또다시 환원론적인 모순에 빠지게 됩니다. 이런 문제를 해결하기 위해서는 전체론과 시스템론이 결합이 되는 방법이 필요하다고 하겠습니다. 시스템이란 여러 요소들이 서로 간의 연계를 통해 만들어지며 이것이 환경과의 상호 작용을 통하여 성능을 확정 짓는 통일된 하나의 집합체를 말합니다. 현대한의학은 전체론에 시스템이론을 결합한 방향으로 발전하고 있습니다. 컴퓨터 정보기술과 바이오기술을 적극 활용하고 있으며, 환원론의 오류에 빠지지 않는 것은 물론입니다. 현대의학 역시 점차 개인별 맞춤의학으로 발전하고 있으며 이 배경에는 시스템생물학의 발전과도 무관하지 않습니다. 시스템생물학은 정보기술과 바이오기술의 결합입니다. 한의학과 시스템생물학과는 공통점이 있는데 치매치료법에서 자세히 설명해 놓았습니다.

예방, 양생이 중요하다

인간은 대부분 주어진 수명을 다 하지 못하고 생을 마감하는 경우가 많습니다. 그래서 우리 조상들은 평소 건강하게 살아 있을 때 열심히 심신의 수양을 하라고 강조하였던 것입니다. 그것이 아프지 않고 오래 사는 것입니다. 한의학은 자연과의 조화를 통한 인체 음양의 균형을 중요시 여겼습니다. 외부 세계와 몸 안 세계의 기의 상호작용을 중요시 여깁니다. 생로병사가 불가피한 것이라면 인간은 소우주보다 더 큰 대우주에 어떻게 조화롭게 순응하며 살아가야 하는가를 알아야 합니다. 이것이 주어진 생명의 시간을 최대한 효율적으로 사용하는가 그리고 병에 걸리지 않고 사는가 하는 문제입니다. 유네스코 세계문화유산으로 지정된 「동의보감」의 맨 첫 장에 이러한 원칙을 설명하고 있습니다.

프롤로그 – 치매의 현황

치매 환자 현황

중앙치매센터 발표에 의하면 2022년 현재 우리나라의 추정치매환자 수는 약 92만 명이며 65세 이상 추정치매유병률은 10.33%입니다. 향후 점차 늘어나서 2024년 100만 명, 2039년 200만 명, 2050년 270만~300만 명에 이를 것으로 예상됩니다. 이에 따라 치매를 관리하는 국가적인 비용도 경우 치매치료·관리 비용은 올해 19조 2000억 원에서 2030년엔 38조 9000억 원이 들 것으로 보고 있습니다.

국내 65세 이상 치매환자 전체 연간 진료비는 약 2조 5천억이며, 치매환자 1인당 연간 진료비는 약 337만 원 수준입니다. 65세 이상 치매환자 1인당 연간 관리비용은 약 2,042만 원으로 추정됩니다. 노인장기요양보험을 이용하는 치매환자는 약 30만 명이며, 총 요양비용은 약 4조 원입니다.

점차 초고령사회로 접어들고 있는 우리나라는 치매환자 수가 앞으로 대폭 늘어날 전망입니다. 노화와 관련이 있는 알츠하이머 치매의 경우에 나이가 들수록 치매에 걸릴 확률이 높아집니다. 현재. 전체 65세 이상 노인 중 치매환자 비율을 10.33%입니다. 하지만 85세가 넘으면 두 명 중 한 명 꼴로 치매에 걸린다고 봅니다.

국제 알츠하이머협회(ADI)는 2018년 전 세계 치매환자가 약 5000만 명이며, 고령화로 2030년에는 8200만 명, 2050년에는 1억 3150만 명에 이를 것으로 추산했습니다.

참고로 2020년 건강보험심사평가원의 발표는 2019년을 기준으로 최근 10년간 치매 환자는 4배, 경도인지장애 환자는 19배 증가한 것으로 나타났습니다. 특히 65세 이상 노인 10명 중 1명은 치매인 것으로 조사됐습니다. 2019년 경도인지장애 수진자수는 27만 6045명으로 최근 10년간 수진자수가 19배 수준으로 크게 증가했습니다.

치료약 개발 현황

하지만 치매환자는 계속 늘어나는데 치료약은 없습니다. 치매는 왜 치료되지 않을까요? 전 세계의 수만 명의 과학자들이 치매연구를 하고 있지만 아직 치료가 된다는 약이 없습니다. 시중에 팔리고 있는 치매약이라는 것도 모두 증상 완화 약물이지 치매를 치료하는 약이 아닙니다.

FDA의 승인을 받아 병원에서 의사들이 처방을 하는 약은 모두 4가지뿐인데 이 약들도 잘해야 겨우 1년에 20% 정도 진행을 늦춰 줄 뿐입니다. 새로운 약에 기대도 아주 희박합니다. 현재 치매 치료를 위해서 병원에서 처방되는 약제의 리스트는 2003년 미국 식품 의약품안전청 (FDA) 공인을 받은 NMDA 수용체 길항제 이후 19년간 큰 변화가 없는 상황입니다. 그리고 그동안 과학계는 계속되는 실패를 맛보아야만 했습니다.

2016년 11월 24일 미국의 제약사 일라이 릴리(Eli Lilly)가 개발 중이던 '솔라네주맙(Solanezumab)'의 임상 3상이 만족스러운 결과를 얻지 못했고 개발을 중단했습니다. 솔라네주맙은 아밀로이드 베타의 제거를 확인했지만 최종적으로 인지기능을 회복시키지 못한 것으로 알려졌습니다. 3상 임상연구에서 위약군 대비 인지기능 향상 등 치료효과를 입증하는데 실패했습니다. 30년간 우리 돈으로 11조 원을 투입하고 손을 들어 버렸습니다.

2017년 2월 MSD도 '베루베세스타트' 임상 3상을 중단했습니다. 임상 결과를 보면 베루베세스타트는 치매 환자의 아밀로이드 베타를 최대 90%까지 감소 시켰지만, 저하된 인지기능을 개선시키는 효과는 없었다.

2018년 1월 화이자는 더 이상 알츠하이머 연구를 진행하지 않고 뉴로(Neuro) 파트의 연구원 300명을 해고한다고 발표했습니다. 화이자와 존슨 앤 존슨은 2,400명의 환자를 대상으로 바피네주맙의 임상 3상을 진행했으나, 결국 기억력 감퇴 둔화 효과를 입증하지 못해 임상은 실패로 돌아갔습니다.

2019년 3월 바이오젠은 에자이와 공동개발하던 치매신약 후보물질인 아두카누맙(aducanumab)의 임상을 중단한다고 발표했습니다. 모니터링위원회는 임상시험 성공 가능성이 없어 연구 중단을 권고했습니다. 알츠하이머에 효능 입증이 미진하다는 것이 위원회의 판단입니다. 이후 개발 회사는 2019년 10월, 고용량을 투여한 초기 알츠하이머 환자에게서 유의미하게 인지저하를 늦췄다고 다시 상업화 재추진 발표를 했습니다. 물론 성공하면 얼마나 좋겠습니까? 하지만 바이오젠 스스로도 인정하듯이 신약은 인지저하의 속도를 다소 늦춘 것뿐입니다. 그렇지만 부작용은 심각합니다. 항체에 대한 면역반응으로 뇌에 염증이나 부종이 생길 수 있습니다. 그런데 2021년 6월 7일, 미국 식약처는 아두카누맙에 대해 시판 후 효능을 추가로 입증할 것을 조건으로 승인을 하였습니다. 자문위원회 11명 위원 전원이 효과가 없다고 결론을 내렸고, 부작용 또한 많아서 대규모 임상시험에서는 무려 40%가 넘는 뇌 MRI 영상에 이상이 나왔음에도 불구하고 조건부 승인을 내렸던 것입니다. 이것도 효과가 기껏 해야 수년 밖에 되지 않는데 년간 6000만 원이 넘는 주사약 비용으로 무슨 의미가 있는지 모르겠습니다. 아마도 수년 내에 시장에서 사라질 듯합니다.

그동안 학계에서는 아밀로이드 베타 단백질을 알츠하이머 치매를 일으키는 주범으로 지목해왔습니다. 따라서 원인치료라고 하는 것은 현재까지 정설로 알려진 아밀로이드 베타를 없애는 치료입니다. 그런데 신약 개발 과정에서 보앉듯이 아밀로이드 베타를 타깃으로 한 실험에서 아밀로이드 베타는 없어졌는데 치매는 낫지 않았습니다. 아밀로이드 베타를 감소시키는 후보물질이 임상 최종 단계에서 계속 실패함에 따라 오랫동안 학회에서 정론으로 받아들여졌던 아밀로이드 가설에 의문이 제기되어 왔습니다.

이 와중에 아밀로이드 베타학설의 근거가 되는 중요한 논문이 조작되었다는 연구 결과가 나왔습니다. 2022년 7월 22일 국제학술지 '사이언스(Science)'는 2006년 '네이처'에 발표된 미네소타대학의 논문이 조작되었을 수도 있다는 과학계 의견을 보도했습니다. 미국 밴더빌트대 의대 매튜 슈래그(Matthew Schrag) 교수가 이끄는 연구팀은 6개월에 걸친 조사 끝에 알츠하이머 발병의 핵심 원리를 밝힌 것으로 알려진 논문이 조작됐다는 의혹을 제기했습니다. 뇌속의 아밀로이드 베타가 축적이 되어서 알츠하이머 치매를 유발한다는 이론의 근거가 되어 치매 연구 중에서 가장 많은 연구가 되어 온 부분입니다. 이번에 논란이 된 논문은 지난 16년간 약 2300여 건 인용되면서 아밀로이드 베타가 알츠하이머를 유발한다는 가설의 근거가 되어왔습니다. 이 논문 이래로 16년간 학계와 제약업계의 수많은 연구자들이 수십조 원의 천문학적인 연구비용을 써 왔습니다. 전 세계적으로 수많은 제약사가 아밀로이드 베타설에 근거해서 연구를 해 오고 있어서 어마어마한 손해를 끼친 셈입니다. 이는 어쩌면 예견된 참사일지도 모릅니다. 아밀로이드 베타 하나만 없어지면 치매가 낫는다는 믿음 하나가 엄청난 결과를 가져다주었기 때문입니다. 후속 연구에 들어간 비용과 잘못된 연구에 피해를 입은 많은 치매 사망자들 어떻게 보상이 되겠습니까?

저자는 단순히 아밀로이드 베타가 없어진다고 치매가 낫는다고는 보지 않습니다. 뒷장에서 자세히 설명하겠지만 아밀로이드 베타가 많아도 치매가 걸리지 않은 예는 많습니다. 수녀님을 대상으로 한 유명한 연구(Nun Study)가 일례입니다. 678명의 수녀들이 사후에 뇌를 기증한 연구는 20년 동안 진행하였고 시작할 당시 연령은 75세입니다 그중 어느 누구도 치매에 걸리지 않았지만

을 유지하며, 대뇌 피질이 내린 운동 지시가 제대로 이루어지도록 우리 몸의
근육을 선택하여 어느 정도 움직이게 할지 판단합니다.

소뇌 (cerebellum)

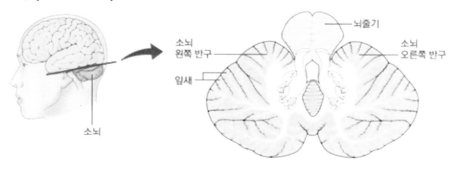

중간뇌는 뇌의 중간에 위치하여 중뇌라고도 불립니다. 양 대뇌 반구의 중간
에 끼어 있는 뇌줄기를 형성하고 있습니다. 중뇌는 부피 자체는 작으나 중요한
신경과 신경핵 등 필수적인 구조물들이 집약되어 있으며, 시각과 청각 신경이
지나가는 곳입니다. 눈의 운동과 눈동자의 크기를 조절하고 대뇌가 중요한 일
을 할 수 있도록 도와주는 기능이 있습니다.

교뇌(다리뇌)는 중뇌와 연수 사이에 존재합니다. 중뇌와 연수, 소뇌를 다리
처럼 연결하고 있습니다. 교뇌는 얼굴신경이나 갓돌림 신경의 핵이 존재하는
곳입니다. 중뇌와 마찬가지로 다양한 신경섬유의 통로로 소뇌와 대뇌 사이의
정보전달을 중계하며, 연수와 함께 호흡 조절의 기능도 합니다.

연수(숨뇌)는 뇌줄기의 가장 아랫부분으로 교뇌와 척수, 뒤로는 소뇌와 맞
닿아 있습니다. 호흡과 심장박동 순환을 조절하며 침분비, 하품, 재채기와 같
은 무의식적인 활동을 일으킵니다. 도한 연수는 몸의 상태를 일정하게 유지하
거나 소화 등을 조절하는 생명 유지 기능을 담당합니다.

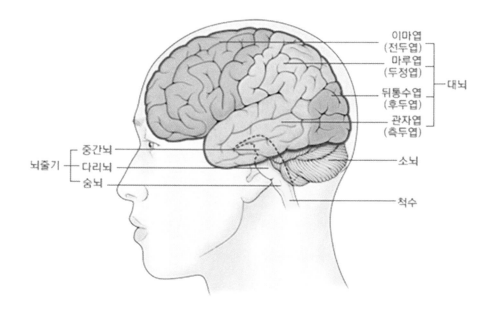

이마엽
(전두엽)
마루엽
(두정엽)
뒤통수엽
(후두엽)
관자엽
(측두엽)
대뇌

중간뇌
뇌줄기
다리뇌
숨뇌

소뇌

척수

〈출처: 서울대학교병원 신체기관정보, 서울대학교 병원〉 – MEDART

2) 뉴런과 시냅스

뇌는 인간의 고등 정신작용을 담당하고 있는 최상의 기관입니다. 우주에서 만들어진 여러 기관 중에 가장 복잡한 형태를 띠고 있는 것이 인간의 뇌입니다. 뇌에는 무려 1000억 개 이상의 뉴런이 있고 각 뉴런에는 만개 이상의 시냅스연결이 있습니다.

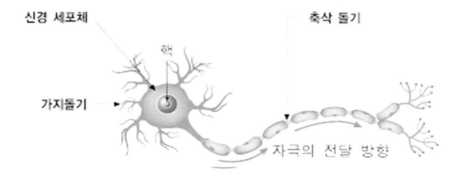

신경 세포체

핵

축삭 돌기

가지돌기

자극의 전달 방향

　뉴런에는 핵이 들어 있는 신경세포체가 있고, 신경세포체 둘레로 나뭇가지처럼 수많은 수상돌기가 뻗어 나오고 있습니다. 수상돌기는 표면이 거친 속성이 있습니다. 그중의 하나는 매끈하고 상대적으로 긴 섬유 형태를 띠고 있는데 이것이 축색돌기입니다.

　우리 뇌의 1000억 개가 넘는 뉴런들은 각자 전기신호를 만들어 내서 정보전달의 역할을 합니다. 뉴런이 만들어 내는 전기신호를 활동전위(action potential)라고 합니다. 실제로 오실로스코프를 이용하여 뉴런의 전기적 신호를 눈으로 확인해 볼 수 있습니다.

　이 전기적 신호는 축색돌기에서 다음 뉴런의 수상돌기로 전달되고 이 뉴런이 자극받게 되면 축색돌기를 따라서 활동전위는 그다음 뉴런으로 전달됩니다. 전달 과정에서 두 개의 뉴런이 만나는 접점을 시냅스라고 합니다.

　시냅스전 말단에는 신경전달물질이 들어 있는 시냅스 소포가 있습니다. 활동전위가 축색을 따라서 신경 말단에 도달하게 되면 시냅스 소포가 시냅스전 세포막과 융합을 해서 내부의 신경전달물질을 시냅스 틈으로 배출되게 됩니다. 이 신경전달물질은 후 시냅스 세포막에 있는 수용체와 결합하여 다시 전기 신호를 발생합니다.

　우리 뇌는 이런 원리로 뉴런들이 전기신호를 주고받음으로써 생각하고 작동하는 능력을 가집니다. 우리가 보고 듣고 해서 받은 정보와 자극은 먼저 뉴런에서 신경 전달 물질을 통해 전기 신호로 변합니다. 그리고 거기에서 다른 뉴런으로 그 첨단에 있는 시냅스라는 정보 전달 위치를 서로 결합시킴으로써 연락을 취하고 있습니다. 이렇게 신경 세포의 그룹이 만들어지는 것에 의해, 감정이 생깁니다. 여기에 문제가 되면 여러 가지 신경 정신적인 장애가 생깁니다.

시냅스는 고정적인 것이 아니라 항상 변화하는 유연성을 보여주고 있습니다. 이것을 시냅스 가소성이라고 합니다. 시냅스를 형성하는 부위에는 시냅스 가시가 있습니다. 하나의 뉴런은 수 만개의 다른 뉴런들과 시냅스를 통해서 연결할 수 있습니다. 시냅스의 전위는 약한 것과 강한 것 등 각각의 시냅스는 전위의 차이가 있습니다. 이들은 상호 작용에 의해 시냅스 강도가 변하는 과정을 통해 새로운 정보를 저장할 수 있습니다.

즉, 시냅스 강화는 새롭게 학습한 내용을 저장합니다. 파블로프의 유명한 실험으로 고전적 조건화 실험이 있습니다 바로 시냅스 강화를 잘 설명해 주는 실험입니다. 개에게 먹이를 줄 때마다 종소리를 들려주면 나중에 종소리만 들어도 개가 침을 흘리고 소화효소를 분비한다는 내용입니다. 풀이하자면 종소리를 처리하는 뉴런과 소화액을 분비하는 뉴런은 종류가 다릅니다. 두 개의 뉴런은 본질적으로 관계가 약합니다. 종소리를 들려준다고 침을 흘리지는 않습니다. 반면 음식이라는 자극을 받으면 흥분하는 뉴런은 소화액을 분비하는 뉴런과 강한 관계에 있습니다. 그런데 음식을 줄 때마다 종소리를 들려주는 것을 반복하면 나중에 종소리와 소화액을 분비하는 뉴런 간의 약한 관계가 종소리만 들려줘도 소화액을 분비하는 강한 관계로 바뀌게 됩니다. 이것이 시냅스 가소성의 한 예입니다.

3) 혈액뇌장벽(Blood-brain barrier, BBB, 血液腦障壁)

　몸집에 비해 가장 많은 에너지를 사용하는 뇌는 정작 자신은 지독한 편식을 합니다. 뇌가 에너지로 사용하는 것은 오로지 포도당 즉 탄수화물 밖에 없습니다. 포도당만을 통과시키기 위해서는 특수한 구조가 필요합니다. 인체의 세포는 모세혈관의 물질교환으로 영양분을 가져오는데 뇌를 둘러싼 모세 혈관의 틈새는 다른 것 보다 좁고, 단백질과 같은 큰 물질을 통과시키지 않는 구조로 되어 있습니다. 이것이 혈액뇌장벽(Blood-brain barrier, BBB, 血液腦障壁)이라는 특수한 구조이며 뇌조직에 색소, 약물, 독물 등 이물질이 들어오는 것을 막아주고 뇌를 보호합니다. 뇌의 에너지원 말고 뇌의 기능을 위해 꼭 필요한 것은 우회로를 이용합니다. 인지질이라는 유기 화합물로 형성되는 혈액뇌장벽의 세포막은 지용성 물질(비타민 A와 비타민 D, 비타민 E, 비타민 K 등)은 통과하지만 뇌 속에서 포도당을 연소시키는데 필요한 비타민 B군 등의 수용성 물질은 통과할 수 없습니다. 따라서 비타민 B군은 어쩔 수없이 뇌에 우회로를 이용하는데, 그 우회도 표면적은 혈액뇌장벽의 약 5,000분의 1이라는 좁은 문이라 한 번에 아주 작은 양 밖에 통과되지 않습니다.

　요즘 대사증후군의 위험성과 다이어트를 위해서 당질을 제한하는 식사를 많이 하지만 뇌의 활동을 위해서는 적절한 포도당의 공급은 필요하다고 할 수 있습니다. 하지만 탄수화물 위주의 식사를 하면 안 됩니다. 왜냐면 당화로 인한 단백질의 변성이나 염증이 문제가 되기 때문입니다. 치매를 예방하기 위해 도움이 되는 식품이나 영양소는 뒷장에서 자세히 설명하기로 하겠습니다.

　뇌에 영양을 잘 공급한다고 해서 그 성능이 영구적이지는 않습니다. 뇌의 신경세포 즉 뉴런은 나이가 듦에 따라 조금씩 줄어듭니다. 1000억 개의 뉴런은 20대부터 사멸하기 시작합니다. 기억을 저장하는 해마의 경우는 노인이 되면 일 년에 2%씩 위축이 됩니다. 여기에 당뇨병이나 뇌졸중, 심장질환 등 대사증후군 질환이 있는 경우는 그 위축 속도는 더 빨라집니다.

또 신경세포의 경우는 일반 세포와 달리 재생이 어렵습니다. 피부세포처럼 상처가 생긴 후 금방 회복되거나 간의 절반을 절제하고도 수년 후 거의 원래의 크기로 돌아가는 것처럼 그렇게 재생되는 것이 아닙니다. 뇌와 척수의 신경 세포는 다른 장기의 세포와는 달리, 일단 사멸하면 자연스럽게 원래로 돌아갈 수 없습니다. 그런데 다행스럽게도 우리가 일생 중에서 사용하는 뇌는 전체 뇌의 20% 밖에 되지 않고, 나머지 약 80%는 사용하지 않습니다. 이 80% 중 일부를 강화시켜 놓으면, 평소 사용하고 있는 신경 세포가 어떤 원인으로 사멸했다고 해도 그 기능을 대신할 수 있는 것입니다.

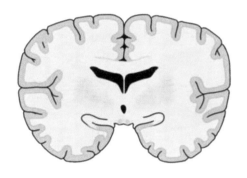 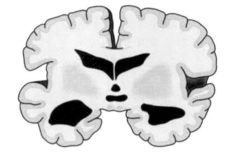

건강한 뇌   알츠하이머 병에 걸린 뇌

이것을 "인지 예비능력 활용법"이라 하고 정확히는 시냅스 가소성을 이용하는 것입니다. 약한 강도의 뉴런을 강하게 만드는 방법이 시냅스 가소성입니다. 우리 몸은 나이가 들어 감에 따라 시냅스의 기능도 쇠퇴하고, 신경 전달 물질의 양이 감소하게 됩니다. 새로운 자극이 필요합니다. 이 시냅스를 활성화시키기 위해서는 사람과 만나거나 새로운 취미에 도전하는 등 신선한 자극을 받음으로써 적극적으로 뇌를 작동할 수 있어야 합니다. 반대로, 매일 정해진 일정

대로 보내고 한정된 자극으로 생활을 계속하고 있으면 시냅스는 점점 강도가
약해지고 퇴화합니다. "나이가 들수록 새로운 일을 접하라. 노인이 될수록 일
을 벌려라" 이것이 치매를 예방하는 지름길인 것입니다.

4) 한의학에서 보는 뇌

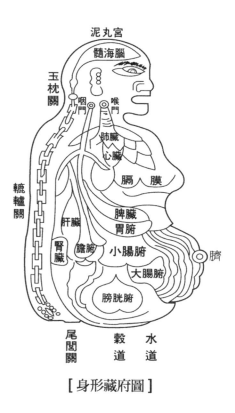

[身形藏府圖]

    동의보감 제일 첫 장에 사람의 몸의 형태를 그려 놓은 그림이 있습니다. 신형
장부도(身形藏府圖)란 그림입니다. 그림에서 수해뇌(髓海腦)는 정신활동에 관
계하는 두개골 안의 수질(髓質)로서 현대의학의 뇌(腦)입니다. 한의학에서는
원신지부(元神之府)라 하고 매우 중요하게 다루고 있고 그곳이 있는 부위를 니
환궁(泥丸宮)이라고 합니다. 그리고 척추부위를 의미하는 옥침관(玉枕關), 녹

로관(轆轤關), 미려관(尾閭關)이 나와 있습니다.

신형장부도는 오장육부의 구조와 위치를 실물처럼 정확히 알려주는 해부학 그림이 아닙니다. 그래서 장부의 모습을 그대로 정밀하게 그려 놓지 않았습니다. 이 그림에는 팔다리가 없는데 그 이유가 바로 오직 생명현상 만을 설명하기 위한 것이기 때문입니다. 즉, 인체의 기(氣)가 만들어지고 그것이 순환하여 생명활동을 하는 기본 원리를 설명한 그림입니다. 그림은 오장육부의 구성과 정기신(精氣神)의 운행의 관점만 설명하고 있습니다. 그냥 해부도를 그린 것이 아니라 생리적인 기본 원리를 그렸기 때문에 정밀한 묘사가 필요한 해부도와는 다릅니다. 즉 해부도가 아니라 생리도인 것입니다.

한의학에서 기본 생명현상은 정기신(精氣神)으로 설명할 수 있습니다. 이 신형장부도는 정기신(精氣神)의 생성과 순환을 의미하는 간략한 개념도라고 할 수 있습니다. 그림을 자세히 보면 입은 벌리고 있습니다. 코와 입은 연결 통로가 있고 그 아래로 인문과 후문이 있습니다. 인두와 후두로 음식물과 공기가 들어가는 것을 묘사해 놓았습니다. 그리고 오장육부가 아래에 있습니다. 오장은 정(精)의 생성 장소이며, 척추는 정(精)의 운행 통로입니다. 오장에서 정(精)의 저장의 임무를 가진 신장은 척추와 가까이 몸의 뒷부분에 자리 잡고 있습니다. 그 아래로 대소변을 배출하는 곡도와 수도가 있습니다.

한의학 고서인 『영추』에는 "두 사람의 신(神)이 서로 합쳐서 육체가 생기는데 육체보다 먼저 생기는 것이 정(精)이다. 또한 5곡(五穀)의 진액이 합쳐서 영양분이 된다. 그래서 '선천의 정'과 '후천의 정'으로 나누는데 뼛속에 스며들면 골수(骨髓)와 뇌수(腦髓)를 영양하고 아래로 내려가 음부로 흐르게 된다. 음양이 고르지 못하면 정액이 넘쳐나서 아래로 흘러내리게 된다. 이것이 지나치면 허해지고 허해지면 허리와 잔등이 아프며 다리가 시큰거린다. 또한 수(髓)란 것은 뼛속에 차 있는 것이고 뇌는 수해(髓海)가 된다. 수해가 부족하면 머리가 핑 돌고 귀에서 소리가 나며 다리가 시큰거리고 정신이 아득해지곤 한다"

고 씌어 있습니다. '선천의 정' 즉 태어날 때부터 부모로부터 물려받은 정과 음식물로 만들어지는 '후천의 정'을 설명하고 있습니다. 정이란 정미(精微)롭다는 뜻으로 우리 몸에서 가장 소중한 보배라는 뜻입니다. 구체적으로는 골수, 뇌수 등입니다. 가장 중요한 물질이므로 가장 튼튼한 뼈에 감싸여 있습니다.

동의보감에 정(精)은 신체의 근본(精爲身本)이라 설명하고 있습니다. 기(氣)와 신(神)이 만들어지기 위해서는 정(精)이 있어야 합니다. 신형장부도는 생명을 유지하기 위한 에너지 생산을 하는 인체의 중요 장부를 그린 것입니다. 여기에서 주목할 만한 것은 기의 생성과 기가 정신활동의 근원이 된다는 것입니다. 정확히는 음식물(후천의 정)이 몸으로 들어오면 에너지의 변환으로 기(氣)가 생기고 그것이 신(神)이 된다는 것입니다. 신(神) 즉, 정신활동을 하기 위한 연료가 되는 기본 물질이 정(精)입니다. 뇌의 기능은 정(精)이 기본이 된다고 볼 수 있습니다. 그래서 한의학에서는 퇴행성 뇌질환에 정(精)을 보하는 약물과 정(精)을 저장하는 신(腎)을 보하는 처방을 하기도 합니다.

2. 기억

기억은 당신이 경험한 감각, 인상, 정보, 생각을 습득, 보유, 회상할 수 있게 해주는 정신적 기능입니다.

기억 단계는 감각, 단기, 장기 세 가지가 있습니다. 정보처리는 감각기억에서 시작하여 단기기억으로 이동하며, 결국 장기기억으로 이동합니다. 매일 접하게 되는 정보는 기억의 세 단계를 통해 움직일 수 있습니다.

그러나 모든 정보가 세 단계를 모두 거치는 것은 아닙니다. 대부분은 도중에 어디에서 잊혀집니다. 어떤 정보가 다른 단계를 거쳐 그 길을 가게 하는지에 대한 결정은 당신이 무엇을 주목하고 처리하느냐에 달려 있습니다. 당신이 주목하고 처리하는 정보는 기억의 다음 단계로 옮겨갈 것입니다. 그러나, 주의를 기울이지 않으면 어떤 정보도 결코 다음 단계로 나아가지 못합니다.

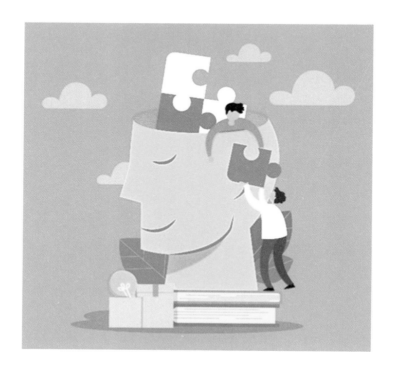

1) 감각기억

감감각기억은 수 밀리초에서 1초 이내의 매우 짧은 시간 동안 환경의 정보를 처리합니다. 일반적으로 감각기억은 수초 이상 보유하지 않습니다. 감각기억에 들어가는 정보는 대부분 잊혀지지만, 우리가 주목하는 정보는 단기기억으로 전달됩니다. 단기기억으로 저장된 기억 중 영구적으로 저장되는 것이 장기기억입니다.

감각기억의 종류로는 영상적 기억, 음향기억, 촉각기억이 있습니다.

영상적 기억은 시각적 자극의 정신적 표현을 담고 있는 시각적 감각 기억입니다. 이를 통해 1초 안에 장면이나 상황의 여러 물체와 세부 사항을 기억할 수 있습니다. 관심을 가진 시각은 단기 기억으로 옮겨 가지만 관심이 없는 시각은 빠르게 잊혀집니다. 영상 감각 기억은 이후에 일어난 상황을 분석하고 해석할 수 있는 과정에서 큰 도움이 됩니다.

음향기억은 듣는 정보를 담고 있는 청각적 감각 기억력입니다. 이 기억은 최단 시간 동안에 유지되는 감각 기억으로, 최대 4초간 5~7개의 정보를 저장할 수 있습니다. 자극의 유지 기간은 기억의 강도와 충격의 정도에 달려 있습니다.

촉각기억은 촉각으로 당신의 느낌을 정보에 담고 있습니다. 피부, 근육, 관절, 힘줄, 등을 통해 경험하는 기억입니다. 이는 촉각에 닿는 자극을 통해 활성화 됩니다. 촉각기억은 약 4~5가지의 사항을 동시에 처리할 수 있으며, 신체는 촉각 감각 기억을 통해 사물을 만져 보면서 조사할 수 있습니다.

2) 단기기억

단기기억은 작동기억 또는 활성기억이라 합니다. 그것은 우리가 현재 생각하고 있는 정보입니다. 단기 기억장치의 정보는 영구히 저장되지 않습니다. 단기 기억장치에 저장되는 정보의 대부분은 약 20초에서 45초 동안만 보관되고 길어야 최대 수 분 정도입니다. 많은 단기 기억들은 빠르게 잊혀지지만, 정보에 주의를 기울이고 처리하면 장기 기억으로 이어질 수 있습니다. 단기 기억은 시간이 제한적일 뿐만 아니라 용량도 제한적입니다. 그것은 단지 몇 개의 아이템만 가지고 있다고 믿었습니다. 조사 결과, 그 수는 약 5~9개 항목으로 나타났습니다.

3) 장기기억

장기기억은 장기간에 걸친 정보의 저장을 말합니다. 그것은 우리가 몇 초보다 더 오랫동안 간직하고 있는 모든 기억들입니다. 그 정보는 우리의 장기기억 속에서 몇 시간, 며칠, 몇 달, 혹은 몇 년 동안 지속될 수 있습니다. 비록 우리가 그것을 배운 후에 적어도 어떤 정보는 잊어버릴 수 있지만, 다른 것들은 영원히 우리 곁에 있습니다. 단기 기억장치와 달리 장기 기억장치의 용량은 겉보기엔 무한합니다. 장기기억의 종류로는 명시기억과 암묵기억이 있습니다.

(1) 명시기억(의식적)

명시적 기억은 당신이 의식적으로 기억하기 위해 생각해야 하는 그런 경험들과 정보들입니다. 당신이 만났던 누군가의 이름이나 가게에서 픽업할 물건 목록과 같은 것을 의도적으로 기억하려고 할 때, 이 정보는 당신의 명시적 기억 속에 저장됩니다. 이 기억들을 각각 명시적으로 명명하고 묘사할 수 있기 때문에 그것은 명시적 기억이라고 불립니다. 그것은 정보, 에피소드 또는 사건으로서 의식적으로 기억되는 지식이나 경험을 포함할 것입니다. 이러한 유형의 기억은 의식적으로 정보를 기억하고 설명할 수 있기 때문에 사실사건기억이라 하기도 합니다. 명시기억은 삽화기억과 의미기억으로 더욱 세분될 수 있습니다.

삽화기억은 당신의 삶의 에피소드를 기억하는 능력입니다. 그것은 당신이 살면서 경험했던 첫 번째 경험들을 말합니다. 예를 들어, 만약 당신이 지난 토요일에 한 일을 누군가에게 말하라고 한다면, 당신은 마음속으로 하루를 정신적으로 여행하고 당신의 하루의 사건을 진술할 필요가 있을 것입니다. 삽화기억 중 개인사(個人史)에 해당하는 기억을 '자서전 기억'이라고 합니다. 삽화기억은 개인적으로 경험한 사건(인생 경험)의 기억입니다.

의미기억은 세계에 대한 사실, 개념, 이름 및 기타 일반적인 지식 정보를 저장합니다. 김치찌개의 재료를 나열하는 과제가 주어진다면 마음속으로 '시간여행'을 할 필요가 없을 것입니다. 당신은 그 자료를 간단히 기억해 낼 수 있습니다. 의미기억은 사실, 데이터, 일반 정보 또는 지식의 기억입니다.

(2) 암묵기억(무의식적)

암묵기억은 말 이외의 수단으로 표현되거나 의식적으로 그것을 인식시킬 수 없기 때문에 다른 말로 비사실사건기억이라고도 합니다. 예를 들어 자전거를 탈 때 언어 사용이 필요 없는 운동능력에 대한 기억을 표현하고 있습니다.

암묵기억이란 무의식적으로, 그리고 힘들이지 않고 기억하는 지식을 말합니다. 그것은 의식 없이 기억하고 있습니다. 당신은 당신의 이전 경험이 이러한 이전 경험에 대한 의식적인 인식 없이 업무 수행에 도움이 될 때 암묵기억을 사용합니다.

암묵기억의 종류는 당신이 의도적으로 기억하려고 노력하지 않는 것들을 기억하는 것을 포함합니다. 그것은 무의식적이면서도 의도하지 않은 것입니다.

암묵기억의 세 가지 유형은 절차기억, 고전적 조건화, 잠재화입니다.

절차기억은 기술과 운동을 위한 암묵기억입니다. 그것은 당신이 의식하지 않고 배우고 수행하는 기술과 과업을 포함합니다. 절차기억은 당신이 그것에 대해 생각할 필요 없이 많은 일상적인 신체 활동을 할 수 있게 해 줍니다. 절차기억의 예로는 걷기, 자전거 타기, 신발 묶기, 샌드위치 만들기, 독서 등이 있습니다.

고전적 조건화란 한 자극과 또 다른 자극의 연관성을 무의식적으로 인식하는 것을 말합니다. 조건부 자극이 학습 전에 했던 조건부 자극과 같은 반응을 일으키기 시작할 때 연관성에 대한 기억이 입증됩니다. 예를 들어 저녁식사 벨이 울리면 맛있는 음식에 대한 기대와 흥분이나 침을 흘리는 것과 같은 자연발생적인 반응을 일으킬 수 있습니다. 또 다른 예로는 시험이 있다고 하면 긴장하기 시작합니다. 공포 조건화(FEAR CONDITIONING)가 있습니다. 쥐에게 소리를 들려주면 처음엔 반응을 보이다가 곧 무시하게 됩니다. 그러나 소리 자극을 주면서 동시에 전기충격을 반복하면 쥐는 소리자극만으로도 몸이 굳거나 털을 세우는 등 공포반응을 보입니다. 시냅스 가소성과도 연관된 것으로 반복된 두 가지 자극이 기억을 통해 저장되어 조건자극만으로도 공포반응을 유발합니다.

잠재화는 한 자극에 대한 노출이 사전 경험으로 인한 또 다른 자극에 대한 반응에 영향을 미치는 효과입니다. 잠재화는 자극에 노출된 경험이 있을 경우, 이 잠재화 자극과 비슷하거나 의미상 관련이 있는 자극에 다시 노출되면 정보 인지속도가 더 빠르고 정확해지는 것입니다. 잠재화에 의한 인지능력 향상은 피검자가 잠재화 자극 자체를 기억하지 못하거나 잠재화 자극과 새로운 자극 사이의 관련성을 알지 못해도 일어나게 됩니다. 기본적으로 잠재화는 생각의 흐름에 영향을 미칩니다. 그것은 기억 속의 특정한 개념이나 연관성을 활성화시키는 의식 없는 효과입니다. 그 이론은 당신이 어떤 것에 충분히 노출되면 그것은 당신의 잠재의식에서 의식의 표면으로 떠오를 것이라는 것입니다. 예를 들어, 만약 "ㄱ"으로 시작하는 동물을 말하라고 한다면, 대부분의 사람들은 "개"가 아마도 가장 인기 있기 때문에 "개"를 선택할 것입니다. 하지만, 어떤 사람들은 특정한 연관성 때문에 "기린"을 선택할 수도 있습니다.

제 2 장 – 치매의 진단

1. 아직 명쾌한 진단법이 없는 치매검사

유감스럽게도 아직까지 치매를 100% 정확하게 진단하는 방법은 없습니다 치매의 원인 물질인 아밀로이드 베타를 측정하면 진단이 될 거라 생각하면 오산입니다. 앞에서 유명한 수녀님에 대한 치매 연구에서 설명했듯이, 수녀님 사후에 기증받은 뇌의 해부에서도 아밀로이드 베타가 많이 축적되어 있었지만 그 수녀님은 평생 치매를 앓은 적이 없이 100세가 넘도록 장수하셨던 예가 있습니다. 다른 677명의 수녀님들도 마찬가지입니다. 즉 아밀로이드 베타를 치매의 진단기준으로 삼는 것은 의미가 없습니다.

영상진단에 있어서는 의사가 치매를 의심하는 경우에 그 원인이 되는 질병을 조사하기 위해 X선 CT나 MRI, SPECT (단일광자방출단층촬영, single photon emission computed tomography), PET (양전자 단층 촬영) 등으로 뇌 사진을 촬영합니다. 그런데 뇌 MRI나 PET에 아밀로이드 베타가 보인다 해도 또 뇌가 많이 위축되어 있다 해도 치매 환자가 아니며 인지능력이나 기억력에 전혀 문제가 없는 사람들이 많습니다. 그나마 SPECT는 뇌의 혈류가 저하된 부위를 영상화할 수 있기 때문에, 인지 질병의 원인이 알츠하이머병인지 뇌혈관 장애인지, 혹은 루이소체형 치매인가 전두측두형 치매 인지를 대략 알 수 있는 정도입니다.

영상 진단에서 굳이 의미를 두자면 좀 더 기능적으로 치매를 관찰하는 fMRI

나 SPECT가 조금 유용하다고 볼 수 있습니다만 그래도 아직은 영상진단의 신뢰도가 좀 낮은 것이 사실입니다. 그냥 치매환자를 확인하는 수준 정도입니다. SPECT 영상은 치매를 초래한 질병의 진행 상황을 판단하는 자료가 됩니다.

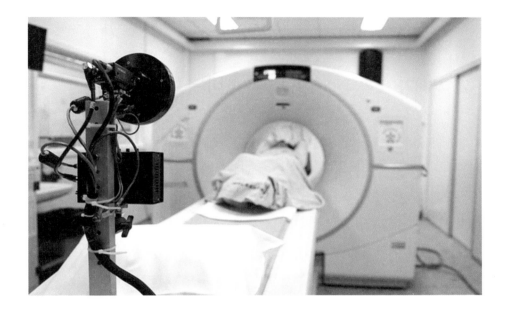

혈액이나 뇌척수액에서 아밀로이드 베타를 뽑아서 보는 것도 마찬가지 입니다. 뇌척수액 생물표지자가 양성이 나왔으나 아밀로이드 베타 양전자 단층촬영에는 음성이 나오는 경우도 있습니다. 수치가 높다고 치매 진단을 할 수 없습니다. 또한 이 방법은 번거롭고 환자에게 통증을 주기 때문에 권장하기 어려운 진단법입니다. 기타 갑상선 기능 저하, 비타민 결핍증, 생활 습관병의 유무 등을 확인하기 위해 혈액 검사(일반혈액검사 CBC, 혈당 지질검사)도 실시합니다. 그 밖에 뇌파검사 심전도 등도 필요에 따라 시행합니다.

치매 유전자 검사법도 마찬가지입니다. 알츠하이머 치매의 대표적인 유전자로 APP, PS1, PS2, ApoE 4 등이 있습니다. 하지만 이들 유전자를 많이 가지고 있다 하더라도 치매로 확진을 할 수는 없습니다. 치매가 되는 사람이 있고 되지 않는 사람이 있기 때문입니다. 대표적인 유전자 말고도 너무나 많은 유전자의 변수가 있습니다. 참고로 제가 자주 보는 웹사이트인 CTD(Comparative Toxicogenomics Database)에서 검색해 보았을 때 현재까지 밝혀진 알츠하이머 치매 관련 유전자와 화학물 상호작용의 항목이 무려 322,204개나 되었습니다.

2. 치매가 오기 전에 진단하는 것이 중요하다.

우리가 치매진단을 치매환자에게 한다는 것은 너무 웃긴 얘기입니다. 치매환자는 딱 봐도 치매인데 무슨 진단이 필요할까요? 정작 치매 검사는 경도인지장애의 환자들에게 필요한 것입니다. 앞으로 치매로 진행되지 않게 하기 위해서 필요한 것입니다. 다만 경도인지장애 환자들은 건망증 환자들과 구분이 잘 되지 않기에 이것을 구분해 주는 진단 방법이 있다면 가장 멋진 일일 것입니다.

저자가 연구하는 방면이 바로 치매환자가 아닌 정상인이나 경도인지장애를 가진 사람에 대한 검사 방법입니다. 저자는 특정 단백질에 주목하였고 그 특정 단백질은 정상의 경우에 수치가 1이라면 치매 전단계인 경도인지장애의 경우 평균 5 이상 올라가고, 막상 치매가 되면 다시 정상인의 1/5 정도 수치로 떨어집니다. 얼마나 명확한 결과인가요 물론 이는 평균적인 데이터이며 아직 추가 실험과 더 많은 사람을 대상으로 임상을 해 봐야 합니다. 만약에 이 연구가 성공하면 앞으로 치매가 될 사람은 확실히 진단을 해서 치매를 더 이상 진행되지 않게 예방적 치료를 하면 됩니다. 그 예방이라는 것은 바로 지금부터 10~20년 뒤로 치매를 연기하는 것일 수 있습니다.

검사상 치매가 막 올 것 같은 환자는 바로 예방적 치료에 들어가도록 해야 합니다. 정상에서 이상으로 넘어가는 순간 이러한 순간을 티핑 포인트(TIPPING

POINT- 어느 순간 갑자기 모든 것이 급격하게 변하기 시작하는 극적인 순간)라 합니다. 치매의 경우 어제까지 멀쩡한 사람이 티핑 포인트를 넘게 되면 오늘 갑자기 인지, 언어, 기억에 장애를 보이면서 이상한 행동을 하게 됩니다.

최근에 갑자기 치매가 온 환자의 예입니다. 추석 명절이라 부모님을 뵈러 부산에서 서울로 다녀간 아들에게 어머니가 전화를 했습니다. "잘 내려갔냐?" "네 잘 도착했습니다" 첫 전화통화는 무난히 잘 끝났습니다. 잠시 후 어머니가 다시 전화를 해서 잘 내려갔냐고 물었고 그날 어머니는 무려 스무 번을 같은 내용으로 전화를 했습니다. 어제까지 아무렇 지도 않은 어머니에게 뭔가 이상한 일이 생겼다고 생각한 아들은 부랴부랴 다시 어머니를 뵈러 서울로 올라 갔습니다.

최소한 티핑 포인트 이전에 치료하는 것이 이후 치료가 매우 어려운 단계에 이르지 않도록 하고 비교적 쉽게 치료할 수 있도록 하는 것입니다. 가장 확실한 치매 예방법입니다.

예방적 치료란 티핑 포인트를 넘지 않도록 하는 방법입니다. 일종의 청소라고 보면 됩니다. 다시 강조하지만 아밀로이드 베타의 티핑 포인트 기준, 이는 뇌영상검사보다 환자의 증상 그리고 이로 인한 일상생활의 장애 여부가 기준이 됩니다.

영화 "스틸 앨리스"의 작가이자 뇌과학자인 리사 제노바는 테드(TED) 강연에서 티핑 포인트 전에 치료해야 함을 주장하며 이렇게 말했습니다 "그 티핑 포인트가 지나면 기억, 언어, 인지면에 있어서 작은 실수들이 좀 다른 양상이 됩니다. 그렇게 찾아 헤매던 열쇠는 보통 여러분 코트 주머니나 문 가까이에 있는 탁자 위에서 찾게 되지요. 그런데 이 경우에는 열쇠를 냉장고 안에서 찾게 된다는 겁니다. 아니며 그것을 찾고 나서 이렇게 생각할 수도 있습니다. "이게 어디에 쓰는 거지?"라고 말이죠" 또 리사 제노바는 "아밀로이드 반점들을 켜진 성냥이라고 한다면. 티핑 포인트에 이르면 그 불은 이미 숲에 번진 상태인 거예요 일단 숲이 불길에 휩싸인다면, 성냥불을 불어 *끄*는 정도로는 어림 없지요. 불씨가 숲에 닿기 전에 성냥불을 반드시 꺼야만 하는 겁니다"라고 티핑 포인트를 넘기게 되면 치료가 어렵다고 말했습니다.

진단면에서는 오히려 경도인지장애(MCI, mild cognitive impairment)를 잘 구분해 주는 것이 중요합니다. 흔히 보건소에서 하는 검사 중에 MMSE검사가 있습니다 간이 정신상태검사 방법인데 이것은 치매 검사라고 불리지만 실은 경도인지장애 검사라고 보면 됩니다. 여기에서 점수치가 정상이 아니게 나오면 그다음에 병원에 가서 다시 검사를 받게 합니다.

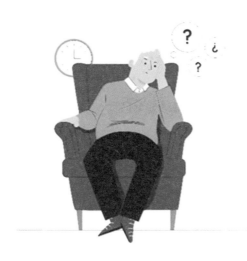

3. 치매 검진을 받기 전 준비사항

「내가 치매일까?」라 생각되면 전문의에게 검진을 받습니다. 「정말 치매인가?」「치매라면 원인 질환은 뭔가?」 이런 의문을 그냥 고민만 해서는 아무것도 진행할 수 없습니다. 치매는 조기에 발견하여 조기에 치료를 시작하면 그 진행을 지연시킬 수 있습니다. 우선 전문의를 찾아서 상담을 합니다. 치매 전문의가 있는 신경정신과나 신경내과, 내과, 가정의학과, 한방신경정신과 입니다. 전문의가 아니더라도 요즘은 신경정신과 계통을 특화해서 진료를 보는 의원, 한의원이나 병원에는 요양병원 등에서 치매 환자를 많이 보고 있으니 찾아서 상담을 받을 수 있습니다.

환자 자신이 적극적으로 치매검사를 받는 것이 중요합니다. 하지만 대부분 환자들이 처음 치매가 왔을 때 이를 받아들이지 않는 경우가 있습니다. 따라서 환자를 병원에 데려가기가 어려운 경우 보호자가 먼저 상담을 신청하기도 합니다.

진찰은 되도록 빨리 받는 것이 낫습니다. 진료를 망설이고 있는 사이에 환자가 더 악화되는 경우도 있습니다. 반대로 티핑 포인트 이전에 증상을 예의 주시 하다가 치료를 빨리 받아 완치한 사례도 있습니다. 그러므로 이상 소견이 있으면 진료는 무조건 빨리 받는 게 좋습니다.

본인이 치매를 걱정하고 있으면 병원에 가자고 말하기 쉽지만, 그렇지 않은 경우는 좀처럼 말하기 어렵습니다. 또한 자신의 증상을 걱정하고도 가족에게 폐를 끼치는 것이라고. 진찰을 거부하는 사람도 있습니다

첫 진료는 본인과 보호자가 같이 가는 것이 일반적입니다. 왜냐하면 환자는 증상을 제대로 말하지 못하는 경우가 많습니다. 또한, 환자 본인이 진료에 적극적이지 않은 경우에도 가족이나 보호자가 의사에게 설명해야 하기 때문 입니다. 대개 환자는 모두 기억하지 못하는 경우가 있으니 보호자는 다음과 같은 사항 정도는 미리 알아 두었다가 의사의 문진에 대답하면 도움이 될 수 있습니다.

나이

지금까지의 약력(학력, 직업, 결혼 유무, 가족 구성)

과거력(입원경력, 수술이나 사고의 경험, 현재 치료 중인 질병, 현재 복용하고 있는 약)

생활 습관(담배, 식사, 운동 습관 등)

언제부터 어떤 변화, 증상이 있었는지(가능한 한 구체적으로 쓰기)

최근 눈에 띄는 것(구체적으로 쓰기)

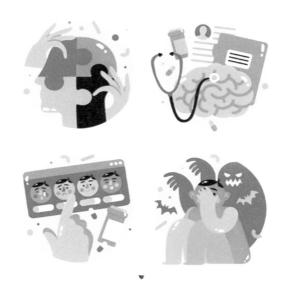

4. 치매 선별검사의 방법

치매를 평가하는 여러 가지 테스트 방법이 많이 있습니다. 병원에 따라 조금씩 다르게 이용합니다. 주로 문진 후에 간단한 인지기능검사를 합니다.

저자는 서울시에서 시행하는 치매안심주치의 사업에 참여하고 있는데 이 사업에서는 공통으로 하는 인지검사가 있습니다. 인지선별검사(CIST), 한국형 노인우울척도단축형검사(GDSSF-K), 한의학적 치매 평가 도구인 혈쇠척도검사, 한국형 몬트리올 인지평가인 MoCA-K(Montreal Cognitive Assessment-K) 검사가 그것입니다. 이 중 MoCA검사는 치료 전에는 MoCA-K를 하고, 치료 후 검사에서는 조금 변형된 K-MoCA를 사용하고 있습니다.

  여기서는 임상치매척도검사(CDR), 전반적퇴화척도검사(GDS), 치매선별용 한국형 간이정신상태검사(SMMSE-DS), 아이월드치매선별검사(ID-ST:I-WorldDementtiaScreeningTest)를 소개하도록 하겠습니다. 이외에 신경인지기능검사(CERAD-K), 서울신경심리검사(SNSB-II) 등 치매 여부를 진단하는 검사와 다른 치매 선별 도구들도 있으며, 이는 대상 환자군에 따라 조금씩 차이가 있습니다. 앞에서 설명드렸듯이 치매가 오고 나서는 이미 늦었다고 볼 수도 있습니다. 그래서 치매의 전단계에서 빨리 치료에 임해야 합니다. 아래에 몇 가지 선별법이 있으니 참고하시길 바랍니다.

1) GDS 기준 치매 분류

점수	인지장애정도	증상
1	인지장애 없음	임상적으로 정상이며 주관적으로 기억장애를 호소하지 않는 상태. 임상 면담에서도 기억장애가 나타나지 않음.
2	매우 경미한 인지장애	건망증이 나타나는 시기로 임상 면담에서 기억장애의 객관적인 증거는 없음. 직장이나 사회생활에 문제없으며 다음과 같은 기억장애를 주로 호소함 (1) 물건을 둔 곳을 잊음 (2) 전부터 잘 알고 있던 사람이름 또는 물건이름이 생각나지 않음

3	경미한 인지장애	분명한 장애를 보이는 가장 초기 단계. 그러나 숙련된 임상가의 자세한 면담에 의해서만 객관적인 기억장애가 드러남.
4	중등도의 인지장애	후기 혼동의 시기이며 자세한 임상 면담 결과 분명한 인지장애가 드러남. 다음과 같은 영역에서 분명한 기억장애가 있음 (1) 자신의 생활의 최근 사건과 최근 시사문제들을 잘 기억하지 못함 (2) 자신의 중요한 과거사를 잊기도 함 (3) 혼자서 외출하는 것과 금전관리에 지장이 있음
5	초기 중증의 인지장애	초기치매. 다른 사람의 도움 없이는 더 이상 지낼 수 없음. 집주소, 전화번호, 가족의 이름 등 자신의 현재 일상생활과 관련된 주요한 사항들을 기억하지 못함.
6	중증의 인지장애	중기치매. 환자가 전적으로 의존하고 있는 배우자의 이름을 종종 잊음. 최근의 사건들이나 경험들을 거의 기억하지 못하나 오래된 일은 일부 기억하기도 함. 일상생활에 상당한 도움을 필요로 함.
7	후기 중증의 인지장애	말기치매. 모든 언어 구사 능력이 상실되며 흔히 말은 없고 단순히 알아들을 수 없는 소리만 냄. 화장실 사용과 식사에도 도움이 필요하며 기본적인 정신 운동능력이 상실됨

　대체로 GDS 점수가 2~3점인 경우 경도인지장애, 4점은 경도 치매, 5점은 중등도 치매, 6~7점은 중증 치매로 분류합니다.

2) CDR 기준 치매 분류

점수	인지장애정도	증상
0	인지장애 없음	기억장애가 전혀 없거나 사소한 일들을 잊는 일들이 드물게 나타납니다.
0.5	경도인지장애	최근 몇 주 동안에 있었던 사건 중 중요한 것은 기억하지만 사소한 것을 잊습니다. 그러나 힌트를 주면 기억해 낼 수 있으며 이런 증상이 눈에 띄게 나타납니다.
1	경도치매	최근 몇 주 동안에 있었던 중요한 사건을 잊습니다. 힌트를 주어도 잘 기억하지 못하며 기억 장애가 일상 생활에 지장을 줍니다.
2	중등도치매	오전에 있었던 대부분의 일을 오후에 잊거나 거의 대부분 돌아서면 잊습니다.
3점 이상	중증치매	최근 기억이 상실되고, 옛날 일도 잘 기억하지 못합니다.

CDR 점수가 0.5인 경우에는 경도인지장애, 1점은 경도 치매, 2점은 중등도 치매, 3점 이상은 중증 치매로 기준을 나눕니다.

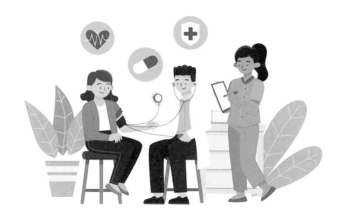

3) 치매선별용 한국형 간이 정신상태 검사(SMMSE-DS)

치매선별용 한국형 간이정신상태검사(SMMSE-DS; Short MMSE for De-mentia Screening)는 원래 인지기능의 손상을 밝혀내고 측정하는 것을 목적으로 만든 검사도구로, 인지기능 저하가 의심되는 대상자를 선별할 때 사용합니다. 간이정신상태검사(MMSE: Mini Mental State Examination)를 바탕으로 치매를 선별하기 위해 간단하게 만든 치매검사지입니다. 국내에서 치매선별용 검사로서 가장 널리 이용되고 있습니다.

치매선별용 한국형 간이정신상태검사는 반드시 일대일로 해야 하며, 검사자 가 피검자에게 직접 문제를 읽어 주면서 한 문제씩 평가하는 방식으로 진행해야 합니다.

검사지는 총 30문항으로 구성되어 있으며, 각 문항에 대해 응답하면 1점, 응답하지 못하면 0점을 부여하여 총점은 30점입니다.

(1) 검사 시작 전 주의사항

검사를 효과적으로 하기 위해서는 먼저 검사를 시작하면서 '치매검사'라고 말하지 말고 "지금부터 000님의 기억력과 집중력을 알아보기 위해 몇 가지 질문을 드리겠습니다. 질문 중 몇 가지는 쉽지만 몇 가지는 어려울 수도 있습니다."라고 말해야 부정적인 생각을 갖기 않고 검사에 임할 수 있게 됩니다. 한 문항 당 배점은 1점임을 알려주고, 피검자가 답변을 "모른다"라고 대답한 경우 틀렸다고 채점하지 말고 응답을 할 수 있도록 요구해야 합니다.

검사를 하는 동안 검사자는 피검자가 스트레스 없이 검사를 마칠 수 있도록 격려하고, 잘 마치지 못할 경우 적절히 위로해주어야 합니다. 또한 문제에 대한 답을 정확히 했을 때는 긍정적인 피드백을 해주어야 문제해결에 도움이 됩니다. 그리고 행동검사는 피검자의 반응은 반드시 그대로 기록해야 합니다. 문제를 풀 때는 정답 여부를 알려줘서는 안 되며 채점된 점수는 피검자가 볼 수 없도록 해야 합니다.

(2) 각 항목에 대한 검사 진행요령

① 문항 1: 올해는 몇 년도 입니까?
• 해당 연도만 정답으로 하며 '계묘년'은 오답으로 합니다. 만약 피검자가 '계묘년'이라고 한 것이 실제로 맞더라도 "숫자로 대답해 보세요"라고 다시 질문하여 숫자로 연도를 대답하는 경우에만 정답으로 처리합니다.
• 정확하게 4자리 숫자로 대답을 해야 정답으로 하며, 4자리 모두 답하지 못하는 경우에는 구체적으로 대답하도록 다시 질문합니다. 만약 2018년을 '18년'이라고 대답하면 틀린 답입니다.

② 문항 2: 지금은 무슨 계절입니까?
• 계절에 대한 기간을 정해주지 않으면 답하기가 어렵기 때문에 계절에 대한 기간을 알려줍니다.
• 월 4월 5월을 봄, 6월 7월 8월을 여름, 9월 10월 11월을 가을, 12월 1월 2월을 겨울로 합니다.
• ±2주의 간격 범위에서 앞으로 올 계절 또는 지나간 계절을 대답해도 정답으로 인정합니다.

③ 문항 3: 오늘은 며칠입니까?
• 피검자가 음력으로 답하는 경우에도 달력을 찾아서 실제와 맞으면 정답으로 합니다.

• 문을 했을 때 피검자가 스스로 '0월 0일'이라고 날짜까지 대답한 경우에 5번 질문을 하지 않고 정답으로 인정합니다.

• 몇 월을 숫자 대신 '정월' 혹은 '동짓달'로 대답해도 정답으로 합니다.

• 15일인가 16일인가?' 처럼 두 가지 답으로 고민할 때, 그중 정답이 있는 경우에는 반드시 "15일과 16일 둘 중에 어느 날인 것 같으세요?"라고 되물어 반드시 하나의 답을 선택하도록 합니다.

④ 문항 4: 오늘은 무슨 요일입니까?

• 요일에 대한 개념을 도와줄 때는 '월요일~일요일'을 모두 보기로 들어주고 특정 요일만 언급하지 않아야 합니다.

⑤ 문항 5: 지금은 몇 월입니까?

• 피검자가 음력을 사용하는 경우 실제와 맞으면 정답으로 합니다.

• 숫자가 아니더라도 정월, 동짓달 등으로 대답하면 정답으로 간주합니다.

⑥ 문항 6~8: 지리적 위치

• 검사를 시행하는 행정구역 순서에 따라 높은 행정구역부터 차례로 물어봅니다.

• 검사하는 장소가 '경기도 고양시 일산동구 일산백병원'이라면 6번 문제 '시', 7번 문제 '구', 8번 문제 '동'을 물어봅니다.

⑦ 문항 9: 층수

• 정확하게 답한 경우 정답으로 하며 두 개를 답한 경우 하나를 고르도록 합니다.

⑧ 문항 10: 장소이름

• 정확한 이름이 아니더라도 통상적으로 허용되는 부분적인 이름은 정답으로 합니다.

⑨ 문항 11: 세 가지 물건 말해보기

• 반드시 '나무, 자동차, 모자' 세 단어를 한꺼번에 불러주고 따라 하도록 해야 합니다.

• 피검자가 '나무'하면 '나무'하고 단어 하나하나를 따라 하는 경우가 많기 때문에 미리 지시할 때 '끝까지 듣고' 부분을 강조합니다.

• 피검자가 세 단어를 모두 말하지 못하면, 문항 13의 기억 회상을 위해서 두 번 더 따라 말하게 합니다.

• 점수 계산은 첫 응답으로만 정답을 평가하며, 성공적으로 대답한 단어 수를 채점합니다. 두 번째부터 맞게 대답한 것은 채점하지 않습니다.

⑩ 문항 12: 계산하기

• 100에서 7 빼기를 5회에 걸쳐서 빼도록 하고 맞으면 정답으로 인정합니다.

• 앞 숫자를 말해줘서는 안 됩니다.

• 틀릴 경우에는 다시 한번 계산하도록 안내합니다.

⑪ 문항 13: 기억회상

• 10번 문제에서 불러준 세 단어를 회상하는 것이며 성공적으로 회상한 단어 수로 채점합니다. 이때는 힌트를 주어서는 안 됩니다.

⑫ 문항 14: 물건 이름 맞추기

• 시계를 준비해서 보여주고 이름이 무엇인가를 답하도록 합니다.

• 연필이나 볼펜을 준비해서 보여주고 이름이 무엇인가를 답하도록 합니다.

⑬ 문항 15: 어려운 말 따라 하기
• 먼저 검사자가 '간장공장공장장'을 불러주고 따라 하도록 합니다.
• 미리 지시할 때 '끝까지 듣고' 하도록 강조합니다.
• 단 1회만 알려주고 따라 하게 합니다.

⑭ 문항 16: 명령시행
• "한 번만 불러준다"는 내용을 강조하여 집중해서 듣도록 합니다.
• 지시할 때 '오른손', '반', '무릎 위'를 강조하여 말해줍니다.
• 오른손을 사용할 수 없는 피검자에게는 '왼손'으로 바꿔 지시해 줍니다.
• 듣지 못했다 거나 기억이 나지 않는다고 해도 지시를 반복하면 안 됩니다.
• 피검자의 오른손을 보지 않고 지시합니다.
• 지시가 다 끝난 다음에 종이를 건네주어야 합니다.
• 각 단계마다 바르게 수행하면 1점씩 채점합니다.
• 종이를 건네줄 때에는 책상 위에 놓지 말고 한 손으로 건네줍니다.
• 반으로 한 번 접은 것 만을 정답으로 하며, 대각선으로 접거나 모퉁이만 접는 경우에는 틀린 것으로 합니다.
• A4용지 같은 직사각형 종이를 별도로 준비하여 사용해야 합니다.

⑮ 문항 17: 그림 그리기
• 겹친 오각형 그림을 보여주며, 검사지에 그대로 그려보도록 합니다.
• 같게 그리면 1점을, 다르게 그리면 틀린 것으로 합니다.

⑯ 문항 18: 이유 대기

- "옷은 왜 빨아서 입습니까?"라고 묻습니다.
- "깨끗하게", "더러워서"와 비슷하게 대답하면 정답으로 인정합니다.

⑰ 문항 19: 속담 말하기
- 티끌 모아 태산이 무슨 뜻인지 물어봅니다.
- "저축한다", "돈을 모은다"라는 뜻이 들어가면 정답으로 인정합니다.
- 정확하게 뜻이 설명되면 1점, 틀리면 0점으로 합니다.

치매선별용 한국형 간이 정신상태 검사(SMMSE-DS)

성명		출생년도		성별	남/여	교육연수	년
검사일		총점		판정		정상 / 저하	

1. 올해는 몇 년도 입니까?	0	1
2. 지금은 무슨 계절입니까?	0	1
3. 오늘은 며칠입니까?	0	1
4. 오늘은 무슨 요일입니까?	0	1
5. 지금은 몇 월입니까?	0	1
6. 우리가 있는 이곳은 무슨 도/특별시/광역시입니까?	0	1
7. 여기는 무슨 시/군/구입니까?	0	1
8. 여기는 무슨 구/동/읍/면입니까?	0	1
9. 우리는 지금 이 건물의 몇 층에 있습니까?	0	1
10. 이 장소의 이름이 무엇입니까?	0	1

11. 제가 세 가지 물건의 이름을 말씀드리겠습니다. 끝까지 다 들으신 다음에 세 가지 물건의 이름을 모두 말씀해 보십시오. 그리고 몇 분 후에는 그 세 가지 물건의 이름들을 다시 물어볼 것이니 들으신 물건의 이름을 잘 기억하고 계십시오. 이제 OOO님께서 방금 들으신 3가지 물건 이름을 모두 말씀해 보세요.	0 0 0 0 0	1 1 1 1 1
12. 100에서 7을 빼면 얼마가 됩니까? 거기에서 7을 빼면 얼마가 됩니까? 거기에서 7을 빼면 얼마가 됩니까? 거기에서 7을 빼면 얼마가 됩니까? 거기에서 7을 빼면 얼마가 됩니까?	0 0 0 0 0	1 1 1 1 1
13. 조금 전에 제가 기억하라고 말씀드렸던 세 가지 물건의 이름이 무엇인지 말씀하여 주십시오.	0 0 0	1 1 1
14. (실제 시계를 보여주며) 이것을 무엇이라고 합니까? (실제 연필이나 볼펜을 보여주며) 이것을 무엇이라고 합니까?	0 0	1 1
15. 제가 하는 말을 끝까지 듣고 따라해 보십시오. 한 번만 말씀드릴 것 이니 잘 듣고 따라 하십시오.	0	1
16. 지금부터 제가 말씀드리는 대로 해 보십시오. 한 번만 말씀드릴 것이니 잘 들으시고 그대로 해 보십시오. 제가 종이를 한 장 드릴 것입니다. 그러면 그 종이를 오른손으로 받아, 반으로 접은 다음, 무릎 위에 올려놓으십시오.	0 0 0	1 1 1
17. (겹친 오각형 그림을 가리키며) 여기에 오각형이 겹쳐져 있는 그림 이 있습니다. 이 그림을 아래 빈 곳에 그대로 그려보십시오.	0	1

18. 옷은 왜 빨아서 입습니까?	0	1
19. "티끌 모아 태산"은 무슨 뜻입니까?	0	1
총점	30	

치매선별검사 결과 판정 결과

구분	내용
인지적 정상	– 총점이 판정 기준 점수를 초과한 것으로 치매 가능성이 낮습니다. – 인지기능이 비교적 잘 유지되고 있으며 치매 가능성이 낮습니다. 그러나 이후 기억력이나 기타 지적능력이 지금보다 좀 더 나빠지는 느낌이 있다면 다시 검사를 받아보도록 안내해야 합니다.
인지 저하	– 총점이 판정 기준 점수 이하인 경우로, 치매 가능성이 높습니다. – 인지 기능이 다른 어르신에 비해 저하되어 있으며 보건소 또는 치매검진전문기관에서 정밀검진을 받아 보시는 것이 필요합니다.

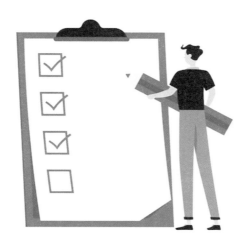

4) IDST(I-World Dementia Screening Test)검사

IDST(I-World Dementia Screening Test) 검사는 아이월드교육연구소에서 개발한 검사지로 치매가 의심되는 대상자를 선별할 때 사용합니다. 이 검사는 치매의 정도를 밝혀내고 측정하는 것을 목적으로 만든 검사지입니다. 검사지는 총 30문항으로 구성되었으며, 문항수 별로 지남력(1~6번), 기억력(7~11번), 행동능력(12~14번), 계산력(15~18번), 시공간력(19~22번), 지각력(23~26번), 판단력 (27~30번) 등을 묻는 항목이 있습니다.

(1) 검사 전 주의사항

가. 치매 선별검사는 반드시 일대일로 해야 하며, 검사자가 피검자에게 직접 문제를 읽어주면서 한 문제씩 평가하는 방식으로 진행해야 합니다. 그런데 글을 쓸 줄 알면 적는 방식으로 하되, 글을 쓰지 못할 경우는 답을 말로 하도록 진행합니다.

나. 검사를 시작하면서 치매검사라고 말하지 말고 "지금부터 OOO님의 인지능력을 알아보기 위해 몇 가지 질문을 드리겠습니다. 질문 중 몇 가지는 쉽지만, 몇 가지는 어려울 수도 있습니다."라고 말해줘야 부정적인 생각을 갖지 않고 검사에 임할 수 있습니다.

다. 한 문항당 배점은 1점임을 알려주고, 피검자가 답변을 "모른다"라고 대답한 경우 틀렸다고 채점하지 말고 응답을 할 수 있도록 요구해야 합니다.

라. 피검자가 스트레스를 받지 않도록 격려하고, 잘 마치지 못한 경우 적절

히 위로해줘야 합니다. 정확한 답을 했을 경우에는 긍정적인 피드백을 해주도록 합니다.

마. 검사 시간은 30분이며, 문항당 1분 정도 배정합니다. 시간이 지체되더라도 30분 이내에 마칠 수 있도록 합니다.

바. 각 문항에 대해 응답하면 1점, 응답하지 못하면 0점을 부여하여 총점은 30점입니다.

사. 행동검사는 피검자의 반응을 반드시 그대로 기록해야 합니다. 문제를 풀 때는 정답 여부를 알려줘서는 안 되며, 채점된 점수는 피검자가 볼 수 없도록 해야 합니다.

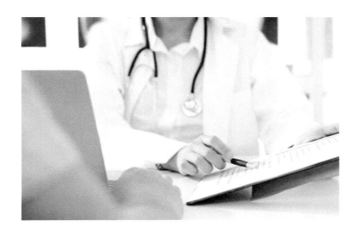

성명		출생년도		성별	남/여	교육연수	년
검사일		총점		판정		정상 / 저하	

항목	정 답 (1점)	오 답 (0점)
1. 금년은 몇 년도입니까?		
2. 지금은 무슨 계절입니까?		
3. 현재 대통령의 이름은 무엇인가요?		
4. 가장 친한 친구의 이름은 무엇인가요?		
5. 내가 사는 곳은 어느 시/군/구 입니까?		
6. 내가 사는 곳은 어느 읍/면/동 입니까?		
7. 검사자가 말한 물건은 무엇인가요?(고구마)		
8. 어제는 무엇을 했나요?		
9. 아침식사는 무엇을 했나요?		
10. 자주 물건을 어디에 두었는지를 잃어버리나요?		
11. 조금 전 검사자가 말한 물건은 무엇인가요?(고구마)		
12. 왼손을 내밀어 보세요?		
13. 주먹을 쥐어보세요?		
14. 왼쪽 귀를 만져보세요?		
15. 100에서 8을 빼면 얼마인가요?		
16. 거기에서 5를 더하면 얼마인가요?		
17. 국수 1,000원짜리 3봉 사려면 얼마 돈이 필요한가요?		
18. 10,000원으로 5,000원짜리 과자 몇 개 살 수 있나요?		
19. ▣ 를 왼쪽으로 반바퀴(90°) 돌리면 어떻게 되나요?		
20. ▱을 위에서 보면 어떻게 보이는지 그려보세요?		

21. 차의 방향이 다른 것을 골라 보세요? 		
22. 삼각형 2개를 겹치게 그려보세요? 		
23. 식초를 먹으면 어떤 느낌이 듭니까?(시다)		
24. 참기름 냄새를 맡으면 어떤 느낌이 듭니까?(고소하다)		
25. 검사자가 보여준 물건의 이름을 말해보세요?(지갑)		
26. 검사자가 불러준 문장을 똑같이 말해보세요? (왕사장, 왕바지, 핫바지)		
27. 뜨거운 냄비를 집을 때는 어떻게 해야 하나요?		
28. 횡단보도로 찻길을 건널 때는 어떻게 해야 합니까?		
29. 길을 가는데 비가 오면 어찌 해야 하나요?		
30. 집을 나올 때 켜 있던 전등을 어떻게 해야 합니까?		

(2) 검사 진행요령

① 문항 1: 금년은 몇 년도 입니까?

• 해당 연도만 정답으로 합니다. 만약 피검자가 OOOO 년이라고 한 것이 실제로 맞더라도 "숫자로 대답해 보세요?"라고 다시 질문하여 숫자로 연도를 대답하는 경우에 정답으로 합니다.

• 정확하게 4자리 숫자로 대답을 해야 정답으로 처리하고, 4자리 모두 답하지 못한 경우는 구체적으로 대답하도록 다시 질문합니다. 만약 2021년을"21년"이라 답을 하면 틀린 답이므로 네 글자로 답하게 합니다.

• 검사자가 묻는 질문에 말로 하거나 글로 적도록 합니다.

② 문항 2: 지금은 무슨 계절입니까?

• 계절에 대한 기간을 정해주지 않으면 대답하기 어렵기 때문에 계절에 대한 기간을 알려줍니다.

• 3~5월은 봄, 6~8월은 여름, 9~11월은 가을, 12~2월은 겨울로 합니다. ±2주의 간격 범위에서 앞으로 올 계절 또는 지나간 계절을 대답해도 정답으로 합니다.

• 검사자가 묻는 질문에 말로 하거나 글로 적도록 합니다.

③ 문항 3: 현재 대통령의 이름은 무엇인가요?

• 현재 대통령의 이름을 말로 하거나 글로 적도록 합니다.

④ 문항 4: 가장 친한 친구의 이름은 무엇인가요?

•친구의 이름을 말로 하거나 글로 적도록 합니다.

⑤ 문항 5: 내가 사는 곳은 어느 시/군/구 입니까?

• 피검사자가 사는 곳의 시·군·구 명칭을 말로 하거나 글로 적도록 합니다. 예를 들어 "고양시 일산동구"에 산다면 "고양시 일산동구"로 말하거나 글로 적도록 합니다.

⑥ 문항 6: 내가 사는 곳은 어느 읍/면/동 입니까?

• 피검사자가 사는 곳의 읍·면·동의 명칭을 말로 하거나 글로 적도록 합니다. 예를 들어 "백석동"에 산다면 "백석동"을 말로 하거나 글로 적도록 합니다.

⑦ 문항 7: 검사자가 말한 물건은 무엇인가요?

• 검사자는 "피검사자에게 제가 말한 것을 기억해서 말로 하거나 검사지에

• "3,000원"이라고 답하면 1점, 그렇지 않으면 0점으로 합니다.

⑱ 문항 18: 10,000원으로 5,000원짜리 과자를 몇 개나 살 수 있나요?
• 화폐의 가치를 묻는 문항입니다.
• "2개"라고 답하면 1점, 그렇지 않으면 0점으로 합니다.

⑲ 문항 19: 를 왼쪽으로 반바퀴(90°) 돌리면 어떻게 되나요? 도형의 방향을 인식하는 문항입니다.
• 카메라 도형을 왼쪽으로 반바퀴 돌리면 가 됩니다.

⑳ 문항 20: 을 위에서 보면 어떻게 보이는지 그려보세요? 도형을 위에서 본 것을 그려보는 문항입니다.
- 가 정답입니다.

㉑ 문항 21: 차의 방향이 다른 것을 골라 보세요?
• 도형의 방향이 다른 것을 찾는 것으로 시공간력을 발휘하는 것을 알아보기 위한 문항입니다.
- 가 정답입니다.

㉒ 문항 22: 삼각형을 2개 겹치게 그려보세요?
• 도형의 형태나 크기를 구분하기 위해서 시공간력을 발휘하는 것을 알아보기 위한 문항입니다.
- 가 정답입니다.

㉓ 문항 23: 식초를 먹으면 어떤 느낌이 듭니까?

• 식초를 먹었을 때 어떤 느낌이 드는지 미각을 알아보기 위한 문항입니다.

• "시다"나 이와 비슷하게 답하면 정답입니다.

㉔ 문항 24: 참기름 냄새를 맡으면 어떤 느낌이 듭니까?

• 참기름 냄새를 맡았을 때 어떤 느낌이 드는지 후각을 알아보기 위한 문항입니다.

• "고소하다"나 이와 비슷하게 답하면 정답입니다.

㉕ 문항 25: 검사자가 보여준 물건의 이름을 적어보세요?

• 검사자가 보여준 물건을 피검사자가 정확히 인식하는지 시각을 알아보기 위한 문항입니다.

• 미리 준비한 지갑을 보여주고 "이것이 무엇인지 말하거나 글로 적어보세요?"라고 합니다.

㉖ 문항 26: 검사자가 불러 준 문장을 말해보세요?

• 검사자가 문제를 풀기 전에 "지금부터 제가 하는 말에 귀를 기울였다가 똑같이 말하거나 글로 적어보세요. 한 번만 말씀드리겠습니다"라고 말합니다.

• 검사자가 보통의 목소리로 "왕사자 왕바지 핫바지"라고 불러주고 답을 말하거나 적도록 합니다.

㉗ 문항 27: 뜨거운 냄비를 집을 때는 어떻게 해야 하나요?

• "화상을 입을 수 있으니 조심해서 잡아야 한다", "집게나 행주를 이용해서 잡아야 한다"로 답하면 맞는 것으로 하고, 이와 유사한 내용이 들어가도 맞는 것으로 합니다.

㉘ 문항 28: 횡단보도로 찻길을 건널 때는 어떻게 해야 하나요?

•"차가 오는지 확인하고 건너야 한다", "파란불이 켜지면 건넌다"로 답하면 맞는 것으로 하고, 이와 유사한 내용이 들어가면 맞는 것으로 합니다.

㉙ 문항 29: 길을 가는데 비가 오면 어찌해야 하나요?

• "우산을 쓴다", "비를 피한다"로 답하면 맞는 것으로 하고, 이와 유사한 내용이 들어가면 맞는 것으로 합니다.

㉚ 문항 30: 집을 나올 때 켜 있던 전등은 어떻게 해야 하나요?

•"전등을 끄고 나온다", "전기를 절약해야 한다"로 답하거나, 이와 유사한 내용이 들어가면 맞는 것으로 합니다.

• 위의 각 문항(19~30번)들에 답한 것이 맞으면 1점, 그렇지 않으면 0점으로 각각 처리합니다.

(3) 판정 기준

총점은 성별, 연령, 교육 년수에 따라 아래 표와 같이 적용하는 기준이 다르며, 치매선별 검사 판정 결과는 다음과 같습니다.

연령	성별	교육년수(교육정도)			
		0~3년	4~6년 (초졸)	7~12년 (중·고졸)	≥13년 (대학이상)
60~69세	남	21점	23점	25점	26점
	여	20점	23점	25점	26점
70~74세	남	19점	23점	25점	26점
	여	19점	23점	25점	26점

75~79 세	남	19점	22점	24점	25점
	여	18점	22점	24점	25점
≥80세	남	17점	21점	23점	24점
	여	16점	20점	22점	24점

판정 결과	내용
인지적 정상	· 총점이 판정 기준 점수를 초과한 것으로 치매 가능성이 낮습니다. · 인지기능이 비교적 잘 유지되고 있으며 치매 가능성이 낮습니다 · 그러나 이후 기억력이나 기타 지적능력이 지금보다 더 나빠지는 느낌이 있다면, 다시 검사를 받아보도록 안내합니다.
인지 저하	· 총점이 판정 기준 점수 이하인 경우로 치매 가능성이 높습니다. · 인지기능이 다른 어르신에 비해 저하되어 있으며, 치매안심센터 또는 치매검진 전문기관에서 정밀검진을 받아보도록 안내합니다.

위에서 사멸, 탈락이 확대되어 결국 뇌 전체가 위축하고 네트워크가 붕괴하고 뇌의 기능이 중지됩니다

인간의 기억은 임시로 해마에 저장되고 정리됩니다. 그리고, 그 속에서 인상 깊은 기억만이 대뇌 피질에 저장할 위치를 옮겨 장기 저장되는 구조로 되어 있습니다. 따라서 초기의 치매는 해마가 위축되고 임시 기억 만이 손상되는 상태가 되어 예전의 기억은 생각이 나도 몇 분 전의 일이 생각나지 않은 것입니다.

알츠하이머병은 진행형입니다. 알츠하이머형 치매에서 제일 먼저 눈에 띄는 것이 건망증입니다. 순간에 적절한 말이 나오지 않거나, 판단력이 저하되는 경우도 있습니다. 처음에는 증상이 가볍지만 점차 사물과 장소를 인식하는 능력이 저하되고, 사람에 따라서는 망상이 일어나 혼란할 수도 있습니다.

더 진행되면 가족과 친구를 알 수 없게 되거나 말할 수 없게 됩니다. 미아가 되거나 물건을 분실하는 것도 늘어납니다. 새로운 것을 기억할 수 없게 되어 옷을 갈아입는 등 여러 단계가 있는 작업을 수행하기 곤란하게 되고, 충동적인 행동이 눈에 띄게 되고 신경질적이 되는 등 인격의 변화도 나타납니다.

말기에는 거의 누워만 있는 상태에서 물을 삼키거나 배변과 배뇨를 제어할 수 없습니다. 이때는 비록 완치할 수는 없지만 최후까지 인간으로서 존엄을 유지할 수준을 유지할 수 있도록 치료를 통해 진행을 늦추어야 합니다.

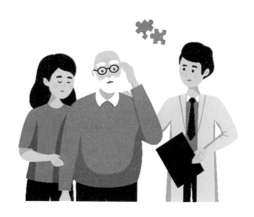

2) 뇌혈관성 치매

뇌혈관이 막히거나 터져서 뇌 실질에 혈액이 공급되지 않아서 나타나는 증상입니다. 뇌세포는 단 5분만 산소가 공급되지 않아도 괴사 하기 시작합니다. 뇌세포의 부분적인 괴사로 치매의 증상이 나타나는 것이 뇌혈관성 치매 입니다. 장해를 받은 부분이 기억 등에 관련되면 치매가 되는 것입니다. 통계에 의하면 뇌졸중에 걸린 사람들 중에 1/4 이상이 혈관성 치매에 걸리는 것으로 나타났습니다.

혈관성 치매는 주로 편마비 언어장애 등 뇌졸중 후유증을 동반하기도 합니다. 뇌졸중은 후유증이 남고 재발이 쉬운 질환입니다. 따라서 뇌혈관성 치매도 뇌졸중 재발이 일어날 때마다 단계적으로 악화되는 특징이 있습니다.

노화가 진행되면서 본인도 자각할 수 없는 뇌경색을 앓는 경우가 있습니다. 무증상 뇌경색이라고 하는 라쿠나경색입니다. 이것은 뇌의 심층부에서 아주 가는 혈관이 막혀 가벼운 마비나 언어장애가 출현하는 증상입니다 큰 증상이 없어서 본인도 모르게 서서히 치매가 오기도 합니다.

뇌의 장애가 생긴 부위에 따라 증상도 달라져서 움직임이 둔해지는 파킨슨병 증상이 함께 나타나는 경우도 있습니다. 장애를 받고 있는 곳과 그렇지 않은 곳이 있기 때문에 기억 장애는 심하지 않은 경우도 있습니다. 감정적으로는 의욕 저하와 우울해지는 우울증 성향이 나올 수 있어서 작은 것들에 심하게 동요하고 울기 시작하거나 분노하거나 감정실금이 나타나기 쉬운 것도, 뇌혈관성 치매의 특징입니다.

뇌혈관성 치매는 뇌혈관의 손상된 부위가 사람마다 다르기 때문에 증상도 사람마다 다른 특징이 있습니다. 또한 컨디션에 따라 신체의 능력이 달라질 수도 있습니다. 어떤 때는 할 수 없었던 것이, 다음에는 제대로 하는 상태가 되기도 합니다. 기억력은 떨어져도 계획과 판단은 저하되지 않기도 합니다.

뇌혈관장애로 일어나는 치매는 발작을 예방하여 악화를 방지할 수 있습니다. 예방법은 생활 습관병을 개선하는 것입니다. 구체적으로는 뇌졸중을 일으키는 계기가 되었던 고혈압이나 당뇨병, 비만 부정맥, 심장 질환 등 평소 가지고 있는 병이 있다면 이들의 관리가 매우 중요하다고 봅니다.

뇌혈관성 치매는 주로 혈액과 혈관에 의해서 생기는 치매이기 때문에, 혈액과 혈관에 대한 약물을 주로 사용합니다. 또한 뇌혈관성 치매는 그 증상이 비교적 급격하게 시작되고, 진행 경과에 있어서도 계단식 악화 또는 기복을 보이는 경우가 많습니다. 이러한 발병 및 진행 경과는 원인이 되는 뇌혈관 질환 발생 및 추가 발생과 관계가 있습니다. 그래서 약물치료는 고혈압, 당뇨, 고지혈증, 비만, 흡연 등 혈관 위험 요인에 대한 치료가 매우 중요합니다. 다행히도 뇌혈관성 치매의 치료는 한방에서 치료효과가 우수한 편입니다. 치료제는 혈소판 응집을 억제하거나 혈액순환을 돕고 뇌에 영양을 주는 약들이 많습니다. 한약으로는 주로 어혈과 담음을 제거하는 약물을 씁니다.

3) 루이소체 치매

루이소체 치매는 대뇌 피질의 특정 핵 내에 루이소체가 침착하여 생기는 뇌질환입니다. 초기에는 변비와 후각 이상, 우울증 등의 증상이 선행하고 진행되면 인지기능저하, 운동기능장애, 램수면장애, 환시(실제로는 없는 것이 보인다) 등의 증상이 나타납니다. 기억 장애가 그다지 눈에 띄지 않는 것도 있지만, 증상이 알츠하이머형 치매와 비슷하기 때문에 조기 발견이 매우 어려운 질병입니다. 주로 뇌간에 있는 경우 파킨슨병입니다. 대뇌 피질까지 넓게 퍼질 수 있습니다. 루이소체 치매는 노인에 많지만, 40세 전후로 발병하는 경우도 있습니다.

환시는 특징적입니다. 루이소체 치매 환자는 "벽 뒤에서 누가 나를 보고 있습니다" 든지 "강아지가 돌아다니고 있습니다" 등 매우 구체적으로 표현할 수 있습니다. 환시로 인해 망상과 위협에서 벗어나려는 행동 등 비정상적인 행동을 할 수 있습니다 이때에는 빨리 원인을 찾는 것이 중요합니다. 환자는 작은 티끌이 벌레로 보이거나 주전자가 강아지로 보일 수 있기 때문입니다. 그것을 제거하면 환시가 사라지는 경우도 있습니다. 이 병은 진단이 쉽지 않은 질병이라서 제대로 진단되지 않으면 환시의 원인을 약물의 부작용으로 오인하기도 합니다.

또 다른 특징적인 증상이 바로 파킨슨병 증상입니다. 손이 떨리고, 근육이 굳고, 동작이 느리고 신체의 균형을 잡는 것이 어려워 잘 넘어지는 증상이 나타납니다. 파킨슨병 환자처럼 얼굴 표정이 특이하게 보이기도 합니다.

파킨슨병 증상

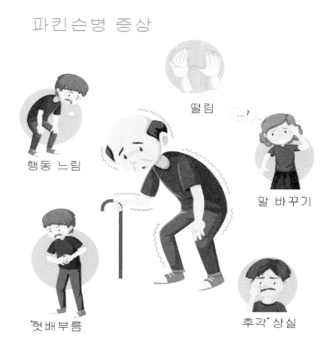

행동 느림
떨림
...?
말 바꾸기
헛배부름
후각 상실

4) 전두측두형 치매

노인뿐만 아니라 한창 일할 젊은 사람에게도 일어나는 「젊은 치매」 중 하나입니다. 전체 치매의 약 5% 정도에서 관찰된다고 추정됩니다. 45~65세에 발병하며, 알츠하이머병에 비해 보다 이른 시기에 나타나는 편입니다. 원인은 아직 알려져 있지 않지만, 일부에서 유전적인 원인이 작용한다는 보고가 있습니다. 발병에서 사망까지 평균 생존기간은 약 6~8년입니다. 일반적으로 병의 진행 속도가 알츠하이머병보다 빠른 편이며, 특히 운동신경세포병이 동반된 경우는 생존 기간이 좀 더 짧은 편입니다.

전두측두형 치매는 주요 증상에 따라 세 가지 특징이 있습니다. 첫째 성격이나 행동이 점차 변하고, 둘째 탈억제(disinhibition; 억제를 못함)에 의한 증상이 나타나며 셋째 본인이 질환을 앓고 있다는 인식이 없는 것이 특징입니다.

처음에는 전두엽에 점차 측두엽에 병변이 발생합니다. 전두엽과 측두엽에 국한된 병리적 변화로 인해 행동 및 성격 변화가 주로 나타나는 퇴행성 치매입니다. 인지기능 중에서 언어기능과 수행기능이 주로 손상되며, 알츠하이머병과 달리 기억력은 비교적 보존되는 특징을 보입니다. 발병하면 일찍부터 성격이 변하여 사회적, 상식적인 행동을 취할 수 없게 되기 때문에, 직장이나 가정에서의 생활에 큰 지장이 생깁니다.

탈억제 증상은 주로 충동적이고 강박적인 행동을 보이는 것으로 나타나며, 상황에 맞지 않는 부적절한 행동, 반사회적인 행위, 또는 비정상적인 성적 행동을 보이기도 합니다. 예를 들어 남의 집 마당에 마음대로 들어가 꽃을 뽑기도 하고, 갑자기 타인에게 접근하여 때리거나 상점에서 원하는 물건을 가지고 나와 버리기도 합니다.

식품이 아닌 것을 입에 넣고, 치한 행위를 하고 또는 고속도로를 역주행하는 등의 사건 사고를 일으키는 경우도 있습니다 사회상식과 윤리규범의 억제가 없어져 있기 때문에 이러한 행위를 하고도 아무런 망설임도 없이 당당한 것이 특징입니다 그런데 정작. 본인은 자신이 병이라는 자각이 없는 것, 알츠하이머 형 치매와 같은 기억 장애가 거의 볼 수 없는 것도 이 병의 특징입니다.

단어의 의미나 명칭을 알고 있지만 이름을 대거나 필요한 단어를 사용하여 적절하고 유창하게 의사 표현을 하지 못하는 것이 특징입니다. 주위의 상황에 부적절한 농담을 하거나 불법 행위 등을 반복하는 것을 종종 볼 수 있습니다.

의욕을 잃고 은둔하거나 몸가짐에 무관심하게 되어 불결하게 되거나 하는 경우도 있습니다. 음식 맛이 변하거나 매일 같은 것을 먹거나 술과 담배의 양이 증가할 수 있습니다. 또한 산책이나 식사 등의 일상적인 생활 습관을 매일 빈틈없이 같은 시간에 실시하거나 특정 음식에 집착하거나 같은 문구를 반복 등 같은 행동의 한 패턴을 볼 수 있습니다.

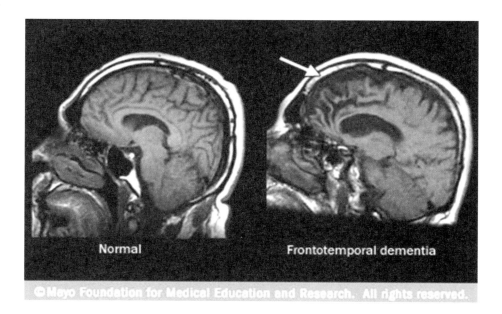

Normal　　　　　　Frontotemporal dementia

〈MRI 검사상 전두엽, 측두엽의 이상〉

2. 치매의 비슷한 증상들

치매로 오해받기 쉬운 질병이나 증상이 있습니다 우울증이나 정신적인 스트레스로 인한 증상도 치매와 유사한 것이 많습니다. 의식 장애 도중에 헛소리 상태도 치매와 잘 오인됩니다. 환각이나 환상을 보거나 종잡을 수 없는 것을 말하고, 착란 상태에 빠지는 경우도 종종 있습니다. 반대로 정신 활동이 둔해서 과묵해지거나 자기만 하는 수도 있습니다. 특히 밤에 증상이 악화됩니다. 수술 후 또는 입원, 특히 중환자실에 들어갈 때 일어나기 쉽고, 약물이나 탈수가 원인이 되는 경우도 있습니다. 정신 착란 상태에서는 의식의 저하에 의해 현실 세계에서 분리된 상태에 빠져 있습니다.

1) 우울증

우울증은 치매에서도 나타납니다. 그러므로 단순 인지기능 저하에서 나타나는 것인지 치매에서 나타나는 것인지 구별이 필요합니다. 특히 60대 이상이 걸리는 노인우울증의 경우, 기분이 가라앉는 동시에 불안과 초조감, 망상이 오래 머무르는 경향이 있습니다. 이러한 점에서는 인지 구별이 어렵습니다. 노인의 우울증은 정신적인 증상만이 아니라 두통, 복통이나 위장 장애 등의 신체적 증상으로 나타나는 경우도 많습니다. 또 강한 정신적 충격이나 장기간의 정신적 스트레스, 마음의 갈등 등으로 가벼운 기억 장애가 나타나는 것을 가성 치매라고 불러 구별하고 있습니다.

노인 우울증은 65세 이상 인구의 10명 중 1명이 걸릴 수 있으며 노년기의 정신건강과 관련된 가장 흔한 장애입니다. 노년의 우울증은 참으로 무서운 병입니다 간혹 심한 경우 자살로 비극적인 삶을 마감하는 수가 있어서 주위의 많은 관심이 필요합니다(부록 한국형 간이노인우울증검사 참조).

2) 일시적 정신착란

가벼운 의식 장애로 헛소리를 하는 경우입니다. 갑자기 의식이 몽롱해지는 의미불명의 행동을 보이며, 흥분합니다. 주로 갑작스러운 입원이나 수술, 마취, 뇌의 산소부족 고열 심한 탈수 등에서 증상을 보입니다. 또 밤낮이 역전하는 등 치매와 비슷한 증상이 나타나기도 합니다.

3) 만성 경막하혈종

'만성 경막하출혈'은 주로 노년층에서 관찰되며, 알코올 중독, 간질 환자, 혈액 항응고제 투여, 치매 환자 등에서 자주 발생하는 것으로 알려져 있습니다. 워낙 경미한 두부 외상으로 인해 발생하기에 약 반수의 환자들은 자기가 언제 다쳤는지를 기억하지 못합니다.

만성이란 말처럼 두부 외상 후 약 4주 내외가 경과한 이후 진단됨이 일반적이며, 서서히 한쪽의 편마비, 언어장애와 같은 뇌신경마비 증세가 발생되기에 중풍으로 오인하고 치료시기를 놓치는 경우도 종종 있습니다. 두개골에 작은 구멍을 내고 그 구멍으로 고인 혈액을 빼는 시술만으로도 대부분 회복이 잘 됩니다.

교통사고 등 강하게 머리를 친 경우에는 누구나 뇌 손상을 걱정합니다. 그런데 택시를 타다가 문 모서리에 머리를 부딪치거나 문틀 위에 조금 머리를 부딪친 정도로 뇌에 장애가 일어난다고 생각하지 않습니다. 그러나, 그 정도의 가벼운 머리 타박상에서도 특히 50대, 60대 이후의 남성은 종종 '만성 경막하혈종'을 일으킵니다.

'만성 경막하혈종'은 머리를 타박한 후 뇌를 싸고 있는 경막 아래에 출혈이 일어난 상태입니다. 혈종이 뇌를 압박 한 결과, 치매를 비롯한 두통이나 보행

장애 등의 증상이 나타납니다. 뇌를 압박하고 있던 혈종을 제거하는 수술을 빨리 실시하면 치매 증상은 해결됩니다. 머리를 부딪히고 나서 바로 증상이 나타나는 것이 아니라 수주 혹은 1개월 이상 경과 후 증상이 나타나서 상처가 원인임을 알기 어렵기 때문에 주의가 필요합니다.

4) 정상압 수두증

치매와 비슷한 증상을 가진 병 중에 수술로 고칠 수 있는 치매의 대표가 특발성 '정상압 수두증'입니다. 뇌실의 맥락막으로 만들어져 정맥에서 흡수되는 뇌척수액의 흐름이 나빠져서 흡수가 잘되지 않게 되는 병입니다. 수액 압력이 정상 범위인데, 뇌실이 확대하여 뇌수종의 증상이 나타날 수 있습니다. 이것이 특발성 정상 뇌압 수두증입니다.

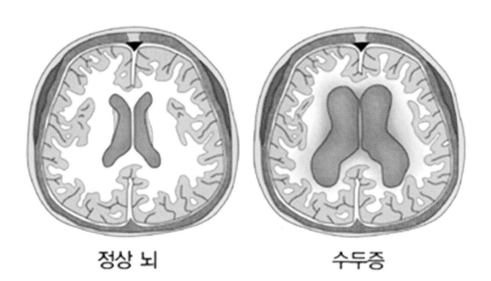

정상 뇌 　　　　　 수두증

대표적인 증상으로는 보행장해가 먼저 일어나고 그다음 치매, 그리고 요실금이 발생합니다. 치료법으로는 모인 수액을 다른 곳으로 흐르게 하는 수술이 있습니다. 초기는 알츠하이머 치매와 구별이 어렵습니다. 두부 MRI에 뇌실의 확장이 있는지 확인하지만, 알츠하이머병에서 뇌의 위축에서 한번 왔던 곳에서는 뇌실이 확장해 보일 수 있으므로 진단이 어려운 경우도 있습니다. 기억장애 외에 다리를 좌우로 벌려서 가랑이에서 조금씩 천천히 걷는 증상과 쉽게 넘어지는 증상이 있습니다. 두개골에 구멍을 뚫고 가느다란 관을 통해 쌓인 뇌척수액을 뽑아 수술을 실시합니다.

5) 갑상선기능저하증

신진대사를 촉진하는 갑상선 호르몬이 저하되는 질병. 방치하면 사고력이 저하 등의 증상이 나타나고 치매가 됩니다. 호르몬제를 복용하면 회복됩니다.

6) 뇌종양

종양 생긴 부위에 따라 치매를 일으킬 수 있습니다. 감마 나이프 등의 방사선 치료로 종양을 작게 하면 진행을 정지할 수 있습니다. 이러한 일시적인 치매는 많은 경우 즉시 적절한 치료를 하면 고칠 수 있지만 치료가 늦어지면 뇌가 영구적인 손상을 받아서 치매의 증상이 후유증으로 남을 수도 있습니다.

7) 약물

스테로이드제나 심장병의 디기탈리스제 등의 약물로 인해 치매를 일으키는 경우가 있습니다. 위산 분비를 억제 위궤양 약이나 항암제 등으로 치매가 생기기도 합니다 원인을 만들고 있는 약의 복용을 중단하면 대부분 회복합니다. 수면제와 신경 안정제 등을 장기간 복용하거나 여러 약을 병용하고 있거나 하면, 기억 장애 및 환각 등의 증상이 발생할 수 있습니다. 이러한 약물을 어린 시절부터 계속 복용하고 있는 사람은 주의가 필요합니다.

8) 비타민 결핍증

비타민 B1과 B12 등이 부족하면 치매를 일으키는 수 있는 비타민 보충 요법으로 개선합니다. 중독 장애로 납중독이나 수은 중독, 만성 알코올 중독을 일으키면 치매와 같은 증상이 나타납니다. 손발 저림 등이 특징입니다.

심한 비타민 결핍증에서 치매의 증상이 나타납니다. 건강한 사람이 보통의 식사를 하고 있으면 치매의 증상이 나올 정도로 부족하기는 거의 없습니다. 그러나 위암 등 소화기를 절제하는 경우와 극단적인 편식에 의해 부족하게 됩니다. 또한, 고령자의 경우에는 위산 분비저하 등 위장의 상태에 따라 결핍이 일어나기 십상입니다. 비타민 B12 결핍증은 빈혈이나 식욕부진, 변비, 근력저하 등이 나타납니다. 심한 결핍증에서는 치매도 발생합니다. 완전 채식자나 기생충도 비타민 B12 결핍증의 원인입니다.

엽산 결핍증에서도 치매의 증상과 집중력 저하 등을 볼 수 있습니다. 약물 흡수 장애가 일어날 수 있으며 신장 투석에 의해 과도하게 배설되는 것도, 엽산 결핍의 원인 중 하나입니다. 알코올 중독은 엽산을 체내에서 적절하게 사용할 수 없으므로 결핍될 수 있습니다.

3. 치매의 전조증상 및 진행

1) 치매의 전조증상

(1) 신체의 운동 및 감각기능 부진

뇌의 결함으로 몸의 부진을 가져옵니다. 루이소체 치매에서 자율신경의 기능이 저하되면 위장의 기능이 나빠져 설사나 변비가 발생할 수 있습니다. 체온조절이 잘 안 되고 탈수를 일으키기 쉽고. 방광을 컨트롤하지 못해 요실금이 나타나는 수가 있습니다.

혈관성 치매에서는 장애를 받은 부위에 따라 여러 가지 다양한 증상이 나타납니다. 뇌세포가 손상된 부위 따라 치매가 되거나 혀가 꼬여서 말을 하기 힘들거나 몸의 중심을 잡지 못해 넘어지는 경우도 있습니다.

감각기관이 둔해지는 것도 전조 증상의 하나입니다. 치매는 어느 날 갑자기 발병하는 것은 아닙니다. 예를 들어 알츠하이머형 치매는 발병하기 20년 전부터 뇌에 변화가 시작합니다. 즉 65세에 발병 한 사람은 45세가 된 때부터 치매를 일으키는 뇌의 변화가 시작되었다고 보면 됩니다. 이때부터 감각기관도 서서히 둔해지기 시작합니다.

처음에는 낌새를 차리기가 힘듭니다. 오감 중에서 먼저 쇠퇴는 후각입니다. 연이어 미각, 청각, 시각 등으로 쇠퇴합니다. 후각은 냄새에 둔감해졌다는 것은 알아차리기가 힘들 수도 있습니다. 그냥 코 막힘 증상이 다른 원인 비염 등으로 오는 것이라고 여길 수 있습니다. 그러나 맛은 다릅니다. 평소 "간이 뭔가 부족합니다 느꼈다" "오랜만에 어머니의 요리가 맛이 많이 변해 있었다"라고 하는 것은 인지기능 저하의 징조입니다. 청각이 쇠퇴하면, 텔레비전의 볼륨이 이전보다 커진 것에서 확인할 수 있습니다. 시각 기능은 늦게 저하됩니다. 즉,

시력이 떨어지거나 수중의 물건이 보이기 힘들어지거나 하면 뇌의 노화가 이미 시작하여 인지 기능도 쇠퇴하기 시작하고 있다고 생각해도 좋을 것입니다.

(2) 만사가 귀찮아진다.

살다 보면 우울증이 있어서 의욕 저하가 되고 평소에 하던 일에 흥미를 못 느낄 수도 있습니다. 그런데 치매가 와서 인지기능이 떨어지게 되어도 흥미를 잃어버리게 됩니다. 기억력이 감퇴되면서 평소에 하던 일도 절차를 잊어버리기 때문입니다. 만약 오랫동안 해온 취미생활이 시시하게 느껴지거나 귀찮게 느껴진다면 치매에 주의해야 합니다. 어느 날 일일드라마를 보는 것이 재미가 없다면 기억력에 문제가 있어서 그럴 수 있다고 생각해 볼 필요가 있습니다. 또 최근에 관심 있는 뉴스거리가 있는지도 구분할 수 있는 사항입니다. 평소에 뉴스거리에 관심이 많은 사람이 갑자기 뉴스에 관심이 없어지면 체크해 볼 일입니다.

(3) 몸이 무겁다. 발걸음이 늦다.

치매가 진행할수록 보폭이 좁아지고 걷는 속도가 점점 느려진다는 연구보고가 있습니다. 처음 방문 조사에서 약 15개월마다 4회, 약 5년에 걸쳐, 기억, 언어 능력, 수행 기능, 시공간 능력, 인지 기능 전체의 5가지 시점에서 조사한 결과, 조사를 시작할 때 발걸음이 빠른 사람은 인지 기능이 높았고, 발걸음이 느린 사람은 인지 기능이 낮았지만, 해를 거듭할 때마다 발걸음이 늦었던 사람은 점점 인지 기능이 떨어졌습니다.

(4) 우울하다.

여성은 폐경이 시작되는 40세 정도부터 60세 무렵까지, 남성은 50세부터 65세 무렵까지 누구나 찾아오는 우울증입니다 정도에 차이는 있지만 인지기능은 정상입니다.

한편 인지 기능의 저하로 우울증 증상이 나타날 수 있습니다. 사물에 대한 관심을 잃거나 우울하게 되고, 함부로 눈물을 잘 흘리게 되거나 노년기 우울증과 치매 발병하기 쉬운 연대가 겹치는 것도 있고 종종 치매인데 우울증으로 진단되거나 우울증인데 치매로 진단될 수 있습니다. 짧은 진료 시간만으로는 이해하기 어려운 것도 많기 때문에 평소 오래 접하고 있는 가족의 정보가 중요합니다.

노인성 우울증과 인지저하로 오는 우울증은 차이가 분명합니다. 노인성 우울증은 발병시기가 어느 정도 명확하고 증상이 빠르게 진행됩니다. 하지만 수 시간이나 수 주간 지속되어도 다시 회복합니다. 반면에 인지저하로 오는 우울증의 경우에는 서서히 일어나는 경우가 많고 영구적입니다. 언어에 대한 이해나 대화도 노인성 우울증에서는 곤란하지 않지만, 인지저하의 경우에는 곤란합니다. 자신에 대한 평가도 우울증 환자는 자신의 능력의 저하를 한탄합니다만, 인지저하의 경우에는 자신의 능력을 숨기려고 합니다. 물건을 잃어버린 경우에 우울증 환자는 잃어버린 사실을 강조하지만, 인지저하의 경우는 자각이 없는 경우가 있습니다. 질문에 대한 대답 방법에 있어서 우울증 환자의 경우에는 모르는 것은 모른다고 하지만, 인지저하의 경우에는 오인한 답변을 하거나 답변을 끼워 맞히려고 합니다.

(5) 화를 잘 낸다.

감정을 컨트롤하는 뇌 부위의 장애로 인해 자신의 감정을 억제할 수 없게 되어, 지금까지의 그 사람과는 다른 사람처럼 사소한 것이라도 분노를 표출하는 일이 증가합니다.

　전두엽장애는 집착이 강해지는 경우도 있습니다 특히 전두측두엽 치매에서는 발달장애 등과 같이 묘한 고집을 가지거나 특정 패턴의 행동을 반복하기도 합니다. 또한 알츠하이머형 치매와 루이소체 치매는 시기심이 강해하거나 환시나 오인하여 자신이 속았거나 청각장애인이 되었다고 믿어버리고 분노하는 경우도 있습니다. 대체로 기분과 느낌이 일정하지 않고, 약속취소도 많아집니다. 그 결과 주변을 긴장케 하고 본인은 화를 잘 내서 옥신각신, 다툼을 하기도 합니다.

(6) 병적 건망증

　나이가 들면 누구나 건망증이 많아집니다. 건망증 때마다 치매의 증상이 아닌가 걱정하는 사람들이 있습니다. 그러나 단순 건망증과 치매는 차이가 여러 가지입니다 그중 가장 중요한 것이 자각의 유무입니다. 타인과 약속을 해 놓고 어겼을 때 상대방이 "어떻게 됐지 왜 약속을 어겨"라고 물었을 때 "아 참 약속이 있었지" 이런 반응은 단순 건망증입니다. 하지만 "무슨 약속이 있었어?" 이런 반응은 병적인 반응입니다.

　단순한 건망증과 병적인 건망증의 또 하나의 큰 틀림은 에피소드의 상실의 유무입니다. 예를 들어 어제 친구와 점심으로 무엇을 먹었는지, 메뉴 내용이 기억나지 않았다고 해도, 그것은 단순한 건망증입니다. 그러나 어제 친구와 점심식사를 했다는 사실 자체를 잊어버린 경우, 그것은 에피소드의 상실이며, 병적인 건망증입니다. 치매 환자들이 식사를 하고 나서도 밥을 왜 안 주냐 얘기하는 것도 바로 밥을 먹었다는 기억이 부족하기 때문입니다.

(7) 경도인지장애 (MILD COGNITIVE IMPAIRMENT)

인지기능은 인식과 이해, 판단, 논리 등의 지적기능으로 지능이라 합니다. 인간은 외부에서 오감을 통해 들어온 감각정보를 통합해서 사물이나 상황을 제대로 인식하고, 기억하고, 계산하고, 배우고, 결정하기도 하고 말이나 동작을 자유자재로 구사하여 수행하도록 적절하게 실행하고 있습니다.

노화가 진행되거나 기타 여러 가지 원인으로 인지기능에 장애가 생기게 됩니다. 경도인지장애란 같은 연령대에 비해 인지기능, 특히 기억력이 떨어진 상태지만 일상생활을 수행하는 능력은 보존된 상태로, 향후 치매로의 이행이 의심되는 정상노화와 치매의 중간상태를 가리키는 용어입니다. 경도인지장애 환자의 경우 본인 또는 가족 등 주위가 본래의 인지 기능 수준의 저하를 느끼고 있고, 객관적으로도 기억 등 한 개 이상의 인지 기능의 장애가 나타납니다.

경도인지장애는 인지기능이 저하되고 있지만, 치매와 달리 사회생활과 일상생활을 할 수 있습니다. 다만 미국 메이요 클리닉의 보고에 따르면 약 10~15%의 경도인지장애 환자들이 매년 치매로 진행됐으며, 향후 6년간 약 80%의 경도인지장애 환자가 치매가 되었다고 합니다.

경도인지장애 단계에서 아무런 치료와 노력을 하지 않은 경우 일정 비율로 치매로 진행됩니다. 그렇지만 꾸준한 관리와 치료를 하면 상당한 수가 정상으로 호전됩니다.

한 연구에 의하면 경도인지장애를 진단받은 노인의 인지기능을 검사하여 20개월 후에 다시 조사한 결과, 8명 중 1명 정도 치매로 진행되었고 4명 중 1명이 정상인 수준으로 돌아왔다는 연구가 있습니다. 경도인지장애는 치매 직전이라 해도, 정상으로 회복가능한 장애입니다.

2) 치매의 진행

  뇌는 지적기능과 신체기능을 제어하고 있습니다. 따라서, 뇌에 손상이 커지는 말기가 되면 운동기능도 저하되고 누워있게 됩니다. 하지만, 치매가 모든 사람이 아래와 같은 경과로 증상을 진행시키는 것은 아닙니다. 고령에서 발병한 경우의 치매는 일반적으로 그 진행이 느립니다. 중증의 치매가 되는 후기까지 10년 이상의 경과를 추적할 수 있습니다. 반대로, 65세 미만에서 발병한 경우에는 급속히 증상이 진행되어, 5년 정도로 노쇠가 될 수도 있습니다.

  초기에는 냄비를 태우거나 물건을 분실하는 등 기억 장애가 나타나기 시작합니다. 날짜 감각이 불확실하거나 금전관리가 약하게 됩니다. 감정적으로는 불안정하게 되고 의욕이 저하됩니다.

  기억장애가 더 진행되면 이전 것을 기억 못 합니다. 날씨에 따라 옷을 선택하지 못하고, 일상생활에서 실패가 눈에 띕니다. 익숙하지 않은 장소에 가면 헤매게 되고 혼란이 심해져 망상이나 배회 등의 행동 장애가 나타납니다. 이 시기 부터 약 복용관리가 어려워집니다.

  더 진행되면 운동기능이 점차 저하됩니다. 집 근처에서도 길을 헤맵니다. 이 때부터는 가족을 알아볼 수 없고 의사소통도 되지 않습니다. 화장실 위치는 물론 알 수 없고, 요실금도 많아집니다. 목욕이나 옷 갈아입는 것도 혼자 못 합니다. 노쇠에 가까운 상태로 됩니다.

치매의 진행단계

  치매의 원인 중 가장 많은 알츠하이머 치매의 증상에 대해서 뉴욕의대의 실버스 타인 노화와 치매연구센터(SILBERSTEIN AGING AND DEMENTIA RESEARCH CENTER)의 배리 라이스버그(BARRY REISBERG) 박사는 알츠하이머 치매의 진행 단계에 따라 증상을 아래와 같이 7단계로 구분하였습니다.

구 분	내용
1단계	정상
2단계	매우 경미한 인지 장애
3단계	경미한 인지장애
4단계	중등도의 인지장애
5단계	초기 중증의 인지장애
6단계	중증의 인지장애
7단계	후기 중증 인지장애

(1) 1단계: 정상

대상자와의 임상 면담에서도 기억장애나 특별한 증상이 발견되지 않은 정상적인 상태를 말합니다.

(2) 2단계: 매우 경미한 인지 장애

2단계에서는 정상적인 노화과정으로 알츠하이머병의 최초 증상이 나타나는 시기입니다. 정상일 때보다 기억력이 떨어지며 건망증의 증상이 나타나지만 임상 면담에서는 치매의 뚜렷한 증상이 발견되지 않기 때문에 매우 경미한 인지장애 상태라고 합니다.

2단계는 특별한 단정을 짓기는 어렵지만 경미하게 인지장애가 나타나는 단계로 임상평가에서 발견되지 않기 때문에 주변 사람들도 대상자의 이상을 느끼지 못합니다.

(3) 3단계: 경미한 인지장애

대상자 중 일부는 임상 면담에서 초기 단계의 알츠하이머병으로 진단이 가능한 단계입니다. 3단계에서는 정상단계에 비하여 경미한 인지장애가 뚜렷하게 나타나기 때문에 주변 사람들도 대상자의 치매가 시작되었다는 것을 눈치채기 시작합니다.

3단계에 이르게 되면 기억력의 감소가 시작되어 전에 했던 일이 기억이 잘나지 않으며, 단어가 금방 떠오르지 않아 말이 자연스럽지 않고, 물건을 엉뚱한 곳에 두거나 잃어버리기도 합니다.

(4) 4단계: 중등도의 인지장애

4단계는 임상 면담에서 중등도의 인지장애가 발견되는 단계로 경도 또는 초기의 알츠하이머병이 진행되는 단계입니다. 이 단계에서는 자세한 임상 면담을 통해서 여러 인지 영역에서 분명한 인지저하 증상을 확인할 수 있습니다.

4단계에 이르게 되면 자신의 생활에서 일어난 최근 사건을 잘 기억하지 못하여, 기억을 잃어버리는 일이 자주 발생합니다. 그리고 수의 계산이나 돈 계산능력의 저하가 나타납니다.

(5) 5단계: 초기 중증의 인지장애

5단계는 임상 면담에서 초기 중증의 인지장애가 발견되는 단계로 중기의 알츠하이머병이 진행되는 단계입니다. 이 단계에서는 기억력과 사고력 저하가 분명하고 일상생활에서 다른 사람의 도움이 필요해지기 시작합니다.

5단계에 이르게 되면 자신의 집 주소나 전화번호를 기억하기 어려워하며 길을 잃거나 날짜, 요일을 헷갈려합니다. 하지만 자신이나 가족의 중요한 정보는 기억하고 있으며 화장실 사용에 도움을 필요로 하지는 않습니다.

(6) 6단계: 중증의 인지장애

6단계는 임상 면담에서 중증의 인지장애가 발견되는 단계로 중 중기의 알츠하이머병입니다. 이 단계에서는 기억력은 더 나빠지고, 성격변화가 일어나며 일상생활에서 많은 도움이 필요하게 됩니다.

6단계에 이르게 되면 최근 자신에게 일어났던 일을 인지하지 못하고 주요한 자신의 과거사를 기억하는데 어려움을 겪습니다. 그리고 익숙한 얼굴과 익숙하지 않은 얼굴을 구별할 수는 있으나, 배우자나 간병인의 이름을 기억하는데 어려움이 있습니다. 또한 대소변 조절을 제대로 하지 못하기 시작하여 다른 사람의 도움이 필요하기 시작합니다. 그리고 옷을 혼자 갈아입지 못하여 다른 사람의 도움이 없이는 적절히 옷을 입지 못합니다. 할 일 없이 배회하거나, 집을 나가면 길을 잃어버리는 경향이 있기 때문에 주의를 기울여야 합니다. 성격이 변화되거나 행동에 많은 변화가 생깁니다.

(7) 7단계: 후기 중증의 인지장애

마지막 7단계는 후기 중증 인지장애 또는 말기 치매단계를 말합니다. 이 단계에서는 이상 반사와 같은 비정상적인 신경학적 증상이나 징후가 보여 정신이나 신체가 자신의 통제를 벗어나게 됩니다.

7단계에 이르게 되면 식사나 화장실 사용 등 개인 일상생활에서 다른 사람의 상당한 도움을 필요로 하게 되며, 누워서 생활하는 시간이 많아지게 됩니다.

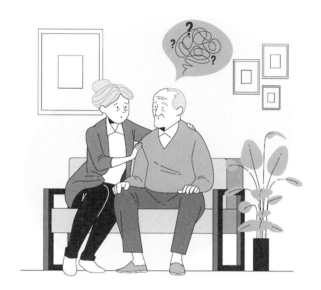

제 4 장 – 대사증후군과 치매

치매가 발병하는 주요 원인은 유전과 노화이지만, 유전자를 교환하거나 다시 젊어 질 수는 없습니다. 그리고 또 다른 중요한 원인인 잘못된 생활습관입니다. 이것은 개선할 수 있습니다. 대사증후군 질환들은 치매의 발병에 밀접한 관계가 있습니다. 예를 들어, 비만으로 인한 수면 무호흡증은 자는 동안에 뇌에 충분한 산소공급이 안되고 이로 인해서 신경세포 손상을 가져오기도 합니다. 동맥경화증, 고혈압, 당뇨병, 뇌경색, 심근경색 등 혈액이 탁하거나 혈관이 좁아져서 혈액순환을 원활히 하지 못할 경우 당연히 신경세포에 영향을 줍니다.

딘 세르자이와 그의 아내 아예사 세르자이는 신경과 전문의로서 미국 로마린다대학교 의과대학에서 알츠하이머 치매를 연구하고 있습니다. 이들이 공동 집필한 "The Alzheimer's solution"이라는 책에는 치매의 원인을 염증, 산화, 포도당대사장애, 지질대사장애로 꼽고 있습니다. 이들은 치매는 노화와 유전 보다는 생활습관병이라고 하였고 노력하면 치매의 위험성을 90%까지 낮출 수 있다고 합니다.

저자는 이미 17년 전에 『피가 맑아야 건강하게 오래 살 수 있습니다』라는 책을 펴낸 적이 있습니다. 책의 제목은 좀 길지만 저자가 하고 싶은 핵심적인 표현이라서 책제목을 그렇게 지었는데 바로 대사증후군에 관해 쓴 책입니다. 책의 내용은 혈액을 깨끗이 하고 혈관을 튼튼하게 해서 대사증후군의 질병을 고치자는 것입니다. 이 책의 내용에서 핵심인 것이 끈적거리는 혈액과 질퍽거리는 혈액, 그리고 너덜너덜해진 혈관벽에 관한 내용입니다. 고혈당, 고지혈증, 죽상동맥경화 그리고 이로 인한 혈관벽의 손상 이것들이 복합적으로 다양하게 나타나는 증상이 대사증후군입니다.

치매는 나이, 유전, 뇌를 파괴하는 여러 생활습관이 복합적으로 작용하여 발생합니다. 나이와 유전은 어쩔 수 없지만 생활습관은 바꿀 수 있습니다. 생활습관병인 대사증후군을 잘 인지하고 이를 개선하면 치매는 걸리지 않습니다.

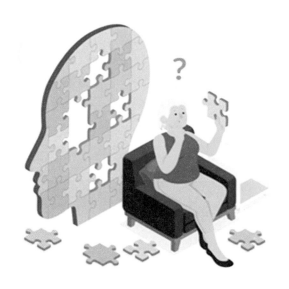

1) 당뇨병과 치매

(1) 치매는 뇌의 당뇨병이라 불린다

대사증후군의 핵심은 인슐린저항성입니다. 과다한 당분의 섭취로 인한 고혈당이 결국 췌장의 기능을 망가뜨려 당뇨병을 만듭니다. 연구 결과 당뇨병이 있는 사람이 치매가 걸릴 확률이 그렇지 않은 사람에 비해 2~3배 이상으로 나타났고 당뇨병이 있는 사람의 해마의 크기는 정상인에 비해 5%가량 위축되어 있다고 합니다. 이는 모두가 유전적으로는 적합하지 않은 식생활과 관련이 있습니다. 탄수화물을 많이 먹지 않고 진화해 온 인류가 농경사회 이후에 곡류 등 탄수화물을 많이 먹게 되었기 때문입니다. 현대에 들어와서는 더 심각합니다. 식품회사의 가공 탄수화물 즉, 정제 탄수화물의 범람으로 대부분의 식단이 섬유질, 비타민, 무기질 등이 제거된 탄수화물로 채워졌습니다. 밀가루, 시리얼, 흰 빵, 흰 쌀, 탄산음료, 패스트리, 과자, 아이스크림, 스낵 이런 음식들은 혈당지수가 높습니다. 정제 탄수화물의 섭취는 혈당을 급격히 상승시키고, 그로 인해 인슐린이 분비가 급격히 높아진 뒤 다시 금방 혈당이 떨어집니다. 그래서 빨리 배고픔을 느끼게 되고 과식을 하게 합니다. 정제 탄수화물을 몸의 세포가 포도당의 흡수를 어렵게 만드는 인슐린 저항성이 생깁니다.

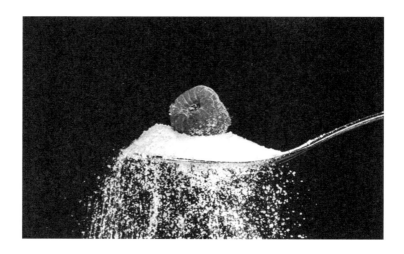

　인슐린저항성이 생기면 췌장에서 만들어진 많은 인슐린의 기능이 세포에 제대로 작용하지 않아서 근육 세포로 혈당이 들어가지 않고, 간의 포도당 신생도

멈추지 않습니다. 혈당이 올라갑니다. 혈중 인슐린 수치가 높아지면 체지방이 축적되고 체내 염증이 생깁니다. 지방산과 염증은 다시 세포의 인슐린 저항성을 높이는 악순환이 됩니다. 콜레스테롤이 산화되어 혈관벽에 쌓여 심혈관 질환을 유발합니다. 뇌 건강도 마찬가지입니다. 당뇨병에 걸리면 알츠하이머 치매가 걸릴 확률이 두 배가 된다고 합니다. 그리고 당뇨 전단계 즉 당뇨병이 없는 고혈당의 사람도 그렇지 않은 사람에 비해 인지 기능이 훨씬 더 빨리 저하된다고 보고되고 있습니다.

미국신경과학회가 시카고에서 개최한 '뉴로사이언스 2019'에서 스티븐 바저 아칸소 대학교 의과대학 교수는 "치매가 뇌(腦)의 당대사를 저해, 당뇨와 유사한 기전을 보인다"는 내용의 연구결과를 발표했습니다. 바저 교수에 따르면 치매에 걸린 쥐들은 동일한 신체 활동량과 식단하에서도 당뇨병 특성을 보이는 것으로 나타났다고 발표했습니다.

알츠하이머 치매가 당뇨병과 밀접하게 연관돼 있고, 알츠하이머 치매는 심지어 제3형 당뇨병으로 간주됩니다. 여기에는 GSK-3β(glycogen synthase kinase 3 beta)가 연결고리가 있습니다. GSK-3β는 혈당 조절에 핵심적인 역할을 하는 글리코겐 합성의 중요한 효소입니다. 이 GSK-3β는 인슐린 신호전달과 타우 단백질 인산화에서 공통의 키나아제로 간주됩니다. 때문에 GSK-3β가 당뇨와 알츠하이머 치매 사이의 잠재적 연결고리라고 합니다.

GSK-3β는 인슐린 결핍과 인슐린 저항성을 유발하는 주요 요인 중 하나이며, 인슐린 저항성은 당뇨의 발생과 발전의 중요한 특징입니다. 그런데 이 GSK-3β가 인슐린과 PI3K, AKT의 신호 경로에 관여해서 알츠하이머 치매의 병리학적 특징 중 하나인 타우 단백질의 과인산화에 중요한 역할을 합니다.

세포의 신호전달에 관한 내용이라 전문가가 아닌 일반 독자들은 다소 어려운 얘기로 들리리라 보는데, 요점은 뇌의 포도당 대사를 조절하는 단백질의 이상으로 아밀로이드 베타와 타우 단백질의 과인산화로 인한 엉킴 문제가 생겨서 치매를 유발한다는 것입니다. 즉 당뇨와 치매는 밀접한 관계에 있다는 말입니다. 더욱이 최근 들어 GSK-3β가 당뇨병과 치매 사이의 잠재적 연결고리일 수 있다는 증거가 점점 더 많이 논문으로 발표되고 있는 추세입니다.

원래 우리 몸은 췌장에서 분비되는 인슐린이 뇌의 영양원으로 있는 포도당의 기능을 제어하고 있습니다. 그러나 과식이나 운동 부족 상태가 계속되면, 이 인슐린이 부족하거나 잘 작동하지 않거나 하여 포도당이 혈액으로 흘러 보낸다. 이것이 혈당 상승입니다.

인슐린은 포도당과 함께 뇌 속에 흡수되어 신경 세포의 기억과 정보의 전달에 대해 중요한 역할을 합니다. 그리고 사용된 인슐린은 인슐린분해효소의 작용으로 분해됩니다. 이때 인슐린분해효소는 아밀로이드 베타도 동시에 분해해줍니다. 인슐린분해효소는 뇌의 쓰레기를 청소하는 청소부 역할도 담당하고 있습니다.

건강한 사람의 경우는 포도당의 양에 따라 인슐린이 분비되어 혈당이 적절한 수준으로 유지됩니다. 그런데 혈당이 올라 분비되는 인슐린의 양이 너무 증가하면 인슐린분해효소(Insulin-degrading enzyme, IDE)가 본업인 인슐린의 분해에 쫓겨 아밀로이드 베타 청소까지 손길이 닿지 않습니다. 아밀로이드 베타가 축적되어 버립니다. 그 결과 신경 세포가 손상됩니다. 이러한 메커니즘이 밝혀지면서 최근에는 알츠하이머형 치매를 '뇌의 당뇨병'이라고 부르기도 합니다.

(2) 염증은 치매의 주요 원인이다.

고혈당 상태가 지속되면 당이 단백질이나 지질에 달라붙습니다. 당화단백질과 최종당화생성물(advanced glycation end products)은 모두 고혈당에서 만들어지는 것입니다. 이것은 혈관과 혈액순환을 망가뜨립니다. 그래서 만성 혈관합병증을 초래합니다. 혈관벽을 손상시키고 LDL콜레스테롤을 변성시킵니다. 적혈구에 결합하여 적혈구를 뻣뻣하게 합니다. 원래 적혈구는 유연성이 있어서 아주 작은 미세 혈관을 지날 때 자기 몸을 구부려서 통과합니다. 하지만 이런 당화가 되어 적혈구에 당이 들러붙으면 뻣뻣하게 됩니다. 그러면 혈관을 통과 못하거나 통과 시 혈관에 손상을 주게 됩니다. 그래서 말초혈관이 손상되고 염증이 생기게 됩니다. 염증성 물질은 다시 혈류를 타고 뇌로 가서 치매를 발병하거나 가속화시킵니다. 당화는 뇌 구조물을 딱딱하고 유연성이 떨어지게 만듭니다. 당분이 뇌 단백질과 결합하면 치명적인 새로운 뇌구조물을 만듭니다. 이 새로운 구조물은 뇌를 위축시키고 기능을 크게 떨어뜨립니다.

노르에페네프린, 도파민, 세로토닌, 아세틸콜린, 가바 등 신경전달물질은 혈당이 올라가면 고갈됩니다. 또 이들을 만드는데 필수적인 여러 가지 영양소들인 비타민B 군, 마그네슘, 과산화물 제거효소(SOD), 포스파티딜세린, 포스파티딜콜린 등도 바닥납니다. 고혈당은 당화를 만들어 혈관을 망가뜨립니다. 뇌에 인슐린 저항성이 생기면 뇌세포가 영양을 받지 못하기 때문에 제대로 된 자정기능을 잃어버립니다. 즉, 아밀로이드 베타를 청소하지 못하게 됩니다. 그러면 아밀로이드 베타는 세포를 손상시키고 염증을 일으킵니다.

영국 맨체스터대 사회 연구소 크리스티나 메클리 박사 연구팀은 만성염증이 알츠하이머 치매 발병 위험을 높인다는 연구 결과를 과학 저널 플로스 원(PLOS ONE)에 발표했습니다. 연구팀은 만성염증과 인지기능 사이 상관관계를 확인하기 위해 성인 50만 명이 포함된 영국 바이오 뱅크(Biobank) 데이터를 분석했고 그 결과 만성 염증을 나타나는 지표 수치가 높을수록 최장 11년 이내에 치매 진단율이 올라가는 것으로 나타났다고 보고했습니다.

당뇨병의 합병증인 치주질환이 치매를 만든다는 연구 보고가 있습니다. 치주질환은 잇몸과 치아를 지지하고 있는 뼈 등의 치주 조직이 치석에 포함되어 있는 세균에 감염되어 붓거나 출혈하는 질환입니다. 치주질환이 진행되면 치아를 지지하는 뼈가 녹아 치아가 빠져 버립니다. 성인이 치아를 잃는 가장 큰 원인입니다. 치주질환이 되면 치주 병균이 만들어내는 독소와 염증을 일으키는 염증성 물질이 잇몸의 혈액이나 타액을 통해 전신으로 돌게 됩니다. 이 염증성 물질이 인슐린 저항성을 높게 만듭니다. 치주 병균이 혈관벽에 감염된 경우에는 혈관벽에 염증을 일으키거나 지방을 축적하여 혈관을 좁혀 혈전을 만들어 동맥경화를 일으킵니다. 모두 치매 유발인자입니다. 치아의 수와 치매의 관계를 조사한 한 연구에서는 치아가 거의 없고, 틀니도 사용하지 않는 씹지 않는 사람의 치매 발병 위험은 치아가 20개 이상 있는 사람의 1.9배였다고 보고된 바 있습니다.

2) 고혈압과 치매

(1) 고혈압은 치매의 위험요소

수도관 안에서 흐르는 물이 수도관 벽에 압력을 주는 것과 같이 우리가 통상 말하는 혈압이란 혈액이 혈관 내에서 흐를 때에 혈관 벽에 일으키는 측압을 말합니다. 혈관은 동맥, 모세혈관과 정맥의 3 부분으로 나누고, 이에 따라 3가지의 압력 곧 동맥압, 모세혈관압, 정맥압이 존재합니다. 흔히 말하는 혈압은 동맥압을 가리킨다. 혈압의 고저는 어떻게 결정될까요? 계속 수도관과 수압으로 예를 들어봅시다. 수도관 중의 물의 압력은 급수탑에 저장된 물의 용량과 수도관면적의 크기로 결정됩니다. 급수탑의 물이 많을수록 물의 수도관에 대한 압력도 커지고, 반대로 급수탑 안의 물이 줄어들면 물의 수도관에 대한 압력도 줄어듭니다. 혈압도 이와 같다. 인체는 주로 혈액량의 조절과 혈관의 수축 및 확장을 통해 혈압을 조절합니다.

초기에 고혈압환자에게는 두통, 어지럼증, 멍멍함, 두근거림, 침침함, 주의

력결핍, 기억력감퇴, 손발마비, 무력증 등의 증상이 나타날 수 있으며, 이러한 증상은 자율신경기능의 이상으로 야기되는 것으로 그 경중과 혈압의 상승도는 일치하지 않을 수 있습니다.

후기에는 혈압이 비교적 높은 수준으로 지속되면서, 뇌, 심장, 신장 등의 표적기관이 손상되는 것으로 나타납니다. 이러한 기관손상은 고혈압으로 인해 직접적으로 손상된 것일 수도 있고 또 간접적으로 죽상동맥경화가 가속화됨으로써 일어난 것일 수도 있습니다. 이러한 표적기관의 손상은 초기에는 증상이 없을 수 있으나 결국 기능장애를 일으키고 심지어는 부전증에 이르게 됩니다. 예컨대, 고혈압으로 뇌손상이 있은 후에는 간헐적인 뇌혈관경련이 일어날 수 있고 두통과 어지럼이 가중되며 일시적인 실명이나 반신불수 등이 몇 분 혹은 몇 시간 지속되다가 회복되며 또 뇌출혈이 발생할 수 있습니다. 심장에 대한 손상은 우선 심장이 확대되고 후에 좌심실 고갈이 야기되어 답답함 기침 등의 증상이 나타납니다. 신장이 손상된 후에는 야간의 요량이 증가하거나 소변 회수가 늘어나고 심각한 때에는 신기능부전으로 오줌이 적거나 나오지 않고 식욕부진 오심 등의 증상이 있을 수 있습니다.

경증 고혈압환자는 두통이 있거나 목 뒤가 뻐근하거나 또 어지럽고 잠을 잘 수 없는 정도이지만 또 어떤 경우에는 가슴이 답답하거나 두근거리는 등의 증상이 나타납니다. 혈압이 급박하게 오르는 때에는 극심한 두통과 구역질을 수반하고 심지어는 기절하기도 합니다. 증상이 진전됨에 따라 점차 몇 가지 중요한 장기를 손상하는 합병증이 나타나는 데 관상심장동맥질환, 뇌혈관파괴, 신장동맥경화 등의 일련의 질병이 그것입니다. 이러한 질병은 모두 고혈압의 말기에 나타나는 것들입니다. 고혈압의 3가지 심각한 합병증에는 뇌출혈, 심부전증, 신부전증이 있습니다.

뇌 안에 있는 소동맥의 근육층과 외막은 관벽이 약하기 때문에 경화된 뇌 안의 소동맥에 다시 경련이 수반되면 곧 쉽게 혈액을 삼투하거나 파열성 출혈을 일으킵니다. 뇌출혈은 말기고혈압의 가장 심각한 합병증으로서 임상적으로 반신불수, 언어장애 등으로 나타납니다.

심장(주로 좌심실)이 소동맥경화로 일어나는 주변 저항력의 증가를 극복하기 위해 역할을 강화하면서 심근에 대상성 비대가 발생합니다. 좌심실 근육벽이 점차 두터워지면서 심실이 현저하게 확장되고 심장의 무게가 증가하며, 대상기능이 부족한 때에는 고혈압성심장병이 됩니다. 심근수축력이 심하게 감소 되면 심부전증을 야기합니다. 고혈압환자는 보통 죽상관상동맥경화를 수반하기 때문에 부담이 가중된 심장으로 하여금 혈류량 감소, 산소결핍상태에 빠지게 하고 이로 인해 심부전증이 쉽게 일어납니다.

신 입구 소동맥의 경화로 말미암아 대량의 네프론(사구체와 신소관)에 만성 혈류량 감소로 인한 위축이 발생하고 아울러 계속 섬유조직으로 증식하는 병변을 고혈압성 신경화라 부릅니다. 잔존한 네프론은 대상성 비대가 발생하여 확장됩니다. 신장이 경화되면 환자의 소변에 많은 단백질과 적혈구가 나타납니다. 질병의 말기에 대량의 네프론이 파괴되어 있기 때문에 신장 배설기능장애가 일어나고 체내대사의 최종산물이 전부 배출되지 않고 체내에 잔존함으로써 물과 소금의 대사와 산과 염기의 균형이 무너져서 스스로 중독되며, 요독증으로 나타납니다.

당뇨환자의 고혈압 발병률은 비당뇨 환자에 비해 2배에 달하며, 당뇨환자의 고혈압 발병률의 최고점은 정상인에 비해 10년이나 앞섭니다. 게다가 고혈압이 있는 경우에는 심근경색, 뇌혈관 질환 및 말초혈관병이 더욱 쉽게 발생하고 망막병변 및 신장병변의 발생과 발전을 가속화합니다.

보통 대사증후군의 질환은 비만, 당뇨, 고혈압, 고지혈증 등 여러 질환이 동시에 두세 개 이상 섞여 나타납니다. 하지만 고혈압 하나로만으로도 치매의 위험성이 증가한다는 것을 알아야 할 것입니다. 일반적으로 혈압이 높으면 혈관이 딱딱해지고 좁아집니다. 혈관이 좁아지면 산소와 영양물질의 운반이 뇌세포에 제대로 공급하기 어렵습니다.

존스홉킨스대학교의 신경학과 교수 레베카 고테스만Rebecca Gottesman은 2014년에 1980년대 고혈압이 있던 사람들과 없던 사람들을 포함한 수천 명의 미국인을 추적한 연구에서 비만 등의 다른 위험 요소와는 별개로 중년에 고혈압이 있는 것이 인지 기능저하의 주요 요인임을 밝혀냈습니다.

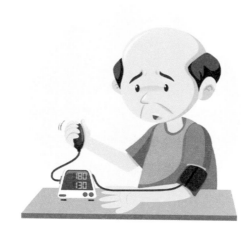

고혈압과 치매에 대해서는 다양한 연구가 나왔지만 실제 뇌의 구조 변화를 관찰한 것은 비교적 늦게 나왔습니다. 영국 에든버러대 퀸스메디컬 연구소 심혈관과학센터 마테우슈 시에들린스키 등 연구진은 혈압 상승과 관련된 인지 장애 및 뇌 구조 변화 연구 결과를 2023년 3월 27일 유럽심장저널 온라인판에 게재하였습니다. 이들은 대규모 컨소시엄의 관찰 및 유전 데이터를 사용하여 이 연구는 혈압 값 및 인지 기능과 잠재적으로 연관되어 있는 뇌 구조를 식별하는 것을 목표로 했습니다. 혈압에 대한 데이터는 3935개의 뇌 자기 공명 영상 유래 표현형(IDP) 및 유동 지능 점수로 정의된 인지 기능과 통합되었습니다. 관찰 분석은 영국 바이오뱅크와 전향적 검증 코호트에서 수행되었습니다.

멘델의 무작위화(MR) 분석에서는 바이오뱅크, International Consortium for Blood Pressure 및 COGENT 컨소시엄에서 파생된 유전 데이터를 사용했고 인지 기능에 대한 높은 수축기 혈압의 잠재적인 부작용이 확인되었습니다. 연구진은 보완적인 MRI 및 관찰 분석을 통해 혈압과 관련된 뇌 구조가 확인되었으며, 이는 고혈압이 인지 성능에 미치는 부작용의 원인이 될 수 있다고 결론지었습니다.

(2) 고혈압과 뇌혈관성 치매

고혈압은 "침묵의 살인자"로 불리고 있으며 성인 인구의 20%가 환자 입니다. 광범위한 연구에도 불구하고 고혈압의 원인은 여전히 파악하기 어렵습니다. 환자의 5% 미만에서만 원인이 알려져 있고 대부분의 환자는 원발성 즉 본태성 고혈압입니다. 그러나 분명한 것은 원발성 고혈압의 병리생리학이 많은 요소로 이루어져 있고 매우 복잡하다는 것입니다. 유전적, 환경적, 해부학적, 신경적, 내분비적, 체액적, 혈역학적 등 여러 가지 상호 작용하는 생리학적 시스템을 포함하고 있습니다. 어떤 이유이든 혈압이 높아지면 혈관 내막의 손상으로 혈관이 탄력성을 잃고 딱딱해지면서 심장, 신장, 뇌, 눈 등 장기의 손상이 시작됩니다.

고혈압이 되면 혈관이 정상보다 강한 자극으로 끊임없이 충격을 받게 됩니다. 이런 자극이 계속되면 혈관 내면이 손상되고 손상된 혈관 내벽은 지방질이 쌓이기 쉬워지고 점점 두껍고 딱딱해지고 혈관이 수축하게 됩니다. 문제는 이렇게 심하게 좁아질 때까지 환자가 느끼는 증상은 거의 없습니다. 고혈압은 소리 없이 서서히 혈관을 파괴시킵니다. 뇌졸중에는 여러 가지 원인이 있겠지만 가장 중요한 것은 고혈압입니다. 혈압이 높으면 혈관을 망가뜨리고 동맥경화를 일으켜 뇌졸중을 일으키는데 일반적으로 뇌졸중환자의 70%가 고혈압이 원인입니다.

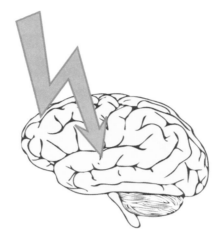

혈액은 심장에서 펌프처럼 압력이 가해져 혈관에 발송되며 전신을 일주하여 영양을 공급하고 말초 세포에서 노폐물을 회수하여 이를 신장으로 보냅니다. 혈압이 높으면 동맥경화가 진행됩니다. 동맥경화는 혈관벽이 두꺼워지거나 탄력을 잃고 혈액이 흐르는 부분이 좁아진 상태입니다. 혈관벽이 두꺼워지면 높은 혈압을 견딜 수 있게 되고 거기에 흐르는 혈액은 더욱더 압력이 오를 수 있게 됩니다. 동맥경화가 지속되면 혈관이 막히는 현상이 발생하기도 하고 혈관이 찢어져 출혈의 위험이 높아집니다. 그것이 뇌에서 일어나면 뇌경색이나 뇌출혈이며 이는 곧 뇌혈관성 치매를 만들기도 합니다.

고혈압이 장기간 지속되면 뇌의 소혈관이 손상되면서 치매와 뇌졸중 위험이 높아진다는 연구 결과가 있습니다. 미국 보스턴대학 의대 신경과 전문의 호세 라파엘 로메로 박사 연구팀이 뇌졸중 또는 치매 병력이 없는 참가자 1천686명을 대상으로 중년에서 노년까지 진행한 추적 조사 결과 이 같은 사실이 밝혀졌다고 했습니다. 연구팀은 연구 기간 내내 주기적으로 이들의 혈압을 측정하는 한편 뇌 MRI를 통해 뇌 소혈관손상을 나타내는 미세출혈, 무증상 뇌경색 등을 관찰, 혈압과 뇌 소혈관질환 사이의 연관성을 분석했습니다. 그 결과 중년의 고혈압이 노년까지 계속된 그룹은 중년에서 노년까지 꾸준히 정상 혈압을 유지한 그룹에 비해 뇌 소혈관의 미세출혈 위험이 3.4배 높았습니다. 이들은 또 무증상 뇌경색 위험도 1.5배 높았습니다. 중년에는 혈압이 정상이었는데 노년에 혈압이 올라간 그룹은 뇌 소혈관의 미세출혈 위험이 2.7배 높았습니다. 중년에서 노년에 걸쳐 고혈압이 오랜 기간 지속된 사람일수록 뇌의 소혈관질환 위험이 높다는 사실이 밝혀졌습니다. 뇌 소혈관은 뇌의 백질에 꼬불꼬불 퍼져 있는 작은 혈관들입니다. 이 소혈관이 손상되면 신경세포 사이를 연결하는 신경섬유인 미엘린 수초가 벗겨지면서 신경세포 사이의 신호전달이 끊어져 치매 또는 뇌졸중 위험이 커집니다.

3) 고지혈증 동맥경화와 치매

(1) 혈관노화가 주범인 뇌혈전성 치매

고지혈증은 혈액 내 지방질성분의 함량이 과도한 일종의 질병입니다. 사람의 혈액 중에 지방질에는 콜레스테롤과 중성지방이 포함되어 있습니다. 그중에 어느 한 가지 또는 두 가지 지방질이 정상범위보다 높은 경우에는 모두 고지혈증에 속합니다. 일반적으로 총콜레스테롤이 240mg/㎗을 넘거나, 중성지방이 200mg/㎗ 이상일 때 고지혈증이라고 합니다. 그러나 이건 수치일 뿐이고 근래에 와서는 새로운 논문들이 나오면서 콜레스테롤의 경우에는 좀 더 세밀한 조건을 요구하고 있습니다. 콜레스테롤은 모두 나쁜 것이 아닙니다. 장점이 부각되고 있습니다. LDL 콜레스테롤 수치는 심장 질환의 지표로 간주되는 반면, 높은 HDL 콜레스테롤은 심장을 보호합니다. 또한 콜레스테롤 저해제를 써서 오히려 치매가 오는 경우도 있습니다. 그래서 요즘은 건강 검진의 항목에서 콜레스테롤의 비중을 크게 두지는 않습니다.

혈관 장애는 증상이 갑자기 일어날 수 있지만 사실은 오래전부터 진행되어온 결과입니다. 심혈관장애나 뇌혈관장애 모두 중풍을 일으키는 원인이 됩니다. 혈관도 다른 부위와 마찬가지로 나이가 들어가면서 노화가 옵니다. 혈관의 노화란 바로 혈관의 동맥경화입니다. 수도호스를 오래 쓰면 딱딱해져서 발로 밟게 되면 부서지는 수가 있는 것처럼 우리의 혈관도 노화가 와서 동맥경화가 생기면 탄력성을 잃어 딱딱해지고 혈관벽은 쉽게 상처가 생깁니다.

최근 3·40대에 발생하는 젊은 뇌졸중환자가 많아졌습니다. 통계에 의하면 성인 10명 중에 1명꼴로 자신도 모르게 뇌졸중이 진행 중이라고 합니다. 증상이 없는 성인을 무작위로 경동맥초음파 검사 결과 무려 12.5%가 동맥경화성 병변이 발견되기도 하였습니다. 이러한 사람들은 결국엔 중풍이 발생하는 경우가 많습니다. 한국인의 사망원인을 보면 4명 중 한 명이 심장마비로 사망하고 전체 사망자 중에 60%가 혈관질환과 관련이 있는 질환에 의해 사망합니다. 그런데 더 중요한 것은 해마다 이러한 질환으로 사망하는 사람이 늘어나고 있다는 것입니다.

우리 몸의 혈관의 길이는 지구를 두 바퀴 반을 돌 정도로 깁니다. 이러한 혈관에 문제가 생겨서 혈관이 상하면 피가 응고된 혈전이 생깁니다. 혈전이 생겨서 1cm가 넘는 혈관이 막혀도 거의 표시가 없는 경우가 있습니다. 혈관이 점차 막혀서 조직이 썩어가는 심각한 상황에 이르러서도 아무런 메시지를 주지 않습니다. 혈관이 많이 막혀도 바늘구멍같이 작은 틈만 있으면 아무런 증상을 나타내지 않는 경우가 대부분입니다. 그래서 우연히 검사를 한 사람도 급성심근경색을 진단받는 수가 있습니다.

혈관질환은 비만과 당뇨 고혈압을 함께 가지고 있는 경우가 많습니다. 이러한 경우에 대부분 동맥경화로 사망합니다. 당뇨병이 있는 사람은 대부분 고혈압을 가지고 있습니다. 통계에 의하면 당뇨병과 심장병은 해마다 함께 꾸준히 증가해 오고 있었다. 나이가 들어 생기는 고혈압 당뇨는 같은 원인으로 생기고 마지막 뇌졸중이나 심장병으로 사망합니다.

혈관질환은 발병한 지 한 시간 내에도 죽음에 이를 수 있습니다. 그 원인은 고혈압, 당뇨, 고콜레스테롤, 흡연, 복부비만 등등 피가 탁해서 혈관이 문제를 일으킨 것입니다. 위험인자가 서로 결합하면 상승작용을 일으킵니다. 위험인 자가 동시에 가해지면 혈관의 파괴 속도에 엄청난 가속도가 붙습니다. 흡연과 고혈압은 4.5배, 흡연과 고지혈증은 6배, 고혈압과 고지혈증은 9배, 이 세 가지가 함께 나타나면 혈관질환의 위험성은 무려 16배가 증가합니다. 고혈압과 당뇨병은 더욱 혈관 노화를 가속화합니다.

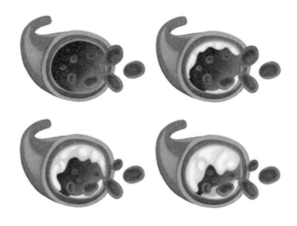

고혈압과 당뇨병에 의한 부담이 혈관 내피 세포에 상처를 만들고 거기에 소위 나쁜 콜레스테롤이라 불리는 LDL이 들어가서 죽 모양의 덩어리 죽상 혹은 플라크라 불리는 것이 만들어져서 혈액의 통로를 좁힙니다. 마치 수도관을 오래 사용하면 속에 녹이 끼듯이 혈관벽에도 죽 모양의 덩어리가 붙게 되는데 이 것이 죽상동맥경화증입니다. 이 상태에서는 혈관이 조금 수축한 것만으로 혈액의 흐름이 끊어지는 경우가 있습니다. 또한 플라크가 벗겨져 떨어지는 경우 혈전이 응고되고, 그것이 혈관을 막으면 혈액의 흐름이 멈춥니다. 뇌의 특정 부위에 혈액 공급이 막히면 뇌가 괴사 되어 뇌기능을 할 수 없게 되므로 뇌혈관성 치매를 유발할 수 있습니다.

(2) 소위 말하는 나쁜 콜레스테롤(LDL)에 대한 오해

뇌에서 콜레스테롤이 하는 작용은 매우 중요합니다. 뇌에는 체내 콜레스테롤의 4분의 1에 해당되는 콜레스테롤이 있습니다. 또 뇌의 구성 중에서 무게로 따지면 20%는 콜레스테롤입니다. 콜레스테롤은 세포막을 형성하고, 여러 가지 생합성의 전구물질로 작용을 합니다. 비타민 D, 성호르몬과 부신피질호르몬 같은 스테로이드 호르몬 조성의 원료가 되며, 담즙산을 만들어 소화를 돕는 지질로서 우리 몸에서 반드시 있어야 하는 필수 성분입니다.

뇌에서의 시냅스 가소성도 콜레스테롤의 가용성에 달려 있습니다. 콜레스테롤은 신경세포의 바깥을 둘러싸서 정보를 신속하게 전달하는 미엘린 수초(myelin sheath)의 성분이 됩니다. 여기서 콜레스테롤은 자극이 효율적으로 전달될 수 있도록 절연 기능을 합니다. 미엘린 수초는 뉴런을 전기선에 비유할 때 내부의 구리선을 감싸고 있는 피복에 해당되는 것입니다. 뉴런에서 활동전위가 잘 전달되기 위해서는 미엘린 수초가 튼튼하게 있어서 활동전위가 다른 곳으로 새지 않도록 해야 합니다. 콜레스테롤 억제제인 스타틴을 복용하면 치매가 잘 생기는 이유도 스타틴 약물이 미엘린 수초에 영향을 주기 때문입니다.

콜레스테롤은 기름 성분이라서 물 성분인 혈액과 섞이지 않습니다. 그래서 지단백과 결합하여 혈액을 타고 이동합니다. 지단백은 밀도에 따라 저밀도 지단백(low-density lipoprotein, LDL)과 고밀도 지단백(high-density lipo-proteine, HDL)으로 나눕니다.

이 중에서 저밀도 지단백(LDL) 콜레스테롤은 말초 조직으로 콜레스테롤을 운반하는 역할을 합니다. 뇌에서도 좋은 콜레스테롤을 뉴런에 전달하는 작용을 합니다. 특히 저밀도 지단백은 뉴런에 영양을 공급해 주는 세포인 별아교세포(astrocyte)로 들어갑니다. 사실은 없어서는 안 될 중요한 콜레스테롤 입니다. 그런데 이 저밀도 지단백(LDL)이 산화가 되면 죽상동맥경화증의 발생에 핵심역할을 합니다. 그래서 '나쁜 콜레스테롤'이라고 불립니다. 정확히 말해서 저밀도 지단백(LDL) 콜레스테롤 자체는 좋은 것이었으나 자유기의 손상을 받아 산화가 된 산화 저밀도 지단백(oxidized LDL)이 나쁜 것입니다. 산화된 저밀도 지단백은 운반 능력이 현저히 떨어집니다. 더 이상 별아교세포로 들어가지 못합니다.

산화 위험을 높이는 핵심적인 요인은 당화단백질이 되는 것입니다. 비당화단백질과 비교해서는 무려 50배를 증가시킵니다. 결국 콜레스테롤이 아니라 탄수화물이 더 문제인 것입니다. 고탄수화물 식사가 저밀도 지단백을 산화시켜서 콜레스테롤을 뇌로 전달하지 못해서 뇌 기능에 문제를 일으키는 것입니다.

(3) 고지혈증 치료약이 치매를 만든다?

스타틴(리피토)의 부작용으로 기억장애를 고발한 의사가 있습니다. 두에인 그래블린(Duane Graveline) 박사는 별명이 우주의사(Spacedoc)입니다. 의사 출신으로 공군 소속 과학자인 그는 미항공우주국 NASA의 아폴로 프로그램에 참여해서 무중력 상태 악화 연구를 위해 일주일 동안 물속에 잠수한 것으로 가장 잘 알려져 있습니다. 그는 극한의 우주인 적응 훈련을 모두 소화해낸 강인한 체력을 지녔으며, 의사로서 과학자로서 높은 지적 수준과 정신력을 소유하고 있었습니다. 또한 방송 출연으로 우주과학과 의학을 대중에게도 전달하는 널리 알려진 유명인이었습니다. 그런데 매우 건강했던 그에게 어느 날 갑자기 어릴 적 기억을 제외하고 성인의 모든 기억력이 사라진 일이 생겼습니다. 그의 생활에서 달라진 것이라고는 건강 검진의 결과 콜레스테롤이 높게 나왔기 때문에 콜레스테롤 억제제약을 처방받고 몇 개월 먹은 것 밖에는 특별한 것이 없었습니다. 약의 복용을 멈추고 나서 서서히 회복되어 일과성 기억상실증의 진단을 받았습니다. 하지만 스타틴의 용량을 절반으로 줄이고 복용하였을 때 또다시 기억장애가 나타났습니다. 그는 몇 차례 더 반복해서 일과성 기억상실증을 겪었으며 나중에는 다른 신경 장애의 후유증으로 여러 해 신경퇴행성 질환을 앓다가 사망하였습니다. 이러한 경험을 바탕으로 두에인 그래블린은 '리피토 기억의 도둑 Lipitor, Thief of Memory' 등을 비롯해 스타틴의 부작용에 대한 책을 3권이나 썼습니다. 또한 그는 콜레스테롤 억제제를 생산하는 화이자 등 제약 회사를 상대로 집단 소송을 내어 승소하였고, 마침내 2012년 2월 미국 식품의약국(FDA)은 스타틴 계열의 고지혈증 약물이 기억력 상실, 망각, 착란 등의 인지능력 장애를 일으킬 수 있다는 성명을 발표했습니다.

2009년 매사추세츠공과대학교 컴퓨터과학 및 인공지능 연구실의 스테파니 세네프 박사는 저지방 식단과 스타틴으로 인한 간의 콜레스테롤 합성 저하가 알츠하이머병의 발생에 기여할 수 있다는 논문을 발표했습니다. 스타틴이 뇌 기능을 떨어뜨리는 주요 이유 중 하나가 콜레스테롤을 만드는 간의 능력을 저하시킨다는 것입니다.

콜레스테롤 합성을 막는 약(스타틴)을 쓰면 뇌에서는 신경전달물질의 분비를 촉발하는 장치에 직접 영향을 미치게 됩니다. 인지장애가 일어납니다. 간에서 콜레스테롤을 합성하는 것을 억제하는 약을 복용하면 그 약은 간뿐 아니라 뇌로도 갑니다. 뇌의 크기도 줄어들고 운반 단백질인 저밀도 지단백(LDL)의 수도 줄어듭니다. 저밀도 지단백이 줄어들면 당연히 지방산과 항산화제도 줄어듭니다. 모두 저밀도 지단백(LDL)이 운반하기 때문입니다.

스타틴의 복용이 다른 경로로 알츠하이머 치매를 발병하기도 합니다. 코엔자임 Q10은 우리 몸 여러 곳에서 발견되는 비타민 유사 성분의 항산화제로, 세포를 위한 에너지 생산에서 미토콘드리아가 제 기능을 하는 데 필수적인 역할을 수행하는 동시에, 항산화 작용으로 세포를 보호하는 영양소입니다. 이 코엔자임 Q10은 콜레스테롤과 동일한 대사 경로를 가지고 있습니다. 만약에 스타틴에 의해 합성을 방해받으면 몸과 뇌에서 코엔자임 Q10이 고갈되어버립니다. 그래서 강력한 항산화제인 코엔자임 Q10의 결핍은 알츠하이머로 연결될 수 있습니다.

2012년 1월에 〈아카이브스오브 인터널 메디신〉에 발표한 한 연구에 의하면 폐경기 여성이 스타틴을 복용하는 경우 당뇨병의 위험이 무려 48%나 증가한다고 하였습니다. 또 2015년에는 핀란드 연구원들이 만 45~73세 사이의 스타틴 복용 남성 8,500여 명에서 2형 당뇨병의 위험이 46퍼센트 높아진다고 발표했습니다. 두 연구 모두가 당뇨병이 알츠하이머 치매의 위험을 두배로 올리기 때문에 주목할 만한 대목입니다.

(4) 탄수화물을 줄이고 좋은 콜레스테롤과 지방은 많이 먹어야 한다.

진료를 하다 보면 환자분들 중에 중풍이 무서워서 육식을 하지 않는다고 말을 하는 분들이 가끔 있습니다. 특히 콜레스테롤이 몸에 나빠서 육식을 하지 않는다는 말로 더 보충 설명을 하고 아는 체를 합니다. 아 이럴 때는 도대체 어떻게 설명을 해야 할지 참 난감합니다. 아직도 육식에 대해서 나쁘게 생각하고 있는 사람이 많습니다. 이는 수십 년 동안 잘못된 영양 지도의 결과 입니다. 육식을 하지 않으면 오히려 더 중풍이 많이 발생할 수 있다는 사실을 모릅니다. 콜레스테롤에 대한 연구도 계속 업그레이드되고 있습니다. 이제는 콜레스테롤 수치가 더 이상 의미가 없고 오히려 높은 사람이 오래 사는 것으로 나타났습니다.

콜레스테롤은 우리 몸에서 굉장히 중요한 역할을 합니다. 없어서는 안 되는 물질입니다. 콜레스테롤은 세포막의 구성 성분이며, 스테로이드 호르몬, 성 호르몬 등 호르몬 합성에 관여하고, 비타민D를 합성할 뿐 아니라 담즙산이 돼 소화와 흡수 작용에도 관여합니다. 간에서 수십 단계를 거쳐 합성되는 콜레스테롤은 한시도 쉬지 않고 평생 합성됩니다. 그만큼 우리 몸이 필요로 하기 때문입니다. 총콜레스테롤이 150mg/dl 이하로 낮으면 영아 사망, 영양실조 등 후진국형 사망률이 증가하며, 지나치게 낮은 콜레스테롤 수치는 우울증, 폭력, 자살 등과도 관련이 있습니다. 콜레스테롤은 건강에 해롭기 때문에 무조건 줄여야 한다는 것은 잘못 알려진 상식입니다.

콜레스테롤은 음식으로 섭취하는 것보다 우리 몸의 간에서 만들어 내는 것이 전체 사용량 중 80% 정도로 훨씬 많습니다. 그런데 우리 몸은 간에서 생산하는 것보다 음식으로 섭취하는 것을 더 선호합니다. 왜냐면 간에서의 직접 생산은 매우 복잡한 생물학적 단계를 거쳐야 하므로 간에서 많은 부담이 되기 때문입니다. 식품으로 섭취하는 콜레스테롤 양을 줄이면 몸에서는 과잉 생산을 합니다. 그래서 고콜레스테롤이 생깁니다. 콜레스테롤 섭취를 제한하면 간에서 하이드록시메틸글루타릴(hydroxymethylglutaryl, HMG) CoA 환원 효소를 생산하기 시작합니다. 이 효소는 탄수화물로 콜레스테롤을 생산하는 과정에 사용되는 효소입니다. 콜레스테롤 억제제인 스타틴이 표적으로 삼는 바로 그 효소입니다. 해로운 약을 쓰지 않고도 얼마든지 콜레스테롤을 조절할 수 있습니다. 콜레스테롤이 풍부한 음식을 충분히 즐기더라도 탄수화물만 줄이면 정상 수치를 유지할 수 있습니다.

인류는 200만 년 넘게 콜레스테롤이 풍부한 식품을 먹어왔습니다. 더 거슬러 올라가면 인류와 침팬지가 서로의 공통 조상으로부터 갈라져 나왔다고 추정되는 500만~600만 년 전까지 볼 수도 있습니다. 600만 년 이상의 시간 동안 인류는 수렵 채집을 했고, 농경이 시작된 시기 즉, 우리가 신석기시대라 부르는 시기는 겨우 1만 년 전이라서 비교적 최근에 들어와서 농경을 시작하게 된 것입니다. 보통 유전자의 현저한 변화는 4~7만 년이 걸린다고 합니다. 우리의 유전자는 아직도 크게 변하지 않았는데 우리의 식생활은 많이 바뀌었습니다.

  지방과 콜레스테롤이 사라진 미국인 식단이 초래한 결과는 끔찍합니다. 1977년, 조지 맥가번이 이끄는 상원 위원회는 미국인들에게 고지방 붉은 고기, 달걀, 유제품을 덜 먹고 과일, 채소, 특히 탄수화물로부터 더 많은 칼로리로 대체할 것을 촉구하는 획기적인 "미국인의 식생활 목표"를 발표했습니다. 1980년까지 그 계획은 체계화되었고 미국 농무부(USDA)는 최초의 식단 지을 발표했으며 주요 지침 중 하나는 모든 종류의 콜레스테롤과 지방을 피하는 것이었습니다. 미국 국립 보건원(National Institutes of Health)은 2세 이상의 모든 미국인들에게 지방 소비를 줄일 것을 권고했고, 같은 해 정부는 1억 5천만 달러의 연구 결과를 발표했는데, 이 결과는 "심장마비의 위험을 줄이기 위해 지방과 콜레스테롤을 적게 먹으세요"라는 명확한 메시지를 담고 있었습니다. 식품 산업과 미국인의 식습관이 이에 발맞추었습니다. 소고기 등 육류, 탈지 하지 않은 완전한 우유, 계란이 사라지고 대신에 전자레인지용 저지방 저녁 식사, 시리얼, 쿠키, 저지방 우유, 치즈 맛 크래커 등으로 대체되었습니다. 1977년부터 2012년까지 육류와 계란의 1인당 소비량은 감소한 반면 탄수화물의 칼로리는 증가했습니다. 빵, 시리얼 및 파스타가 미국 농무부(USDA) 식품 피라미드의 기초에 있었다는 점을 감안하면 놀라운 일이 아닙니다.

  거의 40년이 지난 후 결과는 다음과 같습니다. 실험은 실패했습니다. 거의 모든 면에서 미국인들은 그 어느 때보다 더 병들고 있습니다. 제2형 당뇨병의 유병률은 1980년에서 2012년 사이에 166% 증가했습니다. 미국 성인 10명 중 거의 1명이 이 질병을 앓고 있어 의료시스템에 연간 2,450억 달러의 비용이 발생하고 약 8,600만 명이 당뇨병 전단계에 있습니다. 그 기간 동안 운동량은 많이 증가했습니다. 그럼에도 불구하고 현재 미국 인구의 3분의 1 이상이 비만이며, 미국은 세상에서 가장 뚱뚱한 나라 중 하나가 되었습니다.

(5) 지방의 악마화에서 변하는 시각

우리가 알고 있는 의학 상식 중에 버려야 할 옛날 얘기 들이 많습니다. 주로 2~30여 년 전에 유행했던 의학 상식입니다. 근래에 들어서 유전자 지도가 완성 되고 나서 많은 이론이 새로이 나오고 예전에 진리라 믿던 의학적 이론도 180도 바뀌는 경우도 있습니다. 그런데도 아직도 이를 개선하려는 움직임은 주저하고 있습니다. 이를 바로 적용하는 경우가 없습니다. 새로운 이론이 나오면 이를 적용하는 동네 의원까지는 10년이 넘는다고 합니다. 의학계가 유독 보수적이라고 보는 것보다는 아마도 제약업체와의 상업적인 이해 때문이라고 봅니다. 그러다 보니 그 피해는 고스란히 환자에게 돌아갑니다.

2015년 미국의 전문가들은 콜레스테롤이 심장 질환의 위험을 증가시키지 않는다는 결론을 내렸고, 식이 콜레스테롤을 제한하는 지침은 무효화되었습니다. 그동안 우리는 오랫동안 맛있는 새우나 계란을 먹으면서 콜레스테롤을 걱정해야 하는 찜찜함에서 살아왔습니다. 잘못된 상식에서 이제는 벗어나야 하겠습니다. 계란을 두려워하던 수십 년 세월에서 이제는 상당한 변화가 필요합니다. 계란은 사실 가장 완벽한 식품 중에 하나입니다. 계란에는 9가지 필수 아미노산과 우리 몸에 필요한 거의 모든 비타민과 미네랄이 포함되어 있기 때문에 단백질 품질과 소화율의 황금 표준으로 간주됩니다.

과거에 우리는 모두 지방을 많이 먹으면 콜레스테롤이 높아져서 중풍이나 심장병에 많이 걸린다고 배웠으며 그렇게 믿고 있습니다. 그런데 20년 전부터 그 반대의 연구 결과가 나오기 시작했습니다.

1997년에 네덜란드의 연구자들은 평균 연령 89세의 노인 724명을 10년간 추적한 연구에서 콜레스테롤 수치가 39포인트 올라갈 때마다 사망 위험이 15

퍼센트 낮아졌다고 학술지 란셋(The Lancet)에 보고했습니다.

2010년에 〈미국 임상영양학회지〉에 5~23년까지 34만 명 이상의 참가자를 추적 관찰한 연구에서 포화지방의 섭취는 관상동맥질환, 뇌졸중, 심혈관질환의 위험 증가와 관련이 없었다고 밝혔습니다. 또 포화지방 섭취가 제일 적은 경우에서 제일 많은 경우까지 비교해 보니 관상동맥질환의 실제 위험이 포화지방을 제일 많이 섭취하는 집단에서 오히려 19퍼센트 낮게 나왔다고 말했습니다.

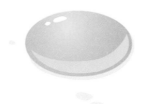

이밖에 콜레스테롤이 낮은 집단과 높은 집단 간의 관상동맥질환으로 사망할 위험이 차이가 나지 않는다는 보고, 콜레스테롤이 높은 수치의 집단이 암이나 감염으로 사망할 위험이 더 낮았다는 보고, 낮은 저밀도 지단백 콜레스테롤 수치에서 파킨슨병에 걸릴 위험이 대략 350퍼센트 정도 더 높은 것으로 나왔는 보고 등이 있습니다.

지방이 적이 아니었습니다. 새로운 연구는 비만과 2형 당뇨병의 유행에 주된 책임이 있는 것으로 탄수화물, 설탕, 감미료의 과도한 소비라고 봅니다. 밀가루 빵, 숨겨진 설탕, 저지방 크래커 및 파스타와 같은 정제된 탄수화물은 혈액 화학의 변화를 일으켜 쉽게 지방으로 저장하고 배고픔을 심화시켜 체중 감량을 훨씬 더 어렵게 만듭니다. 지방은 나쁜 것이며, 지방이 사람들을 뚱뚱하게 만들고 심장병의 심각한 위험 요소라는 생각에 도전하는 연구가 증가하고 있습니다. 이미 올리브와 같은 식물과 연어와 같은 생선에서 발견되는 지방이 실제로 심장병을 예방할 수 있다는 논문이 나온 지는 오래되었고, 심지어 스테이크나 버터 조각에서 발견되는 포화 지방조차도 이전에 생각했던 것보다 더 복잡하고, 어떤 경우에는 몸에 좋은 영향을 미친다는 것이 분명해지고 있습니다.

제 5 장 – 치매 예방법

1. 예방법 일반

알츠하이머 치매는 나이, 유전적인 위험 요인, 뇌세포를 손상시키는 생활습관이 복합적으로 작용한 결과로 발생합니다. 나이는 바꿀 수 없고 유전적 위험 요소도 바꿀 수 없습니다. 그러나 생활습관은 바꿀 수 있습니다.

1) 수면의 질을 높이고 불면증을 고친다.

치매 예방을 위해 이상적인 수면 시간으로 1일 7~8시간을 권장합니다. 다만 수면의 질이 좋았을 때의 전제조건이 붙습니다.

우리의 뇌는 자고 있는 사이에 새로운 기억을 정리, 보관하여 필요 없는 기억은 쓰레기통에 버립니다. 뇌 속에 쌓인 노폐물인 아밀로이드 베타와 타우도 마찬가지입니다. 이런 노폐물은 잠을 자는 동안에 쉽게 배출됩니다. 특히 이런 생리현상은 비렘수면의 서파가 주도하는 깊은 잠을 자는 동안에 가장 효율적으로 배출됩니다. 영국 로체스터대 의학센터(URMC) 교수인 마이켄 네더가드 박사가 이끄는 국제 연구진이 쥐 실험 연구를 통해 수면 시간은 적지만 양질의 수면을 취한 실험군이 오랫동안 뒤척인 대조군보다 치매에 걸릴 가능성이 작다는 것을 뒷받침하는 실험으로 확인하였습니다 수면이 질적으로 부족하면 뇌 노폐물을 처리하는 기능이 약해져 플라크가 쌓여 치매를 유발할 수 있음을 시사합니다.

연구에 책임저자로 참여한 네더가드 박사는 뇌의 글림프계(glymphatic system)의 뇌척수액이 대사 결과 생산된 독소와 노폐물을 뇌 조직의 세포 사이질액에서 제거하는 역할을 한다고 주장하였습니다. 글림프계는 우리가 자는 동안 뇌에서 노폐물을 제거하는 독특한 과정으로, 뇌 조직을 통해 뇌척수액(CSF)을 펌프질해 노폐물을 씻어내는 일종의 배수계입니다. 글림프계의 활성은 수면 중에 증가합니다. 수면 중에, 신경아교세포의 수축으로 통제되는 세포외 채널이 열려서 뇌척수액이 뇌로 급격하게 유입됩니다. 뇌세포 사이 틈새 공간이 60% 정도 증가해 글림프계가 10배가량 활성화됩니다. 이를 통하여 각성 상태에서 뇌의 활동으로 생산된 대사 노폐물, 예를 들면 아밀로이드 베타 등을 수면 중에 제거하는 데에 뇌척수액이 큰 역할을 한다고 추측할 수 있습니다.

생명활동을 유지하기 위해서 음식을 섭취하고 대사과정을 거친 찌꺼기는 대소변, 땀 호흡 등으로 배출됩니다 이때 잘 먹고 잘 배출하는 것이 중요합니다. 뇌 안에서 생긴 대사산물도 마찬가지로 배출이 잘 되어야 합니다.

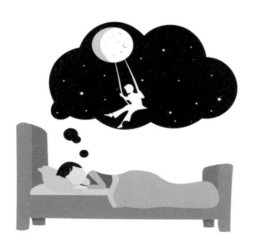

환자를 보다 보면 가끔 60대 이상의 환자분들이 주로 나이가 들어서 몸이 예

전 같이 않다는 말씀들을 하십니다. 당연한 말씀입니다.

그런데 나의 몸은 나이가 들어서 예전과 다르다는 것을 표현하는데 나의 머리는 인정하지 않으려는 무의식이 잠재되어 있습니다. 언제나 청춘인 듯 나이드는 것을 부정하고 싶은 마음입니다. 마음은 청춘인데 어찌하리요? 그래도. 받아들일 건 받아들여야 하지 않을까요?

수면과 관련이 있는 호르몬인 멜라토닌의 양이 부족하면 잠을 이루지 못합니다. 나이가 들면 멜라토닌의 분비량이 줄어들기 때문에, 수면의 질이 나빠지는 것입니다 참고로 멜라토닌은 우리 뇌의 깊숙한 곳에 있는 송과체에서 분비가 되는데 특이하게도 불을 끈 상태에서 촛불 하나만 켜 두어도 분비량이 줄어듭니다. 때문에 잠을 잘 때는 실내의 조명을 끄고 완전히 깜깜하게 해 두는 것이 중요합니다. 덧붙여서, 가벼운 경도~중등도 등의 알츠하이머형 치매 환자에게 멜라토닌을 2주간 투여한 결과, 인지 기능 개선에 효과가 있다는 보고도 있습니다.

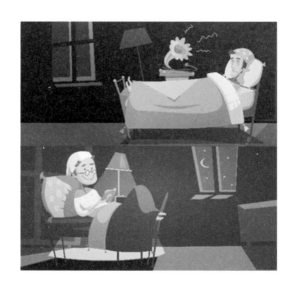

잠을 빨리 들지 못해서 헤매는 증상이 입면장애입니다. 한의학에서 불면증의 여러 원인 중에 사결불수(思結不睡)라는 것이 있습니다. 생각에 몰두하여 잠을 이루지 못하는 것입니다. 주로 미래에 대한 걱정과 계획 등 생각에 집착하면 잠을 들 수가 없습니다. 자기 전에 습관적으로 내일 무슨 일을 할까? 생각하는 사람이 있습니다. 잠을 들기 위해서는 좋은 습관이 아닙니다. 자기 전에 계획을 세우는 사람은 절대 빨리 잠을 잘 수 없습니다. 우리의 뇌가 휴식보다는 각성의 방향으로 가기 때문입니다. 만약에 잠들기가 어려운 사람이라면 침대에 누웠을 때 계획보다는 하루 반성이나 명상과 같은 방법으로 뇌의 활동을 바꿔 보기를 권합니다.

다시 한번 말씀드리지만 치매는 대사증후군처럼 생활습관과 노화와 관련된 질환입니다. 치매는 제3의 당뇨병이라고도 불립니다. 누구나 정도의 차이는 있지만 나이가 들수록 뇌기능의 쇠퇴는 조금씩 옵니다. 나이가 들면서 신진대사가 떨어져서 체내의 노폐물을 처리하는 속도와 효율이 점차 줄어들기 때문입니다. 뇌에서는 노폐물 처리가 자면서 활발히 일어나므로 좋은 잠은 뇌를 청소하는 좋은 방법입니다. 그런데 평균적으로 나이가 들면서 수면의 양과 질이 점차 떨어집니다. 그렇다고 치료가 어려운 것은 아닙니다. 저자의 경우 보통 불면증 치료는 노력여하에 따라 빠르면 한 달 늦어도 3개월 정도에 치료가 됩니다. 특히 수면 중 코골이와 호흡곤란을 일으키는 수면무호흡증은 1~2개월 정도의 한약치료로 대부분 좋아지니 치료를 미루지 않도록 해야 합니다.

2) 약물은 될 수 있으면 피한다.

일반인들은 모르는 통계 중에 사망 원인 질환으로서 1위 심장병, 2위 중풍 다음으로 제약의 부작용이 3위에 자리합니다. 제대로 된 기준을 적용하면 시중의 3분의 2 이상이 약이 없어져야 합니다. 시중에 나와있는 약들 중 60% 이상이 유전자에 문제를 일으킬 수 있으며 이는 다음 세대로 전달되는 위험성이 있는 것으로 나와 있습니다.

　모든 약은 부작용이 있습니다. 질병의 치료에 필요한 약이 그 목적 이외의 면에서 몸에 해를 입힐 수 있습니다. 치료와 부작용이 양날의 검처럼 존재합니다. 체내에 흡수된 약성분은 대사과정을 거쳐 체외로 배출되지만 나이가 들면서 신진 대사기능이 저하되어 체내에 축적되어 갑니다. 부작용이 나타납니다. 부작용 중 일부는 치매로 착각하는 부작용을 일으킬 약도 있습니다.

　예를 들어, 신경정신과에서 처방해 주는 정신과 약물이나 항불안약, 또한 수면장애를 호소하는 사람에게 처방하는 수면유도제는 약인성 치매, 약제성 정신착란 등으로 불리는 치매와 유사한 증상이 나타날 수 있습니다. 실제로 이들 약은 기본적으로 긴장을 완화하는 약물이므로, 졸음을 유발하는 작용이 있습니다. 이에 따라 비틀거나 넘어지기도 하고 머리를 강하게 치고 뜻하지 않은 부상을 입기도 합니다. 약은 복용하지 않는 게 최선이지만 꼭 필요한 경우에는 약을 먹고 나서는 다른 일을 하지 않고 쉬는 게 중요합니다. 말할 것도 없이 진정제, 수면제 등 신경정신과 약을 먹고 작업이나 운전을 하면 위험하기 때문입니다.

주의해야 할 약제

　- 벤조디아제핀 계열의 항불안제나 수면제
　- 항우울제
　- 감기약이나 알레르기약에 포함된 항히스타민제
　- 파킨슨병의 치료에 사용되는 항콜린제
　- 프로톤펌프 억제제 (위궤양, 소화불량, 위염, 위산 역류 치료약)
　- 스테로이드제

- 스타틴 등 콜레스테롤 저해제

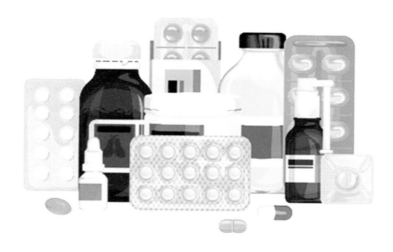

3) 부상 방지에 노력한다.

치매를 예방하기 위해 중요한 것은 "부상을 방지"하는 것입니다. 운동선수들은 각종 크고 작은 부상을 항상 달고 다닙니다. 이러한 각종 부상은 은퇴 후에도 많은 후유증이 남습니다. 특히 뇌에 충격을 많이 받는 격투기의 경우는 뇌 손상 후유증이 나중에 나타나서 말년에 고생을 하는 사람이 많습니다. 뇌가 충격에 의해 뇌진탕을 반복했기 때문에 뇌가 만성 염증 몇 년 혹은 수십 년이 지난 후 알츠하이머형 치매와 같은 증상이 나옵니다. 정식 병명은 「만성 외상성 뇌질환」 상대의 펀치에 의해 머리에 강한 충격을 받는 선수에 많이 볼 수 있는 것으로부터, 「복서뇌증」이라고도 합니다. 레슬링과 미식축구, 아이스 하키, 헤딩을 하는 축구 등 머리에 큰 충격을 받기 쉬운 스포츠에 종사하는 선수에서도 비슷한 사례가 있다고 알려져 있습니다.

일반인들은 이 정도의 충격을 머리에 받을 수 있는 기회는 거의 없지만, 술에 취해 비틀거리다가 넘어져서 두부에 손상을 입는 경우도 있고 주의를 소홀히 하다가 문 등에 머리를 부딪친 경우도 뇌 내부에서 염증이 일어납니다 노인의 경우 허리나 무릎이 아파서 거동이 불편하거나 동작이 둔해서 다치는 경우가 많습니다. 머리를 부딪혀서 오는 직접적인 뇌 손상은 향후 치매를 유도합니다.

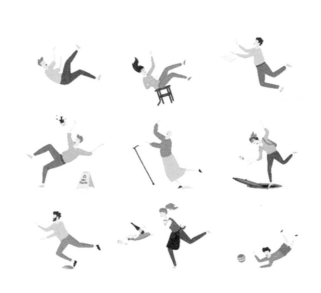

노인이 다쳐서 수술이나 입원을 하게 되면 치매의 발병이 더 잘 옵니다. 그 이유가 수술 시 투여되는 약물이 뇌에 영향을 끼치고 또 병원생활을 하면 평소보다 뇌를 많이 쓰지 않기 때문입니다. 뇌는 시냅스 가소성으로 발달을 시켜야 합니다. 그런데 단순한 병원생활은 점점 뇌를 퇴화시키기 때문입니다.

4) 근력을 기른다.

운동을 해서 근육을 기르는 것은 심혈관계를 좋아지게 할 뿐만 아니라 치매

예방에도 아주 좋습니다. 최근 들어 운동이 치매의 예방과 치료에 도움이 된다는 논문이 많이 나오고 있습니다. 노인이 될수록 근력이 감소되기 때문에 더욱 질병에 취약해집니다. 노인이 될수록 근력을 길러야 한다는 말이 있습니다.

치매를 예방하기 위해서 부상을 방지해야 합니다. 따라서 평소부터 하반신을 단련하는 것이 필요합니다. 근육도 뼈도 관절도 20-30 대를 정점으로 조금씩 쇠퇴하기 시작합니다. 근육량이 저하되어도 50세 전후까지는 근력 자체가 어느 정도 유지되지만, 50대 이후는 10년에 15%씩 근력이 저하되는 것으로 알려져 있습니다. 근육이 감소하면 다리에 힘도 빠지고, 체력이 금방 소진되다 보니 움직임이 갈수록 줄어들 수밖에 없습니다. 움직임이 줄어드니 또, 근육량도 줄게 되고 이렇게. 악순환이 반복됩니다.

중 장년층은 대사증후군에 주의하고 고령자는 너무 마른 것 주의해야 합니다. 노인분들의 운동은 다이어트나 많은 근육량 증가를 목적으로 한 근력운동이 아닙니다. 일상의 불편함을 감소시키고, 삶의 질 향상을 위해 운동을 해야 합니다.

미국의 볼 주립대학 연구진은 평범한 70대 남성을 대상으로 꾸준히 운동을 즐겨온 노인의 건강 상태를 살펴본 것을 발표했습니다. 같은 연령대 노인 중 운동을 한 그룹과 하지 않은 그룹의 비교 연구 결과 운동한 그룹의 노인들이 근육의 모세혈관 수, 효소 수치 등이 높아서 젊은 사람들과 비슷했다고 합니다. 스콧 트랩 교수는 규칙적 운동을 하는 노인들이 실제보다 30년 젊은 심장을 가지고 있다고 했습니다.

실제로 세계보건기구 WHO에 의하면 신체적으로 활동적인 사람들이 더 오래 살고 2형 당뇨병과 심혈관질환 그리고 일부 암을 포함한 각종 질환 발병률이 낮아 WHO는 65세 이상 고령자들이 주당 최소 150분 이상의 중등도 이상 유산소 운동을 할 것을 권고하고 있습니다.

적당한 운동은 혈압을 저하시키고 뇌혈류가 원활하게 되어 신경 세포의 활동이 활발해지면서 알츠하이머형 치매의 발병을 억제하는 효과도 기대할 수 있습니다.

운동하는 것으로, 생각과 의욕을 주관 전두엽의 기능이 높아지는 것을 보여준 연구 보고도 있습니다. 이전부터 운동하는 것이 치매 발병과 진행의 예방인자가 되고, 반대로 운동하지 않는 것은 위험 인자라는 역학 연구보고는 많이 있었지만, 최근에는 또한 치매와 운동 관계에 대한 자세한 연구가 진행되었습니다. 몸을 움직이는 것으로, 뇌의 쓰레기인 아밀로이드 베타가 청소된다는 메커니즘이 밝혀지고 있는 것입니다.

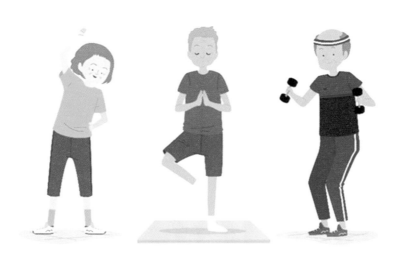

또한 운동을 함으로써 신경 세포에 작용 뇌유래 신경영양인자 단백질 (brain-derived-neurotrophic factor, BDNF)이 늘어나는 것도 판명되었습니다. 이 뇌유래 신경영양인자는 새로운 뉴런을 만드는데 핵심적인 역할을 하며 뇌 중에서도 해마에 가장 많이 존재하고 신경 세포의 성장과 기억, 뇌의 네트워크에 참여하는 중요한 기능을 가지고 있습니다. 알츠하이머 환자에게서는 이 수치가 낮고, 운동하는 근육이 자극되면 뇌유래 신경영양인자를 증가시키는 역할을 합니다. 뇌유래 신경영양인자를 많은 사람은 아밀로이드 베타가 축적되어도 치매가 발병하기 어려운 성질이 있다는 연구 결과도 있습니다.

5) 단백질을 적당히 섭취한다.

모든 영양소가 다 중요하며 골고루 섭취해야 합니다만 노인이 되면 더 중요한 것이 단백질입니다. 단백질의 구성 요소인 아미노산은 인간의 뼈, 간, 대소장, 조직, 혈액, 머리카락, 손톱, 피부 등 신체의 거의 모든 구조에서 필요합니다. 연령에 관계없이 건강한 식습관은 양질의 단백질을 가급적 하루 종일 모든 식사에서 적절한 양으로 섭취하는 것으로 구성되어야 합니다. 단백질은 전반적인 건강에 필수적이지만 특히 중요한 것은 골격근 조직의 성장, 발달 및 유지입니다. 골격근은 체력과 성능에 기여할 뿐만 아니라 효율적인 영양소 활용 및 저장에도 기여합니다. 충분한 단백질 공급은 나이가 들면서 근육량이 궁극적으로 감소하는 것을 방지합니다.

단백질은 일련의 아미노산으로 만들어진 분자로 구성되며, 그중 11개는 우리 몸에서 만들고, 9개는 필수 아미노산이라고 하며 음식에서만 얻을 수 있습니다. 특히 류신이라는 것을 섭취하면 단백질 합성을 자극하기 시작합니다. 단백질의 섭취에 있어서는 동물성 단백질의 섭취가 식물성 단백질 보다 효율적입니다. 모든 동물성 제품에는 필수 아미노산이 포함되어 있지만 식물성 단백질에는 그렇지 않습니다. 적어도 하나가 없습니다. 따라서 식물성 식품으로 단백질을 섭취하는 경우에는 정말로 다양한 식품을 섭취하는 것이 중요합니다.

비만을 예방하는 것이 중요하지만, 그것은 중년기까지의 이야기입니다. 노인이 되면 반대로 마른 사람이 아프면 위험도가 높아지는 것이 통계적으로도 밝혀지고 있습니다. 원래 소식(少食)하고 단백질이나 지방질이 충분히 섭취하지 않은 사람은 노인이 되면 영양 부족으로 근육의 양이 줄어 신체 기능이 떨어집니다. 일반적으로 65세를 경계로 고기나 생선 등이 풍부한 식단으로 전환하는 것이 중요하다고 알려져 있습니다. 국내 노인층의 육류 섭취량은 어린 연령대와 비교해 크게 떨어진다는 영양학계 보고가 있습니다. 주위에 보면 육류를 싫어하는 노년층이 의외로 많습니다. 주로 소화가 되지 않아서 육류를 즐겨하지 않는다고 말합니다. 이럴 때는 생선과 대체해도 괜찮습니다. 생선은 노인들에게 좋은 단백질 공급원입니다. 하루에 1~2토막이면 됩니다. 하루 단백질 섭취의 양을 그램수로 치면 몸무게 60kg인 사람은 60g, 70kg인 사람은 70g 정도입니다. 일주일에 2~3회 정도는 고등어나 꽁치, 삼치 등 등 푸른 생선류를 먹으면 혈관 건강에 좋은 오메가3 지방산까지 섭취할 수 있습니다. 건강한 노후를 보내기 위해서는 근육과 뇌 세포의 재료가 되는 영양소를 제대로 섭취하는 것이 중요합니다.

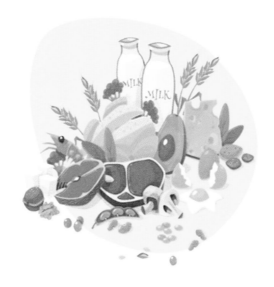

6) 적극적인 사회생활, 취미생활을 가진다.

치매의 치료와 예방에 관한 연구 과정에서 고령으로 사망한 사람들의 뇌를 조사한 결과, 알츠하이머형 치매에 특징적인 뇌의 위축이 일어나고 있던 경우에도 치매가 발병하지 않은 사람이 있는 것을 알았습니다 그런 사람들은 생전에 신체 활동을 비롯한 생활 전반이 매우 활발했습니다. 반대로 치매를 앓고 있던 사람은 활발한 생활을 하지 않는 것으로 조사되었습니다.

인간은 평생에 20%의 뇌만 사용합니다. 뇌에 쓰레기가 쌓여 신경 세포가 사멸했습니다 하더라도 나머지 80%의 기능을 활용하면 치매가 발병하지 않고 살 수 있다고 생각됩니다. 나머지 80%의 뇌 기능을 활성화시키는 것은 적극적인 활동입니다. 뇌는 세포의 재생 능력이 매우 힘들어도 그것을 보충해 남아있는 보상 능력이 마련되어 있습니다. 뇌의 신경 세포 보상 기능이 작동하는 시스템 이것이 인지예비능입니다.

최고의 치매 예방법은 일을 하는 것입니다. 직업으로 하는 일이라도 좋고, 봉사 활동도 취미도 좋습니다. 지금까지 하지 않았던 것에 도전하는 것도 뇌의 신경 세포의 네트워크를 풍부하게 하는 좋은 방법입니다 상황만 허락한다면 정년퇴직 후에도 은퇴하지 않고 일을 찾는 것도 방법입니다. 실제로 직장인과 자영업자 사람을 비교해 보면, 자영업 쪽이 치매에 걸리기 어렵다는 데이터도 있습니다.

취미는 무엇이든 좋습니다. 우선 본인이 즐기고 있는 것이 첫째 조건입니다. 취미는 많으면 많을수록 좋은 것 같습니다. 실제로 취미가 많은 사람은 알츠하이머형 치매가 적다는 역학 데이터도 있습니다. 남성은 현역 중 평생의 취미를 찾아 두지 않으면 퇴직 후 갑자기 생활이 바뀌는 것으로, 우울증의 증상이 될 수 있습니다. 60대, 70대가 되어서 새로운 취미를 찾는 것은 쉬운 일이 아닙니다. 있다면 너무 나이를 먹지 않은 상태에서 오랫동안 계속 할 수 있을 것같은 취미를 좀 찾아 두는 것을 권장합니다. 50대에 평생 할 수 있는 취미를 가지는 것을 생각해 보는 게 좋겠습니다. 취미를 가질 땐 나중에 나이가 더 들어서도 할 수 있는 것을 선택해야 하지 젊은 사람들처럼 몸에 무리가 가는 것을 의욕만 앞서서 계획을 세우는 것은 지양해야 합니다. 남은 생에 장기간 할 수 있는 취미를 선택하되 가능하면 인지 활동을 요구하는 취미면 더 좋겠습니다.

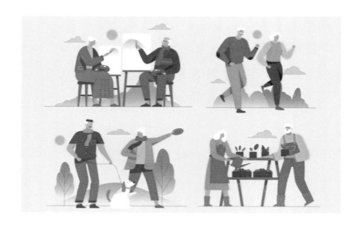

7) 허약증을 치료하고 면역력을 기른다.

몸이 약하고 면역력이 떨어지면 치매에 걸리기 쉽습니다. 한의학에서는 허증이라 표현합니다. 주로 몸을 조금만 움직여도 땀을 많이 흘리거나, 쉽게 지칩니다. 식욕이 없고 소화불량을 호소합니다. 전보다 잘 놀라며 겁이 더 많아진 것 같습니다. 기분이 침울하며, 매사에 의욕이 저하된 모습을 보입니다. 목소리에 힘이 없고 말하기 싫어합니다. 피부가 건조하고 각질이 많이 일어납니다.

피로와 허약의 양상 또한 각각의 손상 여부나 정도에 따라 다르게 나타납니다. 허약함을 보하는 데는 한의학이 탁월합니다. 전통적으로 보약이라는 개념으로 면역력을 증강시키는 방법을 많이 사용해 왔습니다. 한의학에서는 진단을 할 때 인체를 크게 음양 한열 표리 허실로 나눕니다. 이것을 팔강변증이라고 합니다. 이외에도 장부변증 기혈변증 경락변증 육경변증 등 다양한 방법으로 환자를 파악 진단을 합니다. 한의원에서 전문적인 진단과 치료로. 한의사들이 사진(四診, 望聞問切診)으로 변증을 한 후 각각의 증상에 맞는 보법을 써서 치료를 합니다.

이 중 하나를 소개해 보겠습니다. 음양기혈 변증에서는 허증(虛證)을 기허, 혈허, 양허, 음허로 나눕니다.

일반적으로 간단하게는 쉽게 피로하고 권태감이 잦아 말하는 것도 움직이는 것도 귀찮다면 '기허', 안색이 창백하고 잠을 잘 못 잔다면 '혈허', 손발이 차거나 허리와 무릎이 시큰거린다면 '양허'. '몸이 마르고 입이 바짝바짝 타며 피부가 건조하고 거칠다면 '음허'로 구분할 수 있습니다.

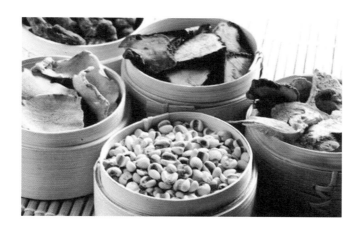

아래는 일반인들이 쉽게 알 수 있는 노인 허약증의 자가진단입니다.
① 최근 6개월 동안 체중이 2~3Kg 줄었습니다.
② 악력계를 이용한 테스트에서 남자는 26Kg 여자는 18Kg 미만입니다.
③ 평균 보행속도가 1초에 1m 이하입니다.

④ 최근 2주간 피곤하다는 느낌입니다.

⑤ 가벼운 신체활동이나 정기적 운동 둘 다 하지 않습니다.

〈항목 중 0개는 정상, 1~2는 허약증 전단계로 주의를 요하며, 3개 이상 해당되면 허약증이고 치료를 받아야 합니다.〉

다음은 한의사 치매진단 소견서 작성지침 중에 포함된 한의평가도구인 혈쇠척도(血衰尺度)입니다. 혈쇠척도 진단은 동의보감 내경편 신형문에 나온 노인의 병리적 노화상태로 눈, 귀, 코, 입의 칠규(七竅)와 전후음(前後陰)에서 나타나는 병증과 수면의 이상이 기술되어 있습니다. 한의학의 원문에서도 정상 노화와 병리적인 노화와 질환의 증상을 구분하고 있습니다. 이 혈쇠척도는 기존의 인지기능 평가도구가 아닌 감각 및 신체증상으로 구성된 척도입니다.

혈쇠척도(血衰尺度) 표준작업지침(SOP)

정서나 상황에 맞지 않게 눈물이 나온다. [ ]

걸쭉한 콧물이 많이 나오거나 냄새를 잘 못 맡는다. [ ]

귀에서는 매미 우는 소리가 나거나 잘 듣지 못합니다. [ ]

음식을 먹었을 때 입이 마르거나 맛을 모른다. [ ]

잘 때에 침을 흘린다. [ ]

소변이 자기도 모르게 나오거나 보기가 힘들거나 자주 본다. [ ]

배변이 몹시 굳거나 혹은 설사하기도 합니다. [ ]

낮에 졸음이 많아 누우려고만 합니다. [ ]

밤에 누워도 정신이 또릿또릿 하면서 잠이 들지 않는다. [ ]

〈없음 (0점), 가끔 있음 (1점), 자주 있음 (2점)〉

동의보감(東醫寶鑑)에 나오는 증상 내용을 척도로 삼아 노쇠의 정도를 파악하기 위해 만든 진단툴입니다.

① 정서나 상황에 맞지 않게 눈물이 나온다(啼哭無淚, 笑反有淚).

예를 들어, 기분이 슬프지 않은데 눈물이 나거나, 눈물이 나올 상황이 아님에도 눈물이 나오는 경우에 해당됩니다. 일주일에 1~2회 발생 시 '가끔 있음'에 해당되고, 3회 이상 발생 시 '자주 있음'에 해당됩니다.

② 걸쭉한 콧물이 많이 나오거나 냄새를 잘 못 맡는다(鼻多濁涕).

예를 들어, 감기 같은 질환이 없음에도 콧물이 많아 나오거나 냄새를 잘 맡지 못합니다. 일주일에 1~2회 발생 시 '가끔 있음'에 해당되고, 3회 이상 발생 시 '자주 있음'에 해당됩니다.

③ 귀에서는 매미 우는 소리가 나거나 잘 듣지 못합니다(耳作蟬鳴).

예를 들어, 웅웅 거리는 귀울림이 있거나, 예전에 비해서 청력이 떨어졌을 경우에 해당됩니다. 귀울림이 있으나 일상생활에 큰 불편함이 없으면 '가끔 있음'에 해당되고, 귀울림으로 일상생활에 지장이 있거나 청력저하가 동반되는 경우는 '자주 있음'에 해당됩니다.

④ 음식을 먹었을 때 입이 마르거나 맛을 모릅니다(喫食口乾).

예를 들어, 식사를 할 때 입 마름으로 목이 잘 메거나, 음식의 맛을 잘 구별하지 못합니다. 입 마름이 있고 음식을 삼키는데 불편함을 느끼거나 음식 맛이 둔해진 경우 '가끔 있음'에 해당되고, 입 마름이 심하여 음식을 삼키기가 상당히 어렵거나 미각을 거의 구별하지 못하는 경우 '자주 있음'에 해당

⑤ 잘 때에 침을 흘립니다(寐則涎溢).

예를 들어, 자다가 일어났을 때 베개가 침으로 젖어있거나, 평상시에 침을 자주 흘립니다. 일주일에 1~2회 발생 시 '가끔 있음'에 해당되고, 3회 이상 발생 시 '자주 있음'에 해당됩니다.

⑥ 소변이 자기도 모르게 나오거나 보기가 힘들거나 자주 봅니다(溲尿自遺)

예를 들어, 소변을 실수하는 경우가 있거나, 소변이 너무 잦거나, 소변이 잘 나오지 않아 힘이 듦니다. 일주일에 1~2회 발생 시 '가끔 있음'에 해당되고, 3회 이상 발생 시 '자주 있음'에 해당됩니다.

⑦ 대변이 몹시 굳거나 혹은 설사하기도 합니다(便燥或泄)

예를 들어, 변비로 대변을 보기 힘들거나, 자주 설사나 무른 변을 봅니다. 일주일에 1~2회 발생 시 '가끔 있음'에 해당되고, 3회 이상 발생 시 '자주 있음'에 해당됩니다.

⑧ 낮에 졸음이 많아 누우려고만 합니다(晝則多睡)

예를 들어, 낮에 활동하지 않고 자주 누워서 지내거나, 자꾸 잠을 자려고 합니다. 일주일에 1~2회 발생 시 '가끔 있음'에 해당되고, 3회 이상 발생 시 '자주 있음'에 해당됩니다.

⑨ 밤에 누워도 정신이 또렷또렷하면서 잠이 들지 않습니다(夜臥惺惺不眠).

예를 들어, 잠자리에 누워 잠이 드는 데까지 30분 이상 걸리거나, 자다가 자주 깨거나, 한번 깨면 다시 자기 어렵습니다. 일주일에 1~2회 발생 시 '가끔 있음'에 해당되고, 3회 이상 발생 시 '자주 있음'에 해당됩니다

8) 조기 발견으로 병의 진행을 멈춘다.

알츠하이머형 치매는 20년 전부터 시작한다고 알려져 있습니다. 즉 20년 전부터 신경 세포의 파괴는 진행된다고 봅니다. 실제로 치매의 전 단계인 경도인지 장애 단계에서 알츠하이머형 치매의 원인이라고 알려진 아밀로이드 베타의 축적이나 타우 병변은 이미 치매환자의 뇌에서 보이는 것과 같은 수준으로 올라가 있는 경우가 대부분입니다.

경도인지장애(MCI) 단계에서는 평소에 물건을 잘 잃어버리거나, 사물의 이름이나 사람의 이름이 잘 기억나지 않거나, 반복해서 말을 하거나 하는 등의

증상을 보입니다. 보통 경도인지장애를 방치하면 4~5년이 지나면 50% 정도가 치매에 걸립니다.

경도인지장에 전단계를 "전경도인지장애 (Pre MCI)"라 합니다. 쉽게 피로해서 지키거나 건망증이 증가하는 단계를 말합니다. 뇌는 한번 손상을 받게 되면 회복이 굉장히 어렵습니다. 뇌를 구성하는 신경세포의 가소성이 시간과 노력이 많이 걸리기 때문입니다 따라서 치매의 진행단계에서 한 단계라도 더 빨리 발견하는 것은 치매를 덜 걸리게 하는 가장 좋은 방법입니다.

치료와 재활을 통해 정상으로 가는 사람과 치료를 하지 않는 사람의 차이가 남은 여생의 행복과 불행을 가르게 됩니다. 평소 치매에 대한 지식이 많고, 치매에 대한 태도가 올바르고, 예방의 노력을 기울이는 사람과 그렇지 않은 사람의 차이는 큽니다. 내가 과연 치매에 대해 잘 알고 예방을 위해 노력하고 있는지 체크해 보면 좋겠습니다(부록 치매에 대한 지식 태도 예방실천의 수준 참조). 다행히도 건망증 초기부터 뇌를 건강하게 하는 치료와 치매의 예방법을 잘 지켜 노력한다면 몇 년 후 정상으로 될 가능성이 아주 높아집니다.

2. 예방적 치료법(인지치료, 심리치료, 운동치료, 식습관치료)

1) 치매 예방의 인지치료 방법

인지(Cognition)란 뇌에서 정보를 받아들이고 생각하고 목적에 맞게 행동하는 통합적인 기능을 말합니다. 노화 과정에서 초래되는 가장 심각한 문제는 인지기능의 감소입니다. 노인의 인지기능은 연령의 증가에 따라 뇌기능과 기억력이 점진적으로 감소되어, 60대에는 25%가 가벼운 정도의 인지 치매를 보입니다. 70대에는 현저하게 저하되기 시작하여, 80대 이상부터는 약 54.6%가 중증의 인지장애를 보입니다.

인지치료란 환경으로부터 감각정보를 평가하고 지각하는 능력을 길러주고, 환경 내에서 목적 활동의 능력을 길러주는 인지훈련을 말합니다. 인간의 뇌는 가소성(Plasticity)을 지니고 있기 때문에, 특정 영역이 손상되더라도 다른 영역에서 그 기능을 담당하거나, 특정 활동을 오랫동안 반복하거나 학습했을 때 뇌의 변화가 가능하다는 것입니다.

또한 인지치료는 노인의 인지기능 저하를 치료하고 보존 및 향상을 위해 특별히 만들어진 의사소통 중심의 접근법입니다. 뇌 과학자들은 뇌에 지속적으로 적절한 자극을 제공하면 치매환자의 남아 있는 인지기능의 보존 및 향상이 가능하다고 보고 있습니다. 결국 인지치료는 뇌 운동을 통하여 치매를 예방하거나 치매를 더디게 하는데 유용합니다.

인지치료를 적용하면 뇌가 운동을 하여 신경전달 통로의 수를 증가시킴으로써, 뇌가 손상될 때 새로운 신경전달 통로를 이용할 수 있습니다.

인지기능의 형태는 다음과 같습니다.

지남력- 사람, 장소, 시간을 파악하는 개인의 지각 능력

집중력- 어떤 일을 할 때 상관없는 주변 소음이나 자극에 방해받지 않고 몰두하는 능력

지각력- 외부의 자극을 정확하게 인지하는 능력

기억력- 일상에서 얻어지는 인상을 머릿속에 저장하였다가 다시 떠올리는 능력

판단력- 사물을 올바르게 인식, 평가하는 사고의 능력

언어력- 자신의 생각이나 감정을 표현하고, 다른 사람의 말을 이해하여 의사를 소통하기 위한 소리나 문자 따위를 사용하는 능력

시공간력- 사물의 크기, 공간적 성격을 인지하는 능력

계산능력- 물건 또는 값의 크기를 비교하거나 주어진 수의 연산의 법칙에 따

라 처리하여 수치를 구하는 능력

치매 예방에 도움이 되는 인지 활동 정보

뇌를 자극하는 인지활동에는 다양한 것들이 있습니다. 낱말 맞추기, 퍼즐 맞추기, 장기나 바둑, 화투나 카드. 독서하기(책, 신문, 잡지 활용), 글쓰기(카드, 엽서, 편지, 일기 등), 컴퓨터를 배우거나 응용해서 활용하기, 문화관람활동하기(영화나 연극, 박물관, 미술 전시관 등 관람), 그림 그리기, 음악 듣기, 원예활동, 그 외에 손을 통해 뇌를 자극할 수 있는 뜨개질이나 피아노 등 악기 연주 등도 치매예방에 도움이 되는 활동입니다. 이러한 다양한 활동은 주기적 지속적으로 하면 효과가 있습니다. 뇌의 신경 가소성(뇌가 활동과 정신적 경험에 반응하여 제 구조와 기능을 알아서 바꿀 수 있는 속성)을 제대로 키우려면 뇌를 쉬지 않고 계속 사용해야 하기 때문입니다. 육체의 단련을 통해서도 뇌의 신경 가소성에 도움을 주지만 인지활동 역시 신경 가소성의 증진에 중요한 부분입니다.

다음은 국내 중앙치매센터의 자료를 소개해 드리겠습니다. 먼저 중앙치매센터의 홈페이지에 들어가서 → 정보 → 자료실 → 간행물에서 "두근두근 뇌운동", "반짝반짝 뇌운동"을 다운로드하여 이용하시면 됩니다.

"두근두근 뇌운동"은 신문과 필기구만 준비하면, 별도의 비용을 들이지 않고도 일상에서 두뇌건강을 지킬 수 있는 치매예방 인지훈련법입니다. 각 문항마다 주요 효과 영역이 다르기 때문에 이를 고려하여 총 24가지 훈련법을 균형있게 실시할 수 있도록 주간 훈련계획표가 제공되어 있습니다.

"반짝반짝 뇌운동"은 경도인지장애 및 경증치매 어르신을 위해 만들어진 비약물치료 프로그램이지만, 노년기 치매예방을 위해 활용할 수 있는 좋은 교재입니다. 이 교재는 보건복지부의 지원 하에, 약 2년간 연구기간을 거쳐 개발한 프로그램으로 전 세계에서 진행된 비약물적 치매치료 연구를 통해 효과가 검증된 요법들입니다.

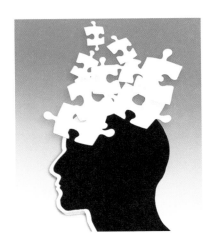

2) 치매예방의 심리치료 방법

심리치료는 심리적인 고통과 부적응을 경험하고 있는 환자와 인간의 사고, 감정, 행동, 대인관계에 대한 심리학적 전문성을 갖춘 치료자 사이에 일련의 협력적인 상호작용입니다. 치매환자나 치매 예방을 위해서 심리치료를 활용하면 상당한 효과가 있는 것으로 나타났습니다. 이와 같이 치매 예방을 위한 심리치료에는 미술치료, 웃음치료, 음악치료, 독서치료, 동물 매개치료, 이야기치료, 글쓰기치료, 시치료, 요리치료 등이 있습니다. 이러한 매체를 활용한 심리치료 프로그램들을 적용한 결과, 인지기능 향상과 우울증에 효과가 있으며 치매 예방에 도움이 되는 것으로 나타났습니다.

(1) 치매예방을 위한 미술치료

미술치료란 미술의 매체를 통해, 심리적·정서적 갈등을 완화시켜 원만하고 창조적으로 살아갈 수 있도록 도와주는 치료법입니다. 미술치료는 1800년대와 1900년대 초 유럽에서 정신병리 진단의 보조도구로 사용되면서부터 시작되었습니다. 미술치료는 지금까지 나와 있는 심리치료법 중에서 가장 많은 연구와 임상결과를 가지고 있는 분야입니다. 또한 사회적 상호관계에서 삶의 정서적 불안이나 어려운 상황을 표출하고, 때로는 내면적인 문제점을 발견하거나 해결하여 건강한 사회생활을 할 수 있도록 도움을 주는 데 있습니다.

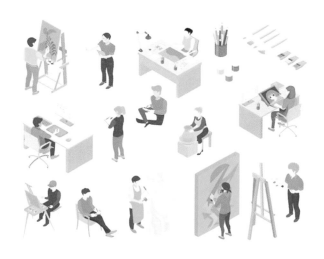

미술치료의 효과는 여러 가지가 있지만 주요한 사항은 다음과 같습니다.

가. 자유로운 그림 표현을 통해 자신의 속마음을 거부감 없이 내놓게 되고, 언어가 주는 표현의 어려움과 두려움의 완충제 역할을 해줌으로써 우울증을 감소시킵니다.

나. 창조적인 미술치료 활동을 통해 불행한 감정이나 고독감을 감소시킬 수

있습니다. 즉 미술 결과물을 보고 성취의 뿌듯함과 기쁨을 누려, 삶에 대한 긍정적인 시각을 갖게 합니다.

다. 미술도구를 사용하여 굳어진 근육을 풀어주는 역할로 건강의 활력에 도움을 줍니다.

라. 미술의 시각적 집중력과 발달을 도와주므로 공간지각 능력을 키워 줍니다.

마. 미술치료의 집단 활동을 통해 소속감과 집단의 공통적 어려움을 공유하게 되고 피드백을 통해 자기 내면의 감정변화의 행동에 영향을 줍니다.

바. 그림이라는 매체를 통해 원만한 대인관계를 형성할 수 있습니다.

사. 미술활동의 협동의식을 통해 타인의 감정을 이해함으로써 적절한 대인관계를 개선해 줍니다.

(2) 치매예방을 위한 웃음치료

웃음치료란 웃음을 통해 자신의 신체적·감정적 상태를 표현함으로써, 즐거움을 찾고 신체적·정신적 잔존 기능을 극대화하여 긍정적인 변화를 가져오는 것을 말합니다. 또한 건강한 관계를 형성하고 궁극적으로 인간의 삶의 질을 높여 행복을 찾을 수 있도록 도와줍니다. 무엇보다도 스트레스를 해소해 주고 즐거운 감정을 불러일으키는가 하면, 원활한 혈액순환과 두통이나 허리 통증 완화에도 좋은 영향을 미칩니다. 또한 항체분비를 증가시켜 몸의 저항력을 강하게 하여 암을 예방할 수 있습니다. 이와 더불어 웃음치료는 우울증을 치료하는 데 탁월한 효과가 있으며, 인지기능을 유지하거나 높이는 데도 도움이 됩니다. 뿐만 아니라 긍정적인 삶으로 즐거운 마음을 갖고 살도록 해주며, 원만한 관계 유지와 혈관계 치매를 예방할 수 있도록 합니다. 웃음치료는 다양한 형태로서 다음과 같은 형태로 실시하고 있습니다.

가. 생수웃음: 한 손에 웃음통을 들고 다른 손에는 웃음 컵을 든 시늉을 하면서 물을 마시는 듯한 표정으로 웃음을 자아냅니다.

나. 박장대소: 손뼉을 치며 크게 배꼽이 빠지도록 웃습니다.

다. 책상대소: 책상을 두드리거나 발도 구르면서 웃습니다.

라. 사자웃음: 혀를 길게 내밀고 눈은 뒤집으면서, 두 손은 아랫배를 치고 손은 사자 갈퀴처럼 하고, 머리는 도리도리 좌우로 흔들며 소리 내어 웃습니다.

마. 거울웃음: 손바닥을 거울이라고 생각하고 손바닥을 보면서 표정을 짓고 웃습니다. 또 다른 방법은, 양손을 가슴 앞에서 거울처럼 펼쳐 놓고 거울을 보며 "거울아 거울아 이 세상에서 누가 제일 예쁘니"하고 물어본 다음, "나"라고 대답한 후 크게 웃습니다.

바. 펭귄웃음: 양손을 엉덩이 골반에 손바닥을 펴서 붙이고, 엄마 펭귄을 따라다니며 입 모양은 오므리고 발동작은 보폭을 짧게 움직이면서 신나게 웃습니다.

사. 핸드폰 웃음: 핸드폰 들고 누구와 통화하듯 신나게 웃습니다.

아. 칭찬웃음: 가위바위보 진 사람이 이긴 사람을 칭찬하도록 하고, 이긴 사람은 답례로 크게 웃어줍니다.

자. 마음 웃기: "나는 행복해", "사랑해"를 외치며 자신의 가슴을 끌어안으며 행복한 미소를 끌어냅니다.

차. 파도타기 웃음: 한 사람이 먼저 박장대소를 시작하면 차례대로 박장대소를 합니다. 처음 사람은 마지막 순서가 끝날 때까지 박장대소를 하는 것으로 큰 웃음 파도를 이끌어냅니다.

카. 샤워웃음: 마음의 때를 웃음으로 밀 듯이, 두 사람이 한 조가 되어 부위별로 목욕을 시킵니다. 부위별로 웃음 형태를 달리하여 웃음을 끌어올려줍니다.

타. 스티커를 이용한 칭찬 웃음: 여려 가지 스티커를 이용하여 놀이와 함께 웃음을 나누는 기법입니다. 서로 '가위 바위 보'를 해서 스티커를 붙이면서 칭찬해주고 웃습니다.

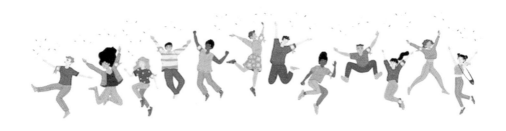

(3) 치매예방을 위한 음악치료

음악치료는 음악이라는 매개체를 통하여 개인이 가진 문제를 해결하고 변화를 이끌어 내는 치료적인 과정을 말합니다. 이의 표현방법은 음악 듣기, 연주하기, 춤추기 등으로 이루어집니다. 음악은 인간의 행동에 따른 치료적 도구이면서 자유롭게 사용될 수 있습니다. 음악은 환자의 내면세계를 열리도록 함으로써, 현재의 기능을 파악하여 의미 있는 경험이 일어날 수 있도록 치료적인 환경을 만들어 줍니다. 또한 음악은 정보 운반, 학습, 자극을 유도함으로써, 그 방법을 운용할 수 있는데 그 효과는 다음과 같이 다양하게 나타납니다.

가. 시대별로 유행했던 친숙하고 익숙한 노래를 들려줌으로써, 과거의 회상력과 장기 기억력을 증진시킵니다.

나. 기억과 정서를 자연스럽게 자극하기 때문에, 환자의 마음을 편안하게 이완시키는 효과로 사회적 관계증진을 도모합니다.

다. 그룹 활동의 노래 부르기는 표현을 통해 서로 교감하면서 사회적인 적응력과 통합감을 높입니다.

라. 음악을 듣는 활동을 통해 집중력과 주의력을 강화시킵니다.

마. 타악기 연주는 신체의 감각운동을 도와주고 청각적 반응을 경험합니다. 또한 노인의 우울감을 감소시킵니다.

바. 악기를 연주하면 근육운동 능력을 향상시키고 신체 재활에도 효과적인 도움을 줍니다.

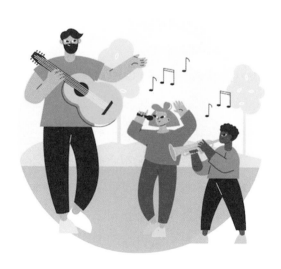

음악치료는 실제적인 상황에 따라 적용하는 틀이 다를 수 있습니다. 우선 우

울증에 빠져 있을 때는 경쾌한 음악에 대한 거부반응을 일으킬 수 있지만, 우울한 음악은 동질성의 원리에 따라 자신의 기분과 맞기 때문에 쉽게 동조하게 됩니다. 그래서 현재의 감정 상태와 공감이 될 음악을 먼저 들려주고, 그 감정을 충분히 승화시킨 후 밝고 경쾌한 음악을 듣게 되면 우울증에서 벗어날 수 있습니다.

또한 불면증이 계속 이어지는 상황이 될 경우는, 심신을 안정시켜 줄 수 있는 조용하고 편안한 곡을 듣습니다. 처음에는 약간 싶을 정도의 음량으로 하다가 조금씩 안정되는 느낌이 들면 볼륨을 줄입니다. 그리고 불안할 때는 긴장을 풀어주면서 편안한 음악을 듣게 합니다. 즉 자연의 아름다움을 묘사한 경쾌한 곡들이 더 좋을 수 있습니다. 그러나 볼륨은 너무 크지 않는 편이 좋습니다.

(4) 치매예방을 위한 독서치료

독서치료는 간단하게 독서 자료를 읽거나 들은 후에 토론이나 역할놀이, 창의적인 문제해결 등의 과정을 거쳐서 독서 자료로부터 문제에 대한 통찰력을 이끌어내도록 돕는 것입니다. 독서치료는 발달이 부족하거나, 특정하게 심각한 문제를 가지고 있는 내담자를 대상으로 문제를 해결하는데 도움을 줍니다. 독서치료와 일반적인 독서의 차이는, 책을 읽은 후에 구체적인 활동이 반드시 함께 일어나야 한다는 점입니다. 독서치료연구학회에서는 2가지 치료 방법으로 나뉘어 구분하고 있습니다. 우선 발달적 독서치료는 정상적인 일상의 과업에 대처하기 위해 문학작품을 활용하는 것입니다. 반면에 임상적 독서치료는 정서적으로나 행동 면에서, 심하게 문제를 겪고 있는 사람들을 도와주는 개입의 형태로서 특별한 문제에 초점을 둡니다.

독서치료에 사용되는 독서 자료는 문학작품, 인쇄된 글, 영화나 비디오 같은 시청각자료, 자신의 일기, 내담자 자신의 작품 등으로 치료를 통해 다음과 같은 효과를 가져옵니다.

　가. 상담자와 내담자 간에 교류를 통해 자기 성찰을 하도록 돕고, 자신의 이미지를 파악하여 대인관계를 교정합니다.
　나. 집단 독서치료로 서로에게 자신을 드러내고 이해시켜 공감하게 함으로써 대인관계를 향상시킵니다.
　다. 작품을 이해하면서 생활의 만족도와 삶의 질을 향상시킵니다.
　라. 독서치료는 비용이 저렴하고 접근성이 용이한 이점이 있습니다.
　마. 책을 읽으면서 몰입을 통해 인지기능의 강화와 우울증에서 벗어날 수 있습니다.

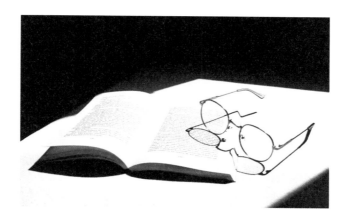

(5) 치매예방을 위한 동물매개 치료

　동물매개 치료는 동물을 매개로 사람과 사람 사이의 커뮤니케이션을 활성화해 삶의 활력을 되찾도록 치료에 이용합니다. 즉 애완동물치료라고도 하는데, 특정한 기준에 맞는 동물이 인간의 신체적·사회적·인지적 기능을 향상시키거나 관련 문제를 치료하는 것입니다. 동물치료의 목적은 인간과 가장 감성적으로 접근 가능한 동물로 정신질환, 지체장애 등을 치료하는 데 있습니다. 이는 건강증진에 긍정적 효과를 주며 각종 스트레스 유발을 최소화시킬 수 있습니다.

동물치료에 대한 효과는 다음과 같습니다.

가. 애완동물을 기르고 보살피면서 자연스럽게 정서적인 발달과 사회성을 높이는데 효과가 있습니다.

나. 애완동물에 애착이 형성되어 건강하고 긍정적인 심리 발달과 우울증 해소에 도움이 됩니다.

다. 동물의 욕구를 이해하려는 과정에서 타인을 이해하려는 감정이입 행동이 나타나 정서 발달과 사회성이 증가합니다.

라. 어린 시절의 애완동물을 키우던 추억에서 회상력을 살리고 장기 기억력 향상에 도움이 됩니다.

마. 자기 효능감이나 자신감 같은 긍정적 정서를 증가시켜 심리적인 안정성을 가져다줍니다.

바. 인간과 동물의 상호작용으로 건강증진을 위한 신체적 효과가 나타납니다.

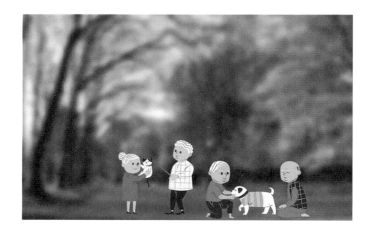

(6) 치매예방을 위한 이야기 치료

이야기치료는 어떤 사물이나 사실, 현상에 대하여 일정한 줄거리를 가지고 말하는 것으로 치료하는 것을 말합니다. 사람이 자신의 경험과 상상력을 활용하여 다른 사람이 언어화한 경험을 해석하려고 노력하는 데서 치료가 이루어집니다. 즉 자신의 경험에 의미를 부여하는 해석과정 자체에 초점을 두고 있다고 할 수 있습니다.

이야기치료는 이야기를 만들어가는 과정을 통해 문제를 해결하거나 상처가 치료되는 것입니다. 이야기치료의 목표는, 문제해결보다 내담자가 자신의 경험을 이야기하면서 스스로 자신이 가지고 있는 문제를 깨닫고, 해결의 실마리를 찾도록 도와주는데 의미가 있습니다.

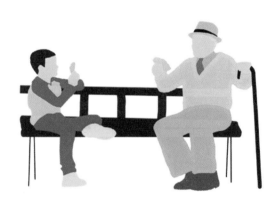

이야기치료의 효과에 대해서는 다음과 같습니다.

가. 자연스러운 이야기를 통해 개인이 가지고 있는 다양한 문제를 해결해 주는 역할을 해줍니다.

나. 평소에 제대로 표현하지 못했던 것을 충분히 이야기로 풀어가면서 스트레스가 해소됩니다.

다. 이야기를 통해 서로 간의 이해심과 친밀감이 좋아집니다.

라. 말을 할 수 있다는 것만으로도 외로움이나 우울증에서 벗어날 수 있습니다.

마. 비용이 전혀 들지 않고 장소에 구애받지 않아 효율적입니다.

(7) 치매예방을 위한 글쓰기 치료

글쓰기 치료는 더 나은 건강과 행복을 위하여 반성적인 글쓰기를 사용하는 치료방법입니다. 내담자에게 상처가 되었던 과거의 사건을 글로 묘사하고, 그 당시 느꼈던 감정과 그 사건을 바라보는 현재의 느낌을 함께 쓸 때 치료의 효과가 커집니다. 이는 그동안 얽혀 있던 모호한 감정들이 의미 있는 감정으로 재구성됩니다.

글쓰기 치료에는 서신왕래, 일기 쓰기, 창의적 글쓰기, 시, 구조화된 글쓰기, 수필 쓰기 등의 방법이 있습니다. 글쓰기 치료는 내담자의 경험과 내면의 감정을 솔직하게 표현하는데 초점을 두어야 합니다. 또한 내담자의 상처를 반복해서 구체적으로 꺼내기 때문에 고통을 줄 수 있어 주의가 필요합니다.

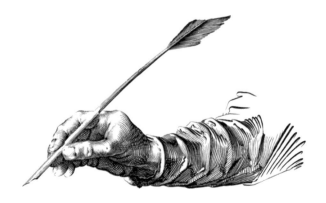

글쓰기 쓰기의 효과는 다음과 같습니다.

가. 글을 쓰는 동안 여러 형태의 생각을 통해 감정 충돌을 완화시켜 주고 자기 효능

감을 높여줍니다.

나. 글을 쓰면서 반성적 사고를 하고 문제해결 능력이 향상됩니다.

다. 글쓰기에 집중하면서 긴장을 해소시켜 스트레스를 줄여줍니다.

라. 글쓰기 완성으로 성취감과 자신감을 증진시켜 줍니다.

마. 글쓰기로 학습 및 기억능력, 집중력 강화와 언어능력 향상 등 중요한 인지기능이 발달되고 감수성이 풍부해집니다.

(8) 치매예방을 위한 시치료

시는 꿈과 같이 인간의 무의식에 가장 가까운 언어로 우리 내면세계로 통하는 문과 같은 역할을 합니다. 독서치료에 사용한 시는 내담자의 내면의 세계를 표현하는 데 관심이 있는 반면, 시치료에서 사용하는 시는 내담자의 깊은 내면을 시의 형태로 표현하도록 도와서 통찰이 일어나도록 하는 것입니다. 즉 시치료는 내담자 자신을 객관적으로 표현하고 그 속에서 자신을 돌아볼 수 있게 해줍니다.

이는 외롭거나 대인관계가 제한되어 있는 환자에게 효과적입니다. 또한 전에 시를 써봤거나 좋아했던 사람에게는 더욱 적합한 방법입니다. 그러나 자신의 생각이나 감정을 꺼내 놓는 것을 좋아하지 않는 환자에게는 도움이 되지 않습니다. 특히 정신장애 환자나 인격장애 등의 환자에겐 시치료를 적용시키지 않는 것이 좋습니다. 무엇보다 시치료는 감정 표현이 잘 이루어졌는지를 판단하고, 감정 공유가 잘 이루어지는지를 세심하게 관찰할 필요가 있습니다.

시치료에 대한 효과는 다음과 같습니다.

가. 시작품은 심상이나 느낌을 자극해서 감정을 불러일으키고 정서를 풍부하게 해 줍니다.

나. 시로 인해 일상생활 중의 작은 아름다움을 느끼게 되어 자기 자신을 인식함으로써 자기 효능감을 증가시킵니다.

다. 시를 읽으면서 자기 자신에 대한 이해가 증진되어 우울증에서 벗어날 수 있습니다.

라. 시에 나오는 다양한 소재를 이해하면서 관대한 마음으로 발전되어 대인관계를 증진시킵니다.

마. 시 작품을 접하면서 구체적인 이미지와 정보를 현실에 적용하는 능력을 키웁니다.

(9) 치매예방을 위한 요리치료

요리치료는 개인이 지니고 있는 긴장과 불안을 해소하며, 정신적이고 신체적인 문제를 극복하고 해결하는 데 도움을 줍니다. 요리를 통해 우리 내면의 정신세계와 외면의 현실 세계를 구체적으로 표현해 주고, 먹을 수가 있어서 강력한 치료방법이 되는 장점이 있습니다.

결국 요리치료는 개인적으로 다들 흥미를 가지고 있기 때문에, 즐거운 분위기에서 적극적으로 이루어진다는 것이 쉽게 접근할 수 있는 치료법이기도 합니다. 또한 요리는 인간의 생리적 욕구를 충족시키는 중요한 통로이며, 생활의 한 부분으로서 심리치료가 가능한 이유가 됩니다.

요리치료 활동을 하면서 대근육의 발달 정도와 근력상태를 진단할 수 있고, 언어능력 수준, 인지능력, 사회적 능력, 정서 상태 등을 다양하게 진단할 수 있습니다. 요리치료는 모든 감정이 잘 표현되어 문제 행동 등이 자연스럽게 치료되는데 그 효과는 다음과 같습니다.

가. 요리치료를 통해 자연스럽게 자신의 심리적 문제를 표현함으로써 자신이 가진 문제의 불안과 긴장을 해소시킵니다.

나. 좀 더 긍정적이고 적극적인 방향으로 문제에 대응하도록 이끌어 자신이 가진 문제를 스스로 극복하게 해 줍니다.

다. 일상의 경험과 앞으로의 생활을 재구성함으로써 정화해 줍니다.

라. 요리를 함으로써 제품이 되기까지 인내력이 길러져 정서적인 안정감을 갖게 해 줍니다.

마. 요리 활동을 통해 손상된 개인의 정신건강과 신체건강을 회복시켜 줍니다.

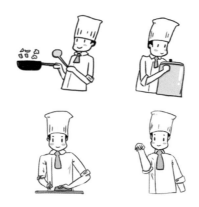

(10) 치매예방을 위한 작업치료

치매 환자가 계속 침대에 누워 있게 되면, 마음과 몸이 자극받을 일이 없어서 더 나빠질 수 있습니다. 거동이 불편할지라도, 뇌에 필요한 산소를 공급할 수 있도록 바깥공기를 쐬도록 해주어야 합니다. 작업치료는 움직일 수 있을 때 소소한 것이라도 직접 마음과 몸을 늘 써야 한다는 것입니다. 그 예로서 습두치료, 노동작업치료, 공예치료, 오락치료 등이 있습니다.

가. 습두(拾豆)치료

어린 시절 젓가락질을 배웠던 것처럼, 땅에 떨어진 콩을 줍게 하여 손의 미세한 힘의 작용을 통해 두뇌의 집중력을 높이는 치료방법입니다. 치매환자 중에서도 환청증으로 어려움이 있는 분들에게 좋은 방법이 될 수 있습니다. 집중해서 콩을 줍다 보면 환청은 사라지고 눈, 손, 그리고 두뇌의 상호 자극이 자연스럽게 이루어집니다.

나. 노동작업치료

대부분의 가족들이 치매환자에게 일상적인 일조차 시키려고 하지 않는 경향이 많습니다.

이는 환자의 건강과 회복을 위해서 크게 잘못된 것입니다. 환자에게 일을 못하게 말릴 것이 아니라, 잘한다고 칭찬하면서 하도록 할 때 환자는 자신감과 자긍심이 생겨 뇌에 좋은 자극을 주게 됩니다. 집안의 일들 중에 청소, 빨래, 바느질, 쓰레기 분리수거 등 소소한 일이지만, 모두 마음과 몸에 자극이 되고 기억을 되살려줘 치매 예방과 치료에 도움이 됩니다.

다. 공예치료

공예치료도 환자가 예전부터 해왔던 취미라면 서툴지라도 계속하도록 하는 것이 좋습니다. 뜨개질, 자수 같은 것이 이에 해당됩니다. 외국의 영화와 드라마에서 보면, 노인분들이 휠체어에 앉아 있으면서 뜨개질하는 모습을 볼 수 있습니다. 공예치료는 치매환자의 정신 균형을 바로잡는데 좋은 역할이 될 수 있습니다.

라. 오락 및 원예치료

각종 오락 활동을 통해 신체와 두뇌를 자극해서 기억력과 인지기능을 강화시켜서 치매를 예방하고 치료하는데 도움을 줍니다. 오락하는 동안 마음과 몸의 휴식과 즐거움을 안겨주는 효과를 줄 수 있다는 얘기입니다. 이는 도파민, 세로토닌과 같은 신경 전달물질이 잘 분비되도록 해서 두뇌의 기억 회로를 열어주는 계기가 되기 때문입니다. 예를 들면, 강가와 호수에서의 여유로운 낚시, 연날리기, 팽이치기, 꽃이나 관상수 키우기, 과수· 채소 재배하기 등이 있습니다. 또한 오락치료에는 바둑이나 장기 등이 있을 수 있습니다.

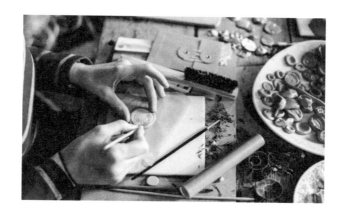

3) 치매예방의 운동치료 방법

(1) 치매예방을 위한 운동요법

운동요법이란 신체의 운동을 통하여 질병이나 그 후유증을 치료하는 방법을 말합니다.

노인들에게는 신체의 구조 및 기능의 저하를 예방하고 질병이나 손상된 기능을 회복하며, 체력을 개선하여 치매에 도움이 됩니다.

운동요법의 효과는 다음과 같습니다.

가. 자발적 참여로 협동정신을 함양시켜 줍니다.

나. 친목도모의 효과가 있어 소외와 고독에서 벗어나게 해 줍니다.

다. 심신의 피로 및 휴양에 효과적입니다.

라. 스트레스 해소와 단조로운 생활에서 벗어나게 해 줍니다.

마. 자신감 향상 및 심리적 안정감을 줍니다.

바. 건전한 여가 선용을 가능하게 해 줍니다.

사. 순발력, 지구력, 근력, 평형감각 등 신체적 건강을 이룹니다.

아. 집중력·기억력·지각능력, 청력·시력 등을 증진시킵니다.

자. 심폐기능의 향상 및 뇌혈관의 손상 위험을 줄여줍니다.

차. 치매 발병률이 낮아지고 진행과정을 늦추는 효과가 있습니다.

카. 혈압·당뇨·고지혈증 등의 만성질환 치료와 예방이 됩니다.

타. 뇌 혈류량 증가로 인지기능의 장애 예방과 손상을 낮춥니다.

파. 노인의 우울증세를 호전시키고 뇌혈관 손상 위험을 줄입니다.

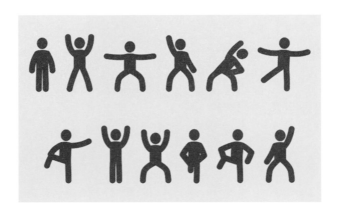

　　다음은 중앙치매센터 「치매 가이드북」에서 권장하는 치매예방 체조(뇌의 혈액순환 증가로 인지기능 향상)를 소개해 보겠습니다. 자세한 정보는 중앙치매

센터 홈페이지(www.nid.or.kr)에 접속후 정보 → 자료실 메뉴에서 치매예방 운동법, 동영상을 참고하시기 바랍니다.

치매예방 체조

- 전체적으로 각 동작마다 2회씩 실시합니다 -

1. 온몸 자극하기(어깨 회전범위 확대, 혈액순환 촉진 및 뇌 자극)

① 머리 박수 - 손가락 끝을 세워 머리를 경쾌하게 두드림
② 어깨 박수 - 양손으로 어깨를 두드림
③ 엉덩이 박수 - 양손으로 엉덩이를 두드림
④ 세로 박수 - 양손을 세로 세워 박수를 침

2. 손 운동/박수(말초신경 자극, 혈액순환 촉진 및 인지기능 향상)

① 주먹 박수(4회) & 세로 박수(4회)
- 양손 주먹을 꼭 쥐고 4회, 양손을 펴고 손바닥으로 4회 박수
② 손끝 박수(4회) & 세로 박수(4회)
- 양 손가락 끝을 맞대어 4회, 양손 펴고 손바닥으로 4회 박수
③ 손바닥 박수(4회) & 세로 박수(4회)
- 양손을 쭉 펴고 손바닥 중간 면으로 4회 두드림
- 양손을 펴고 손바닥으로 4회 박수를 침
④ 손목 박수(4회) & 세로 박수(4회)
- 양손의 안쪽 손목을 맞대어 4회 두드림

- 양손을 펴고 손바닥으로 4회 박수를 침

3. 손 운동/쥐기(인지기능 및 운동능력 향상)

① 세로 박수 - 양손을 맞대어 강하게 박수를 침
② 가로 박수 - 양손을 수평이 되도록 눕혀 박수를 침
③ 가로 쥐기 - 양손을 수평으로 맞댄 상태에서 손을 꼭 쥐어줌
④ 깍지 끼기 - 양손을 서로 마주놓고 힘껏 깍지를 낌

4. 팔 운동/두 팔로 하기(상체 혈액순환 촉진, 인지기능 및 운동능력 향상)

① 두 팔 앞으로 밀기 - 두 팔을 가슴 앞에서 앞쪽으로 밀고 제자리로 돌아옴
② 두 팔 위로 밀기 - 두 팔을 위로 밀고 제자리로 돌아옴
③ 두 팔 옆으로 밀기 - 두 팔을 좌우로 밀고 제자리로 돌아옴
④ 두 팔 교차하여 밀기 - 두 팔을 앞을 향해 사선으로 교차시켜 밀고 제자리로 돌아옴

5. 팔 운동/한 팔로 하기(상체 혈액순환 촉진, 인지기능 및 운동능력 향상)

① 한 팔씩 번갈아 밀기(앞-위-옆-사선-위-옆-사선-앞) - 오른손부터 앞쪽, 위쪽, 사선으로 한 팔씩 밀고 돌아오기를 반복
② 오른손을 마친 후 동일 방법으로 왼손도 바꿔서 실시

6. 기 만들기(후두엽, 두정엽 및 전두엽의 활성화)

① 기운 모으기

- 가슴 아래쪽에 양손을 위·아래로 위치시키고 손가락을 둥글게 말아 쥠

- 왼손이 위로 향하도록 돌려줌

- 다시 오른손이 위로 향하도록 돌려줌

② 기운 키우기

- 양손을 자신의 몸통 크기로 넓혀 주어 같은 방법으로 돌려줌

③ 기운 크게 키우기 – 양팔을 위·아래로 길게 뻗어 같은 방법으로 돌려줌

④ 기운 펼치기 – 양팔을 위·아래로 길게 뻗어 손바닥이 밖을 향하도록 하여 돌려줌

7. 기 펼치기(후두엽, 두정엽 및 전두엽의 활성화)

① 밑면 동그라미 그리기

- 양손은 볼펜을 쥐듯이 가볍게 모아 허리에 위치시킴

- 허리를 기준으로 밑면에 그림을 그리듯 동그라미를 그려줌

- 오른손과 왼손을 번갈아가면서 동그라미를 그려줌

② 앞면 동그라미 그리기

- 양손은 볼펜을 쥐듯이 가볍게 모아 허리에 위치시킴

- 허리를 기준으로 앞면에 그림을 그리듯 동그라미를 그려줌

- 오른손과 왼손을 번갈아가면서 동그라미를 그려줌

③ 앞과 옆면에 동그라미 그리기

- 양손은 볼펜을 쥐듯이 가볍게 모아 왼손은 옆면에, 오른손은 앞면에 위치시킴

- 양손으로 동시에 동그라미를 그려줌

- 양손은 볼펜을 쥐듯이 가볍게 모아 왼손은 앞면에, 오른손을 옆면에 위치

시킴

　－ 양손으로 동시에 동그라미를 그려줌

8. 온몸 가다듬기(어깨 및 가슴근육 이완)

① 크게 숨들어 마시기

－ 가슴을 넓게 펴고 팔을 위로 올려서 숨을 들이마심

② 크게 숨 내쉬기

－ 팔을 아랫배 위로 내리면서 숨을 내쉼

③ 숨 들여 마시기

－ 손바닥이 위로 오게 하여 손끝을 마주보게 가슴쪽으로 올리며 숨을 들이
마심

④ 숨 내쉬기

－ 마주한 손을 내리며 숨을 내쉼

(2) 치매예방을 위해 필요한 체력

치매 예방을 위해 필요한 체력에는 여러 가지가 있겠으나, 근력, 지구력, 유
연성, 순발력, 민첩성, 평형성 등이 필요합니다.

가. 근력

근력이란 근육이 한 번에 최대로 낼 수 있는 힘을 말합니다. 근력은 전반적
인 신체활동을 자유롭게 해주고, 각종 질병에 대한 저항력을 키워주며, 건강하
고 활기찬 생활을 할 수 있게 해줍니다. 노인들의 근력을 높이기 위해서는 기

어가기, 버티기, 밀기, 당기기, 끌기, 걷기, 뛰기, 무릎 들어올리기, 계단 오르기, 팔굽혀 펴기, 장애물 넘기 등이 효과적입니다.

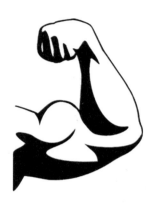

나. 지구력

지구력에는 근지구력과 전신지구력이 있습니다. 근지구력은 저항에 대해 반복하여 힘을 내거나 수축을 지속적으로 할 수 있는 능력입니다. 전신지구력은 격렬한 전신운동을 장시간 계속하는 능력을 말합니다. 지구력을 높이기 위해서는 매달리기, 턱걸이, 밀기, 버티기. 오래 걷기, 계단 오르기, 율동, 수영 등이 효과를 줍니다.

다. 유연성

유연성은 몸의 균형을 잡거나 바른 자세를 취할 때뿐만 아니라, 운동을 수행하는데 크게 작용하는 체력요소를 말합니다. 유연성은 근육을 부드럽고 효율적으로 움직이는 데는 필수적입니다. 유연성이 생기면 근육에 탄력이 생기며, 관절의 가동 범위가 확대되어 할 수 있는 운동이 증가하게 됩니다. 노인들의 유연성을 높이기 위해서는 의자에 앉아 다리 올리기, 의자 잡고 상체 굽히기, 팔 굽혀펴기, 벽잡고 다리 굽히기, 몸 앞·뒤·옆으로 굽히기, 몸 흔들거나 비틀기, 체조 등이 있습니다.

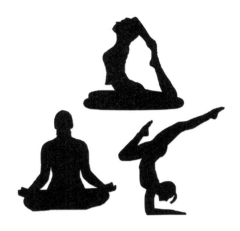

라. 순발력

순발력이란 근력을 단시간 내에 최고로 발휘하는 능력입니다. 노인의 순발력을 높이기 위해 지그재그 걷기, 들어올리기, 장애물 넘기, 줄넘기, 공 던지기, 게이트 볼 등이 좋습니다.

마. 민첩성

민첩성이란 신체의 일부 또는 전체를 신속하게 움직이든가 방향을 바꾸는 능력을 말합니다. 노인들의 민첩성을 높이기 위해서는 작은 출입구 빠져나가기, 발을 재빨리 차올리기, 제기차기, 신속히 눕고 일어서기, 지그재그 걷기, 게이트 볼 등이 효과적입니다.

바. 평형성

평형성이란 신체의 균형을 유지하는 능력을 말합니다. 노인들의 평형성을 높이기 위해서는 평균대 걷기, 긴 줄 걷기, 한 발로 서기, 징검다리 걷기 등이 있습니다.

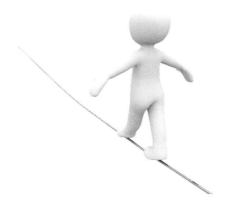

(3) 치매예방을 위한 유산소 운동

유산소 운동이란 필요한 에너지를 위해 산소를 이용하여 운동함으로써, 숨이 차지 않으며 큰 힘을 들이지 않고도 할 수 있는 운동을 말합니다. 몸 안에 최대한 많은 양의 산소를 공급시켜 심장과 폐의 기능을 향상시킵니다. 특히 혈관 조직을 강하게 만드는 혈관성 치매예방에 더 효과적입니다.

또한 유산소 운동은 대사과정을 통해 오랜 시간 운동을 지속할 수 있어서 치매예방에 도움이 됩니다. 다만 자신의 체력에 맞는 운동 선택이 필요합니다. 노인들에게 맞는 유산소운동에는 걷기, 수영과 수중운동, 에어로빅, 가볍게 달리기, 게이트 볼 등이 있습니다.

가. 걷기

걷기 운동은 가장 강도가 낮으면서 쉬운 운동 중의 하나입니다. 그리고 언제 어디서나 혼자서 할 수 있는 경제적인 운동입니다. 걷기는 속도를 좀 빨리하여 걸어서 땀이 날 정도로 걷는 것이 더 효과를 낼 수 있습니다. 걷기로 치매를 예방하기 위해서는 하루 1시간 정도는 걸어야 하며, 운동량을 걸음수로 환산하면 약 5 천보 걸음에 해당합니다.

나. 수영과 수중 운동

수영과 수중운동은 걷기보다는 열량을 더 많이 소비하는 운동이지만, 부력 효과로 지상에서의 운동에 비해 관절 부담을 적게 받는 이점이 있습니다. 이 운동은 근육과 심장에 좋으며 폐 기능을 증진시킵니다. 하루 열량 100kcal를 소모하려면 15분을 수영해야 합니다.

다. 에어로빅

에어로빅은 기초체력 단련을 위한 동작에 춤과 음악을 곁들여서 흥미가 있는 운동입니다. 심장이 강화되고 체중 감량은 물론 근육 강화 등에 효과가 있습니다. 몸을 빠르게 움직이면서 하는 유산소 운동이므로 신체 능력 향상에 도움이 됩니다. 그러나 노인들에게는 무리함이 없이 체력에 걸맞은 가벼운 에어로빅을 하는 게 좋습니다.

(4) 치매예방을 위한 스트레칭

스트레칭은 관절의 가동범위를 향상시키는데 도움이 됩니다. 적어도 주 3회 이상 실시하고 하루 열량 100㎉를 소모하려면 30분 이상 해야 합니다. 스트레칭은 자세에 따라 달리 할 수 있는데, 누워서 하거나, 앉아서, 서서 하는 방식으로 달리 적용할 수 있습니다.

가. 누워서 하는 스트레칭

① 누운 상태에서 다리를 대(大) 자로 폅니다. 양팔은 깍지를 낀 채 위로 올리고 쭉 펴며 힘을 줘서 10초간 유지합니다.

② 누운 상태로 양팔을 수평으로 벌린다. 오른쪽 다리를 90도 각도로 유지한 후 왼쪽으로 몸을 틀어줍니다. 얼굴은 오른쪽을 보고 10초간 유지합니다. 반대쪽 다리도 같은 방법으로 합니다.

③ 엎드린 자세에서 상체를 위로 들어 올린다. 얼굴은 위를 향하고 10초간 유지합니다.

나. 앉아서 하는 스트레칭

① 양반다리로 앉은 후 허리를 세우고, 상체와 얼굴이 일직선이 되게 하여 오른쪽으로 돌린다. 10초간 유지한 후 왼쪽으로도 같은 방법으로 합니다.

② 양다리를 앞으로 쭉 펴고 천천히 상체를 앞으로 숙여 양손을 발끝으로 가져갑니다. 10초간 유지한 후 상체를 올립니다.

③ 양다리를 최대한 벌리고 발가락 끝에 힘을 줍니다. 양팔을 나란히 펴고 왼쪽 팔을 머리 위로, 오른쪽 팔은 왼쪽 옆구리를 향합니다. 10초간 유지한 후

같은 방법으로 양손 위치를 바꿔서 진행합니다.

다. 서서 하는 스트레칭

① 다리는 어깨너비로 벌리고 양쪽 팔을 위로 올린 후 두 팔을 깍지 낀 상태로 힘을 줍니다. 두 손을 깍지 낀 채 오른쪽으로 향하고 10초간 유지한 후 다시 왼쪽으로 합니다.

② 양쪽 다리를 어깨보다 넓게 벌리고 무릎을 구부립니다. 양손을 양쪽 무릎 위에 올려놓고 앉은 자세를 취합니다. 오른쪽 무릎 안쪽을 바깥으로 밀면서 오른쪽 어깨 쪽으로 고개를 돌리고 10초간 유지합니다. 같은 방법으로 왼쪽도 실시합니다.

③ 다리를 어깨너비로 벌리고 양팔을 등 뒤로 가져가 깍지를 낍니다. 시선을 위로 향한 채 가슴을 펴고 양팔을 뒤로 깍지를 낀 채 들어 올립니다. 10초간 유지합니다.

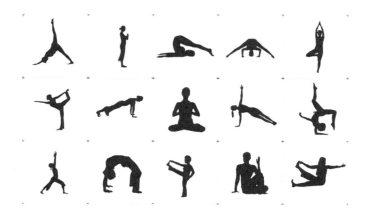

(5) 치매예방을 위한 레크리에이션

노인을 위한 레크리에이션은 무엇보다도 노인들의 욕구를 파악하는 것이 중요하며 노인의 특징에 적합한 프로그램을 선정하는 것이 필요합니다. 노인이라고 반드시 수동적인 프로그램을 원하는 것이 아니며, 개인차가 있고 개인적으로 이용할 수 있는 활동을 구상하거나, 경제적인 문제를 고려하여 사회적 기능을 최대한 발휘할 수 있는 활동을 하도록 합니다.

특히 치매 노인의 경우 레크리에이션 활동이 즐거움과 여가를 위한 것이라보다는, 치료적인 의미를 수반하기 때문에 프로그램의 선정과 지도에 각별한 주의를 하여야 합니다. 치매 노인에 대한 중재에 있어 가장 중요한 것은 개개인에 대한 관심과 이해이며, 가능한 개별적인 접근이 필요합니다.

존엄성을 인정하고 최대한 예의를 갖추어야 하며, 신체적·정신적인 능력을 고려하여 복잡한 활동보다는 효과적인 측면에서 선택하여야 합니다. 또한 지속적으로 노인들의 욕구를 알아내고, 그 욕구를 최대한 발산할 수 있는 기회를 마련해 줍니다.

치매 노인을 위한 활동 프로그램의 주요 목적은, 환자의 남아 있는 기능을 극대화하는 구조적이고 안전한 활동을 개발하는 것입니다. 구체적인 목표는 회상 및 기억력 증대, 언어 및 비언어적 상호작용을 위한 기회 증대, 신체적 긴장과 동요의 감소, 어느 정도의 자치력을 유지하도록 하는 지원, 가치감의 강화, 인지적·신체적 기능의 쇠퇴에 적응하도록 하는 것입니다.

가. 노인 재활 레크리에이션

① 노인 레크리에이션의 필요성

일반적으로 노인들은 신체적으로 체력이 약화되어 활동 수행능력이 떨어지며, 정신적으로 소외감과 고독감을 느끼고 사회적으로 경제적 상실과 열등감 등으로 인해 각종 질병에 노출되기 쉽습니다. 이에 기억력 혼란, 성격 및 행동 변화, 판단력, 사고력 저하 등으로 일상생활이 어려워지고 자신을 통제하거나 보호할 수 없는 상태에 이르게 됩니다. 이때 필요한 것이 레크리에이션을 통한 위로와 격려, 용기를 주는 것입니다.

② 노인의 신체적, 심리적, 사회적 변화의 특성

노인의 신체적 변화로는 대뇌와 신경세포의 감소로 인지기능 저하, 신체 대상기능의 저하, 탄수화물 대사율 증가로 인한 혈당량의 증가, 연골조직 퇴화로 인한 관절염 증가 및 운동능력 감퇴, 개별 세포의 활동력 쇠퇴로 신체 수행력 감소 등이 있습니다.

노인의 심리적 변화로는 건강 쇠퇴. 경제 불안, 생활의 부적응에서 오는 불안과 초조, 사회적 신분과 경제능력의 상실로 인한 열등감 증대, 개인의 자주성 상실로 인한 의존심 증대, 신체적 쾌락에 대한 흥미 저조 등이 있습니다.

노인의 사회적 변화로는 사회적 지위와 권위의 하락, 사별 등으로 인한 사회적 고독감 발생, 신체적으로 건강하지 못한 노인의 여가생활 소외, 권력의 감퇴와 경제적 능력의 변화 등이 있습니다.

③ 노인 레크리에이션의 효과

일반적으로 노인 레크리에이션을 통해서는 기초 체력을 향상하고, 신체활동 증진에 기여할 수 있습니다. 또한 인간관계 증진 및 자신감을 회복시킬 수 있으며, 사회 활동적인 삶을 영위하는데 도움을 줍니다. 그리고 노년기 관련 질병 예방과 치매예방, 심혈관계 등 건강상의 전반적인 활성화에 기여합니다. 각 부분별로 나타나는 레크리에이션의 효과는 다음과 같습니다.

첫째 신체적 효과로는 인지능력이 향상되어 기억력 증진과 치매 예방에 도움이 됩니다. 생활기능의 향상으로 일상생활의 활동 능력이 향상됩니다. 각종 질병으로 인한 사망률 축소되고 면역기능 강화로 질병을 예방합니다.

둘째 심리적 효과입니다. 운동을 하게 되면 기분상태가 증진되어 우울증이 해소됩니다. 삶의 만족도가 제고되고 삶의 질아 향상됩니다. 또한 정신 건강에 긍정적인 영향을 끼쳐 시너지 효과를 가져옵니다. 심리적 웰빙의 증대와 자아 통찰력이 강화됩니다.

셋째 사회적 효과로는 사회적 통찰의 향상으로 노인의 사회적 참여에 간접적인 역할을 합니다. 새로운 친구를 맺기 때문에 네트워크를 통한 새로운 인간관계가 형성됩니다. 또 환경에 적응할 역할을 습득하게 되어 활동을 통한 환경 적응력이 제고됩니다. 뿐만 아니라 다양한 구성원 간의 결합으로 세대 간 연결이 강화됩니다.

④ 치매예방 레크리에이션 기법

▷ 엄지 바꿔

- 오른손은 엄지, 왼손은 새끼손가락을 폅니다.

- 지도자가'바꿔'하면 엄지와 새끼손가락의 양손을 다 바꿉니다(익숙해지면 속도를 빠르게 진행합니다).

▷ 큰 공, 작은 공

- 지도자를 따라서 손을 둥글게 하여 큰 공의 형태를 가슴 앞으로 당겨와서 작은 공으로 만듭니다.
- 익숙해지면 사회자가 반대로 하게 합니다.

▷ 코코코

- 지도자는 오른손 검지손가락을 코에 대고 '코코코' 하고 구령을 외칩니다.
- 지도자 신호에 따라 오른손 검지를 코에 대고 '코코코' 하고 따라 합니다.
- 지도자는 '코코코' 하고 하다가 '눈', '머리', '턱' 등과 같은 방법으로 진행합니다.
- 지도자는 '코코코' 하면서 '이마'를 만지고 '눈' 하고 다른 부위를 만짐으로써 혼동을 유도하도록 합니다.

▷ 손가락 맞추기

- 지도자와 대상이 동시에 손가락 하나를 내밀어서, 같은 손가락을 내민 사람에게 기회를 주어 최종 진출자를 가리는 게임으로 진행합니다.
- 진행하면서 단순하게 주먹을 쥐고 펴고 하거나, 손가락 열 개를 보이는 등 혼동을 유발하게 합니다.

▷ 반대 동작

- 지도자가 두 손을 위로 올리면서 '위로'라고 말하면, 대상은 두 손을 아래로 내리면서 '아래로'라고 답합니다.
- '안으로', '밖으로' 도 똑같은 방법으로 합니다. 벌칙 대상이나 무대로 불러내고자 하는 사람의 앞에서 동작을 빨리 하면 지도자와 같은 동작이 나옵니다.
- '위로 위로', '아래로 아래로', '위로 아래로', '밖으로 안으로' 등 동작을 늘리거나 리듬을 타면 더 재미있다.

▷ 쥐고 펴고

- 지도자가 동작과 함께 '쥐고'라고 외치면, 대상은 동작과 함께 '펴고' 라고 답합니다.
- '쥐고 쥐고', '쥐고 펴고' 등 방식을 달리 해봅니다.
- 빠르고 혼란스럽게 하여 대상의 실수를 유도합니다.

▷ 코 잡고 귀 잡고

- 오른손으로 코를 잡고 왼손으로 오른쪽 귀를 잡습니다.
- 지도자가 '바꿔' 하면 반대로 오른손은 왼쪽 귀를 잡고 왼손은 코를 잡습니다.
- 이 동작을 여러 번 반복해서 진행합니다

▷ 색종이 뒤집기

- 앞면과 뒷면이 색깔이 다른 색종이를 여기저기 바닥에다 흩어 놓습니다.

- 각 팀은 자기 팀의 색깔을 정하고 두 팀의 대결로 합니다.
- 지도자의 신호가 떨어지면 각 팀은 색종이를 무조건 자기 팀의 색깔로 뒤집어 놓습니다.
- 제한 시간 내에 자기 팀의 색종이 색깔이 많은 팀이 이깁니다.

▷ 거울이 되어

- 두 팀은 일렬종대로 서서 마주 보도록 합니다.
- 한쪽 팀에서는 각기 자유롭게 동작을 취합니다.
- 몸을 많이 움직여서 어렵고 재미있는 동작을 만들고 바꿉니다.
- 가장 재미있는 동작과 거울처럼 똑같이 잘한 사람을 뽑습니다.

▷ 콩 옮기기

- 모두에게 나무젓가락과 은박지접시를 하나씩 나눠 줍니다.
- 지도자의 신호가 떨어지면 각 팀의 처음 사람은 사회자에게 가서 나무젓가락으로 콩 10개를 집어 접시에 담아 옵니다.
- 맨 처음 사람은 옆 사람에게 접시를 내밀고, 옆 사람은 나무젓가락으로 콩을 집어 자기 접시에 다 옮깁니다.
- 맨 마지막 사람에게 콩을 가장 먼저 옮기는 팀이 이깁니다.

(6) 치매예방을 위한 박수치기

손은 다양한 신체기관과 연결되어 박수를 친 동작으로 자극해서 건강에 도움을 줍니다.

박수를 치면 다음과 같은 효과가 있습니다.

가. 손에는 14개의 기맥과 340여 개의 경혈이 있어 손과 연결된 내장 및 각 기관을 자극함으로써 갖가지 질병을 예방하고 치료하는데 효과가 있습니다.

나. 동작은 10초에 60회 정도 빠른 속도로 쳐야 효과가 있습니다.

다. 치다가 아픈 부위가 있는 경우는 집중해서 30초~1분가량 연속해서 치면 효과가 나타납니다.

라. 손은 인체의 축소판이므로 박수가 머리부터 발까지 운동 효과가 있으므로, 혈액순환과 신진대사 촉진은 물론 전신운동을 하는 듯한 효과를 줍니다. 다음은 다양한 박수의 효과입니다.

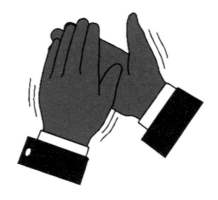

① 손바닥 박수: 당뇨합병증 예방

② 손가락 박수: 비염 예방 및 치료 효과

⑤ 달걀(손가락 끝) 박수: 중풍이나 치매 예방

⑥ 손등 박수: 요통에 효과

⑦ 주먹 박수: 두통 및 어깨 통증에 효과

⑧ 먹보 박수: 혈액순환 개선 및 폐 기능 강화

⑨ 목 뒤 박수: 어깨 피로 회복

⑩ 머리 위·아래, 몸통 앞·뒤 박수: 집중력, 유연성 증가, 당뇨 합병증 예방

4) 치매예방의 식습관치료 방법

(1) 식품이 뇌에 미치는 영향

지금까지 밝혀진 연구에 의하면 뇌혈관을 노화시키고, 뇌세포의 활동을 저하시키는 주된 원인이 바로 식생활에 있습니다. 뇌는 생후 6개월 동안이 가장 빠르게 성장하여 출생 때에 비해 약 2배로 커지고, 7~8세에 성인의 뇌 무게 90%까지 성장합니다. 24세 전후에서 두뇌의 성장이 완성되며 더 이상 성장을 멈추게 됩니다. 이때부터 뇌세포의 숫자는 신체가 성장해도 늘어나지 않으며 오히려 감소하는 것으로 알려져 있습니다.

두뇌의 활성화에 있어서 가장 중요한 것은 올바른 영양을 섭취하는 것입니다. 실제로 두뇌의 기능을 높이는 영양소들이 많이 들어있는 호두, 등 푸른 생선, 콩, 해조류 등의 식품은 뇌의 기능을 활성화하거나 기능을 유지하는데 도움이 되는 것으로 알려져 있습니다. 특히 혈관성 치매는 기름기가 많은 육식 중심의 식생활에서 오는 콜스테롤의 증가나 염분이 많은 식생활로, 육체와 뇌세포의 노화를 촉진하는 요인으로 작용하고 있습니다.

(2) 치매예방을 위한 영양 관리의 필요성

치매를 앓는 노인들을 살펴보면 대부분 영양실조인 경우가 많습니다. 치매 환자는 노화로 인해 영양대사 능력이 감소되어 있고, 여러 가지 신체적 질병

을 함께 가지고 있을 가능성이 많기 때문에 어떤 환자보다도 영양관리가 중요합니다. 치매에 좋은 음식과 치매를 예방하는 식습관을 통해, 치매를 관리하는 사람들은 그렇지 않은 사람들에 비해 치매 위험을 줄이는 결과가 나타나고 있습니다. 노인들에게 5대 영양소(단백질, 칼슘, 무기질과 비타민, 당지, 지방)는 치매를 예방하는데 반드시 필요한 영양소입니다. 노인들이 섭취해야 할 영양소는 활동이 왕성한 성인의 75~80% 수준으로 섭취해야 합니다. 영양이 부족하면 건강도 나빠지며 합병증은 물론 치매가 더욱 빨리 찾아오게 됩니다. 결국 치매를 예방하기 위해서는 우리 몸의 기능을 최대한 유지하도록 영양관리가 절대 필요합니다.

(3) 치매예방을 위해 필요한 영양소

치매를 예방하기 위해서는 필수적으로 영양을 잘 관리해야 합니다. 특히 노인들의 치매예방에 있어 영양이 골고루 공급될 수 있도록 식품구성탑에 신경을 써야 합니다. 식품구성탑이란 식품을 다섯 가지 군으로 분류해 균형된 식사를 할 수 있도록 만든 계획표입니다.

가. 곡류 및 전분류군

밥, 국수, 식빵, 떡 등의 곡류 및 전분류입니다. 이는 적게 먹으면 체중이 줄고 몸이 허약해지지만, 과잉 섭취 시는 비만 당뇨 등 대사증후군 질환이 옵니다.

나. 채소 및 과일군

시금치, 콩나물, 김치, 느타리버섯, 미역, 감자, 귤, 토마토 등의 채소 과일군은, 우리 몸 각 부분의 기능을 조절해주고 질병을 이길 수 있는 에너지를 줍니다. 부족할 때는 피로를 느끼고 무기력해집니다.

다. 고기, 생선, 계란, 콩류

고기, 닭, 생선, 두부, 계란 등의 콩류군은 우리 몸의 피와 살을 만들고, 뇌의 발달을 돕습니다. 부족할 때는 운동을 하기 어려우며 쉽게 기력이 떨어집니다.

라. 우유 및 유제품류

우유, 치즈, 요구르트, 아이스크림 등의 우유 및 유제품은 우리 몸의 뼈와 이를 튼튼하게 하고, 신경을 안정시켜 줍니다. 부족할 때는 뼈가 약해집니다.

마. 유지·견과 및 당류

식물성 혹은 동물성 유지 및 당류군은 우리 몸에서 힘을 내고 체온을 유지시켜 줍니다. 치매를 예방하기 위해서는 오메가3나 올리브유 같은 좋은 기름의 섭취가 필요합니다. 이와 더불어 뇌의 기능 활성화를 돕는 견과류를 지속적으로 먹는 것이 좋습니다.

(4) 치매예방을 위한 식단 구성

식품 구성탑에 근거하여 치매 예방과 지연을 위하여 식단을 구성할 때는 다음 사항을 유의하는 것이 좋습니다.

가. 식사는 식이섬유가 많은 현미나 잡곡, 콩이 들어간 밥을 제공하는 것이 좋습니다.

나. 국은 된장, 두부, 미역이 들어간 조리로서 소금의 양을 적게 하여 심심하게 합니다.

다. 반찬에 계란이나 생선, 다진 고기, 콩을 사용하여 씹기가 좋은 반찬을 제공하는 것이 좋습니다.

라. 반찬에는 필히 채소가 들어있는 반찬을 한 가지 이상 제공합니다.

마. 간식으로 과일, 요구르트, 고구마, 견과류 등을 제공합니다.

(5) 알츠하이머병 치매예방을 위한 식단

알츠하이머형 치매와 같은 퇴행성 치매 예방에 특출한 방법은 없습니다. 그러나 적색육, 가공육, 정제된 곡물, 고칼로리가 특징인 서구식 식단 등을 섭취하게 되면, 베타 아밀로이드 단백질이 뇌에 쌓이게 되어 치매 발생률을 높이는 것으로 알려져 있습니다.

미국 콜롬비아대학 연구진이 분석한 결과, 오메가3 지방산과 비타민을 많이 섭취한 노인은 그렇지 않은 노인보다 치매를 겪을 위험이 40% 정도 더 낮은 것으로 나타났습니다.

한편 미국 시카고 러쉬대학 연구팀에서는 '마인드식단'을 개발하여 연구한 결과, 알츠하이머병 치매의 위험률이 54%나 낮은 것으로 나타났습니다. 마인드(MIND: Mediterranean DASH Intervention for Neurodegenerative Delay) 식단은 지중해 식단과 고혈압 환자를 위한 DASH(The Dietary Approaches Stop Hypertension) 식이요법을 합친 식단입니다. 마인드 식단의 특징은 녹색 잎채소, 기타 모든 야채, 견과류, 베리류, 콩, 통곡물, 생선, 가금류, 올리브기름, 와인으로 총 10가지 식품군을 먹는 것으로 되어 있습니다.

가. 단백질

마인드 식단에선 단백질의 섭취가 중요하여 단백질이 풍부한 콩류를 일주일에 최소 네 번을 섭취하도록 하고 있습니다. 가금류는 일주일에 두 번 닭고기나 칠면조 고기를 권하고 있으나 프라이드치킨은 권장 사항이 아닙니다. 생선역시 뇌 건강에 좋습니다. 하지만 생선은 1주일에 한 번 식단에 추가합니다. 참고로 지중해식 식단은 날마다 생선을 먹을 것을 권합니다.

나. 채소

녹색잎이 많은 채소는 일주일에 6회 이상 권하고 하루에 한 번은 녹색잎 채소 이외의 채소를 먹는 것을 권합니다. 채소는 항산화 물질이 풍부하여 항염과 항산화 효과가 있기 때문에 하루 식사에서 꼭 챙겨 먹습니다. 채소는 낮은 칼로리에 많은 영양분을 제공하는데 녹말이 아닌 야채를 선택하는 것이 좋습니다.

다. 견과류

견과류는 불포화 지방산과 섬유질 그리고 항산화제 함량이 높아 뇌 건강을 위해 필수 간식으로 여겨지며, 일주일에 다섯번 이상 섭취를 권하고 있습니다.

라. 베리류

블루베리, 라즈베리 등 각종 베리류는 강력한 항산화제가 풍부해 일주일에 두 번 이상 섭취하는 것을 권하고 있습니다.

마. 올리브 오일

올리브 오일은 뇌에 좋은 영향을 주기 때문에 자주 먹는 것이 좋습니다. 모든 요리에 오일을 사용하도록 권하고 있습니다. 이는 기억력을 향상시키는 화학물질의 함유로 알츠하이머병 위험을 감소시킵니다.

바. 와인

와인은 뇌 건강을 향상시켜 주는 것으로 하루 한 잔 정도 섭취하는 것이 좋습니다. 포도에 풍부한 뇌 조직의 노화를 늦추는 성분이 함유되어 있기 때문입니다.

사. 통곡물

마인드 식단은 통곡물을 강조합니다. 하루 세 번 식사에 통곡물을 넣습니다.

(6) 혈관성 치매예방을 위한 식단

혈관성 치매는 뇌혈관 장애로부터 이차적으로 뇌세포에 변성을 일으켜, 뇌혈관이 막히거나 좁아진 것이 원인이 되어 혈액의 양이 줄거나 막혀 발생하게 됩니다. 또한 노화의 주범인 활성산소도 뇌세포 노화와 혈관 노화의 원인이 됩니다. 뇌의 노화를 늦추는 식단의 핵심은 동맥경화를 예방하고, 뇌세포에 충분한 영양을 공급하며, 나쁜 활성산소의 생성을 줄이거나 제거하는 데에 있습니다. 뇌의 노화 원인을 보면 다음과 같습니다.

가. 과식이나 육류의 과다 섭취는 비만, 고혈당, 고지혈증, 고혈압 등과 함께 동맥경화 및 뇌경색을 일으키는 원인이 됩니다.

나. 과다한 염분 섭취는 고혈압을 악화시키고 동맥경화를 가속화시켜 뇌에 나쁜 영향을 줍니다.

다. 육류의 기름에는 포화지방산과 콜레스테롤이 다량 함유되어 작은 혈관을 좁게 하거나 막히게 해 치매를 유발하게 됩니다.

라. 활성산소는 불안정하여 산화작용을 일으키고 신진대사를 방해하여, 세포가 활력을 잃고 노화 촉진으로 인해 뇌에 나쁜 영향을 줍니다.

결론적으로 혈관성 치매를 예방하기 위해서는 무엇보다 혈관을 건강하게 하고 신선한 혈액을 공급해야 하는데, 이를 위해서는 다음과 같은 식사를 하는 것이 좋습니다.

▷ 육식보다는 채식을 주로 섭취해야 합니다.

▷ 몸에 좋은 오메가3나 올리브 오일을 먹는 것이 좋습니다.

▷ 모든 음식에서 염분을 줄여서 음식을 덜 짜게 먹어야 합니다.

▷ 항산화 물질이 많이 들어있는 채소나 과일을 섭취해야 합니다.

이상의 식사 요령은 일반적인 원칙에 관한 것입니다.

우리의 몸은 음식으로 만들어집니다. 질병을 여러 가지로 정의할 수 있지만 한의학적으로는 음양의 밸런스가 깨진 상태입니다. 내 몸의 구성 성분이 조화를 잃은 상태입니다. 올바른 식사란 내 몸의 밸런스를 맞추는 식사입니다. 그래서 그 조화를 만들기 위해서 필요한 성분을 섭취합니다.

대부분의 만성병은 식사개선으로 상당히 좋아집니다. 그렇지만 어떤 음식이 잘 맞는지 아닌지 알 수 없는 경우도 많습니다. 또 몸의 반응이 확연히 표가 나는 경우도 있습니다. 심한 사람은 알레르기 반응 테스트를 해 보면 일부 알 수 있습니다. 제 조카의 경우는 사과를 먹으면 숨이 막히는 듯한 반응을 보입니다. 저 자신도 예전에는 낙지만 먹으면 바로 배가 뒤틀리면서 아파오며 온몸에 힘이 빠지는 경험을 많이 했습니다. 그렇다고 알레르기 반응 테스트가 전부는 아닙니다. 반응이 나타나지 않아도 나의 체질에 맞지 않은 음식이 더 많으니까요. 사실 체질별 식단은 개개인의 특수성이 있으므로 여기서 모두 소개하기란 어렵습니다.

체질판정을 하는 이유는 식사를 더 잘하게 하기 위함입니다. 평소에 체질에 맞는 식사를 잘해 놓으면 밸런스가 깨질 확률이 줄어들게 되겠지요. 그래서 저자의 병원에 내원하시는 분들은 진단을 통해 체질 판별을 하게 됩니다. 체질판정이 되면 각자에 맞는 자세한 식단과 처방을 제공받게 됩니다. 그것이 예방과 치료의 첫걸음이기 때문입니다.

마지막 장인 「제 7 장 치매에 좋은 식품과 영양소」에서는 위에서 소개된 식품과 영양소뿐만 아니라 더욱 다양하고 자세한 내용을 설명해드리도록 하겠습니다.

제 6 장 - 치매 치료법

1. 의학연구 방법론

치매 치료법을 설명하기 전에 의학연구 방법론을 살펴보겠습니다. 과거로부터 인체를 대상으로 하는 의학의 연구는 크게 전체론, 환원론, 시스템이론의 3종이 있어 왔습니다. 각각의 특징을 살펴보면 다음과 같습니다.

전체론(全體論, Holism)은 생명 현상의 전체성을 강조하고, 전체는 단순한 부분의 총합으로 설명될 수 없다는 이론입니다. 전체는 부분에 선행하기 때문에 부분이 전체의 동작을 결정하는 것이 아니라 전체가 부분의 동작을 결정한다는 이론입니다.

전체론에 반대되는 개념은 환원론(還元論, reductionism)입니다. 환원론에서 전체는 부분으로 구성되며 전체의 성능은 반드시 부분의 성능으로 해석됨을 강조합니다. 분석적 방법이란 어떤 대상을 작은 부분으로 계속 쪼개서 환원하여 대상의 속성을 가장 단순한 상태에서 연구한 후 다시 종합하여 전체의 성격을 이해하는 것입니다. 근대에 등장한 환원론은 자연과학 부분에서 뚜렷한 성과를 나타냈습니다. 특히 분자생물학의 이론과 방법을 이용하여 새로운 성과를 만들었습니다. 이는 분자유전학, 분자면역학, 분자병리학, 분자약리학 등으로 발전했습니다.

환원론은 근대과학의 도움으로 직관성, 모호함, 사변성을 극복하였습니다. 그러나 여기에도 한계가 나타났습니다. 생명체를 이루는 물질을 잘게 쪼개다 보면 단백질에 이릅니다. 하지만 생명체에서 발견되는 모든 단백질을 플라스크에 넣고 섞는다고 생명체가 탄생할 수는 없는 것입니다. 단백질을 이해했다고 생명체 전체를 이해하지는 못하기 때문입니다. 나무를 보되 숲은 보지 못한 것입니다. 따라서 전체론과 환원론의 장점을 결합한 연구 방식은 좀 더 대상을 잘 파악할 수 있습니다. 이것이 바로 시스템이론입니다.

시스템이론(system theory)은 1945년 발표된 오스트리아의 생물학자 칼루드비히 폰 베르탈란피(L. von Bertalanffy, 1901년 9월 19일 ~ 1972년 6월 12일)에 의해 창시되었습니다. 베르탈란피는 1930년대 생물학에 대하여 연구 중 기존의 분석적 접근법에 한계를 느끼고 새로운 방법의 필요성을 느끼게 되었습니다. 생물유기체는 각각의 부분들의 단순한 집합이 아니고 서로 복잡하게 관계된 통합된 전체로 생각되어야 한다고 했습니다. 그의 저서 '일반시스템이론'에서는 조직을 하나의 살아 있는 유기체로 보며, 조직을 환경과 끊임없이 상호 작용하는 개방체계로 그 하위시스템과 상호 의존성을 지닌다고 봅니다. 생명체는 독립적인 요소들의 단순한 집합이 아니라 서로 긴밀하게 상호작용하는 복잡한 네트워크에 의해 유지됩니다. 유전자, 세포(cell), 조직(tissue), 기관(organ), 기관계(organ system)의 요소들이 모여서 하나의 생물(organism)을 만듭니다. 이것은 계층적 구조로 존재하며 이들은 시공간의 변화에 따른 동적인 메커니즘이 존재합니다. 단계(수준)를 올라갈 때마다 구성요소들이 상호작용을 하여 이전 단계에서는 볼 수 없었던 새로운 특성이 나타납니다. 이것을 창발적 속성(emergent property)이라고 합니다. 이 창발적 속성은 생명의 고유한 특징이며 이것을 탐구하는 것이 시스템생물학의 목적이 됩니다.

시스템생물학의 연구방법은 크게 두 가지로 구분될 수 있습니다. 오믹스 데이터에서 상관성 위주의 패턴을 찾는 하향식 접근법(top-down approach)과, 세부적인 실험 데이터로부터 기전 중심의 모델을 구성하는 상향식 접근법

(bottom-up approach)입니다. 하향식 접근법은 빅데이터를 이용한 방법으로 대용량의 데이터에 네트워크 분석, 통계학, 머신러닝 등의 방법을 적용하여 패턴과 상관성을 찾아냅니다. 상향식 접근법은 개별적 실험 데이터를 모아서 컴퓨터 시뮬레이션을 통한 전체적인 수준을 분석 예측합니다.

2. 한의학과 시스템생물학의 만남

한의학에서는 인간이 환경과 독립하여 스스로 생명을 영위할 수 있는 존재인 동시에 외부환경의 변화에 의존해서 살아가는 존재로 인식되고 있습니다. 이런 한의학의 전체론적 관점은 근 현대 시기에 접어들어 서양 의학과 비교하는 특징으로 정리되었고 이를 정체관(整體觀)이라고 합니다. 정체관이란 우리 몸의 각 부분들이 상호 유기적으로 연결되어 있다는 것입니다. 따라서 진단과 치료에 있어서도 국부의 병리변화에만 주목하지는 않고 전면적인 문제를 우선 고려합니다. 이 정체관념은 한의학의 기초이론입니다.

인체는 완전한 일체이지만 외부환경에 속해 있으므로 외부의 영향을 받습니다. 그래서 가장 큰 우주 속에 속해 있는 소우주라 합니다. 외부환경 중에서 가장 영향이 많고 중요한 것이 기후입니다. 생물이 생존하려면 환경조건으로서 육기(六氣, 風寒暑濕燥火) 즉 온도(溫度), 습도(濕度), 풍도(風度))의 적당한 조건이 필요합니다 온도는 한열(寒熱), 습도는 조습(燥濕), 풍도는 기류(氣流)의 강약(强弱)을 의미합니다. 이들 기후의 변화는 인체에 영향을 미치게 되고 인체는 이에 반응하여 내부의 기능에 변화를 일으켜서 생리기능의 활성 또는 병리변화를 일으킵니다. 즉, 우리 몸은 외부 기후의 온도, 습도, 풍도의 영향을 받으며, 체내 환경에서도 온도, 습도, 풍도의 개념에 따르는 관계가 성립됩니다.

전통적으로 한의학의 이론은 전체론적입니다. 인간은 소우주로서 존재하고 인간을 둘러싼 외부환경이 하나의 전체로서 서로 긴밀한 관계 속에 있다고 보고 있습니다. 한의학에서는 인체의 전체성, 통일성, 유기성을 중시하며 인체를 온전한 하나의 생명체로 보고 있습니다. 즉, 인체의 구성은 정기신혈, 오장육부, 기관, 경락 등의 부분으로 되어 있고, 이들이 하나의 생명 아래 전체로서 통일성을 갖고 유기적으로 조직되어 있다고 인식합니다. 이런 관점에서 인체의 생리, 병리 현상들은 비록 국소적인 현상이라 할지라도 항상 인체 전체 상황에 대한 정보를 담고 있는 것으로 간주합니다. 마치 홀로그램에서 부분이 전체를 다시 포함하는 것과 같습니다. 이침(耳鍼)이나 수지침(手指鍼) 같은 침법은 이러한 배경에서 태어났으며, 국소에 전신의 정보가 있어서 거기에 침을 놓는 것입니다.

전체가 부분을 좌우하며 또 그 부분이 전체가 되어 다시 하위의 부분을 좌우하는 개념은 장부 기관에서도 나타나 있습니다. 예를 들어 보겠습니다. 전통적으로 한의학에서는 심장이 인체를 주관한다고 합니다. 생명을 상징하는 혈액을 심장에서 뿜어내기 때문입니다. 한의학에서 심장은 '생명의 근원처'이며 '정신이 깃든 곳', '지혜가 나오는 곳'으로 간주합니다. 심자군주지관(心者君主之官)이라는 한의학 생리학의 용어가 있습니다. 오장(간, 심, 비, 폐, 신) 중에서도 심장을 왕에 비유하여 타 장기에 비해 으뜸이며 상위의 개념으로 인식하고 있습니다. 심장은 신명출언(神明出焉)의 기능을 담당하고 있습니다. 신명은 정신활동을 담당하는 고급중추기관 즉, 뇌에 해당합니다. 심이라는 정신영역을 담당하는 즉 명령을 내리는 주체가 상위 개념에 있어서 하위 개념의 다른 장기를 다스린다는 것입니다. 또 심장은 혈맥(血脈)을 주관합니다. 혈맥은 심장에서 나와 전신을 순환하는 혈관입니다. 눈은 혈액을 받아야 볼 수 있고, 손발은 혈액을 받아야 걷거나 물건을 쥘 수 있습니다. 생명의 근원인 피를 전신에 보내어 나머지 인체 각 부분을 주관하는 것이 심장입니다. 심은 인체 내의 오장 중의 하나로서 부분에 해당됩니다. 그렇지만 오장의 으뜸으로 나머지 부분을 컨트롤하는 전체적인 역할을 합니다.

전체적인 상태가 중요하기 때문에 진단에 있어서도 한의학의 진단 방법인 사진(四診) 즉, 망(望), 문(聞), 문(問), 절(切)을 이용하여 인체가 하나의 전체로서 발현하는 정보를 수집합니다. 그러므로 맥진도 전체적인 환자의 상태를 파악하는 것입니다. 진맥에 있어서는 오해가 많습니다. 혹자는 맥으로 세세한 곳의 병리 변화를 뭐든지 알아낸다는 식으로 말하는데 이는 올바르지 않습니다. 예를 들어 진맥을 짚어서 어디 부위에 암세포가 "있다" "없다"를 논하는 것이 아니라 인체의 전반적인 상태와 오장의 상태를 전체적으로 판단하는 것입니다. 그 장부에 기허, 기울, 혈허, 어혈, 담음 어혈 등 비교적 전반적인 상태를 파악하는 것입니다. 저자가 볼 때는 맥학을 공부도 해보지도 않고 서양의학적 진단명으로 비교해서 검증해 보겠다고 하는 자체가 한의학에 무지하고 편협한 태도라고 할 수 있겠습니다.

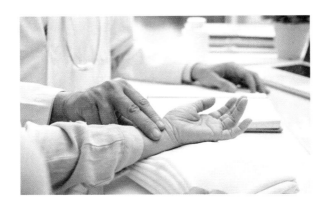

　현대 한의학은 거시세계의 전체론에서 미세세계의 전체론까지 모두 포함합니다. 전체 중의 일부분은 다시 그것을 포함하고 있는 부위의 전체가 됩니다. 더 큰 상위 개념에서 볼 때의 부분도 그 보다 더 작은 하위 개념의 전체가 됩니다. 하위 개념에서 부분은 과거에는 생각할 수 없는 세포 수준까지 적용될 수 있습니다. 현대의 과학기술은 이러한 한의학의 기본 이론을 더욱 입증할 수 있게 되었습니다. 이에 대한 이론적 토대는 한의학자 윤길영의 「동의생리학의 방법론 연구」에 자세히 나와 있습니다. 윤길영선생님은 인체의 다섯 가지 기능적 형상 즉 발생기능(木), 추진기능(火), 종합기능(土), 억제기능(金), 침정기능(水)이 인체보다 훨씬 작은 세포에서도 나타난다고 하였습니다. 또한 전체의 속성이 어떠한 특성에 속한다 하더라도 그것을 이루는 부분들은 전체의 속성과 다른 속성을 포함할 수 있습니다. 예를 들면 뇌는 신(腎) 즉 수(水)의 기능과 밀접한 관계가 있습니다. 그런데 뇌 속의 뇌실(腦室, ventricles)에는 맥락총(choroid plexus)이 있습니다. 맥락총은 뇌척수액(CSF)의 대부분을 생성하고 분비합니다. 샘에서 샘물이 솟아나듯이 맥락총에서 뇌척수액이 생성됩니다. 뇌척수액은 수(水)에 해당하고 샘물이 솟아 나오는 것은 목(木)의 기운입니다. 맥락총은 간(肝)의 기능 즉 목(木)의 발생기능을 담당합니다. 신(腎, 水)이라는 전체 안에 간(肝, 木)이라는 부분이 다시 존재합니다.

한의학과 시스템생물학은 인체에 대한 전체론적 관점이라는 공통점이 있습니다. 이 둘은 인체의 생리기능과 현상을 전체적인 관점에서 보고 이론화했습니다. 차이점은 한의학은 거시적이면서 전체적입니다. 예를 들면 한의학의 장상론에서 인체의 오장과 오관(五官, 눈, 혀, 입, 코, 귀)을 연결해 놓은 것입니다. 전체와 부분의 연결입니다. 반면 시스템생물학은 세포 수준에서 유전체(유전체학, genomics), 전사체(전사체학, transcriptomics), 단백질(단백질체학, proteomics), 대사체(대사체학, metabolomics) 세포의 촘촘한 계층구조를 형성하고 있습니다.

시스템 생물학은 IT와 BT의 융합과학입니다. 전통적인 생명과학으로 접근하면 불가능한 것을 시스템 생물학에서는 할 수 있습니다. 현대에 들어와서 한의학도 분석기술의 도움으로 눈부신 발전을 하고 있습니다. 그렇지만 한의학이 환원론을 전철을 밟는 것은 절대 아닙니다. 한의학은 한의학으로 인체를 해석하는 장점을 그대로 유지한 채 전체를 보면서 부분을 보는 가장 이상적인 모델을 추구하려는 노력을 하고 있습니다. 현대한의학은 시스템과학의 연구 방법을 이용하여 한의학의 약물, 변증논치, 경락시스템, 체질에 대한 연구를 국내외에서 활발히 시도하고 있습니다. 한의학에서는 약물 개발에 있어서 시스템 생물학을 바탕으로 하는 네트워크 약리학이 한약 연구 분야로 떠오르고 있습니다. 대량의 약물 연구 정보를 모아서 이를 분석해 놓은 데이터베이스를 활용하고 있습니다.

3. 양약치료

현재까지 전 세계적으로 사용되는 치매치료제는 뇌의 신경전달물질을 조절하는 약물로 미국 식품의약처(FDA)에서 공식 인정받은 치매 약은 6가지입니다. 가장 대표적인 약은 1996년에 허가를 얻은 도네페질(Donepezil)입니다. 그 후로 1997년에 리바스티그민(Rivastigmine), 2000년에 갈란타민(Galantamine), 2003년에 메만틴(Memantine)이 승인을 얻었습니다. 그리고 2021년에 아두카누맙(Aducanumab)이 조건부 승인을 얻었고, 2023년에 레카네맙(Lecanemab)이 승인을 얻었습니다.

도네페질, 리바스티그민, 갈란타민 등 3가지 약물은 아세틸콜린 분해효소 억제 효과를 가진 약물입니다. 정상인의 뇌는 신경세포에서 아세틸콜린이 적당히 분비되어 기억력을 유지합니다. 그런데 치매환자의 뇌는 이물질의 양이 현저히 부족합니다. 그래서 이 물질을 분해하는 물질을 억제시키면 치매를 늦추는 효과가 있습니다. 하지만 이 약물들은 초기와 중기에 사용되는데 보통 6개월에서 2년 정도만 진행을 늦추는 것으로 알려져 있습니다.

메만틴은 중등도와 중증환자에게 사용됩니다. 뇌 속에 특히 대뇌피질과 해마에는 글루타메이트라는 신경전달물질이 있습니다. 알츠하이머 치매에서는 글루타메이트 농도가 상승하여 시냅스 후막의 전위가 증대되어 신경전달 신호를 숨기며 신경세포가 손상되거나 사멸되어 기억과 학습에 장애를 줍니다 메만틴은 이 글루타메이트가 결합하는 수용체 중 하나인 엔엠디에이(NMDA, N-methyl-D-aspartate) 수용체의 작용을 억제하는 목적으로 만들어진 것입니다. 하나씩 살펴보도록 하겠습니다.

도네페질(donepezil)

아세틸콜린(ACh)의 가수분해 효소인 아세틸콜린에스테라제(AChE)를 가역적으로 억제하고, 아세틸콜린의 분해를 억제합니다. 그 결과 뇌 안에서 아세틸콜린 농도를 높이고, 콜린 작동성 신경의 신경 전달을 촉진합니다. 이 약은 알츠하이머 형태의 경등도, 중등도 내지는 중증 치매증상을 치료하는 데 사용되는 약물입니다. 또한 혈관성 치매(뇌혈관질환을 동반한 치매) 증상을 개선하는 목적으로도 사용됩니다.

용량은 일반적으로 하루 5 mg의 용량으로 시작하여 4~6주 후에 소화기계 이상반응에 주의하면서 10 mg의 용량으로 증량합니다.

부작용으로는 위장 장애, 식욕부진, 오심, 구토, 복통, 설사 등이 흔히 알려진 부작용이며 환자들의 20~30%에서 나타납니다. 과도한 타액 및 땀 분비 증가, 배뇨장애, 두통, 근육 경련, 피로감, 등도 흔한 부작용입니다. 콜린성 작용으로 어지럼증이 나타날 수도 있는데 이럴 때는 보통 취침 시에 복용합니다. 하지만 취침 전 복용으로 렘수면이 과도하게 작용하여 악몽이나 너무 생생한 꿈을 꾸게 되어서 고통스럽다면 아침에 복용하는 수도 있습니다. 어지럼증 외에도 불면증, 졸림 초조, 불안, 보행이상, 환각, 공격적인 행동을 보입니다. 초조나 공격성은 5%의 환자에게서 보입니다. 드물지만 기절, 서맥, 흉통, 검은 변, 요실금, 소변통증, 구토 시 출혈, 구토 시 커피 콩과 같은 물질이 보이는 경우 등 심각한 부작용도 알려져 있습니다.

아세틸콜린 수용체가 뇌에만 있는 것이 아니라 소화기계 심장 근육 등에 다양하게 존재하기 때문입니다. 최근에 미국 노인의학 학회 저널(Journal of the American Geriatrics Society)에 실린 논문에서 밝혀진 부작용으로 과민성 방광이 있습니다. 과민성 방광은 방광 기능이 너무 예민해서 자신이 모르는 사이에 방광근육이 급하게 수축하여 소변을 보고싶어 하거나 소변을 흘리는 증상입니다. 콜린 분해효소 억제제의 방광에 대한 작용으로 보입니다.

리바스티그민(Rivastigmine)

이 약은 도네페질과 마찬가지로 기억과 인지 기능에 중요한 역할을 하는 아세틸콜린이 정상적으로 유지되도록 하기 위하여 아세틸콜린을 분해하는 콜린 에스테라제라는 효소를 억제하는 약입니다. 주로 경증과 중등도 알츠하이머 치매 또는 파킨슨병과 관련된 치매의 대증적 치료에 사용합니다.

경구약과 패취제로 구분되며 경구약은 1회 1.5mg씩 1일 2회 투여를 시작하여 2주 이상 간격을 두고 1일 6~12mg까지 늘립니다. 패취제는 시작 용량을 5로 하여 1일 1회 투여하고 최소 4주간 투여 후 권장 용량인 10으로 증량하여 유지합니다. 10을 6개월 이상 투여하여한 환자에 대해 의미 있는 효과가 나타나지 않거나 인지 기능이 저하되는 경우 15까지 증량할 수 있습니다.

부작용으로는 오심(38%), 구토(23%), 설사, 식욕부진, 복통, 탈수, 소화불량, 소화성궤양, 위장관 출혈 등 소화기계에서 빈발하며, 어지러움(19%), 두통(17%) 초조, 혼돈, 피로, 무력증, 권태감, 불면, 우울, 환각 불안, 섬망, 공격성 등 신경정신계통의 부작용과 그 외에도 접촉성 피부염, 요실금, 요로감염, 피부발진, 다한증, 협심증, 고혈압, 부정맥 등 다양합니다.

갈란타민(galantamine)

이 약은 "콜린에스테라제 억제제" 계열의 치매 치료제입니다. 뿐만 아니라, 시냅스전 니코틴 수용체 활성을 통하여 보다 많은 아세틸콜린 및 기타 여러 신경전달물질의 분비를 증가시킴으로써 인지장애, 행동장애를 개선하고 기억력을 증진시켜서 정상적인 뇌기능을 유지하게 해주는 작용을 합니다. 경도, 중등도 치매 증상을 치료하는 데 사용하는 약이고, 인지력 유지효과는 혈관성 치매 환자에서도 우수한 것으로 나타났습니다.

초기용량으로 처음 4주 동안은 매일 1회 8mg 투여가 권장되고 그다음엔 1일 1회 16mg을 최소 4주 이상 투여합니다. 갈란타민의 소장 흡수력은 매우 빠르고 높게 나타납니다. 섭취 후 1시간 이내에 십이지장에 54~85% 흡수가 되는데, 이 수준은 다른 성분에 비해 매우 높은 수준입니다.

부작용으로 우울증, 초조감, 불면증, 메스꺼움, 구토, 설사, 식욕부진, 체중 감소, 어지럼증 등이 흔하고, 심박수를 느리게 하거나 심차단, 실신 등의 심각한 부작용도 보고되고 있습니다.

메만틴(Memantine)

메만틴은 흥분성 신경전달물질인 글루타메이트(glutamate) 수용체 중 한 가지인 엔엠디에이(NMDA, N-methyl-D-aspartate) 수용체 길항제입니다. 길항제란 신경전달물질이 수용체에 결합했을 때 일어나는 작용을 방해하는 물질입니다. 엔엠디에이 수용체는 대부분은 대뇌피질과 해마에 존재하며 기억에 관한 중심적 역할을 담당하고 있습니다.

글루타메이트 수용체는 나트륨 칼슘 칼륨 등을 세포막 안팎으로 이동시킬 수 있는 통로입니다. 시냅스의 휴지상태에서는 수용체 내부에 마그네슘에 의해 막혀 있습니다. 그러나 시냅스 틈새로 글루타메이트가 분비되어 수용체와 결합하게 되면 이온통로에 있던 마그네슘이 제거되고 그 사이로 나트륨과 칼슘이 세포막 내부로 들어오고 칼륨은 세포막 밖으로 이동합니다. 이렇게 되면 세포막 내부에 칼슘 농도가 상승되어 신경세포를 탈분극 시켜 전기 신호가 발생됩니다. 이것은 신경세포를 흥분시키게 되는 것입니다.

알츠하이머 치매에서는 시냅스 간격의 글루타메이트 농도가 지속적으로 상승하고 시냅스 소음(시냅스 후막 전위변화)이 증대되어 신경전달 신호를 숨기고, 기억과 학습기능을 방해합니다. 또한 아밀로이드 베타가 엔엠디에이 수용체의 글루타메이트 인식부위에 결합하여 세포 내에 칼슘이 과잉 유입되어 신경세포를 손상시킵니다.

메만틴은 엔엠디에이 수용체에 길항하여 시냅스소음을 억제하고, 과잉인 칼슘 유입을 줄여서 신경세포의 손상을 방지합니다. 이 약은 중등도 이상의 치매에 효과가 있다고 합니다. 반면에 초기 치매에서는 효과가 적습니다. 난치, 중증의 치메에서도 효과를 볼 수도 있습니다. 인지기능 이외에 난폭한 망상, 환각, 심한 불안감, 충동적인 행동문제를 보이는 경우에 효과를 보입니다.

용량은 초기 5mg에서 시작하여 매주 5mg씩 20mg까지 증량하여 사용할 수 있습니다.

부작용으로는 두통, 졸림, 환각, 불안감, 혼돈, 어지럼증, 균형장애, 오심, 변비, 구토, 복부불편감, 설사, 심부전, 고혈압, 정맥혈전증, 혈전색전증, 호흡곤란 등이 있습니다.

아두카누맙(aducanumab)

미국 식약처는 2021년 6월 7일, 유효성 및 안전성 논란에도 불구하고 아두카누맙의 시판을 조건부 승인했습니다. 이 약은 아밀로이드 베타 제거를 목적으로 개발된 약입니다.

개발사인 바이오젠은 환자 수 각각 1650명 정도 두 개의 대규모 임상 실험을 했는데 2019년 3월에 데이터 중간분석 결과 효과가 없다고 아두카누맙의 개발을 전면 포기한다고 했습니다.

그런데 불과 반년 만에 그동안 더 모아진 데이터를 다시 분석했더니 임상적으로 유의미하다고 하며 재신청을 한 것입니다. 임상시험 후반기 약 1년 6개월 시점에서 고용량의 약물을 투여받은 환자들의 인지능력 감소가 대조군에 비해 덜 악화된 것으로 나타났다고 했습니다. 78주에 걸쳐 진행된 아두카누맙 3상 임상시험은 일차 평가변수로 임상치매척도 총점(Clinical Dementia Rating-Sum of Boxes, CDR-SB)을 이용했습니다. 아두카누맙 3상 임상시험 중 통계적 의미를 보인 연구 결과를 보면, 대조군의 임상치매척도 총점이 1.74점 증가한 반면 고용량 치료군은 1.35점 증가하여 대조군에 비해 치료군에서 23%만큼 덜 악화된 것으로 나타났습니다. 하지만 78주 동안에 총점 18점에서 0.39점 차이가 과연 큰 차이인지 의문입니다.

위 데이터를 근거로 식약처(FDA)는 가속승인제도(Accelerated Approval Pathway)를 적용하여 새로운 치매약으로는 거의 20년 만에 아두카누맙을 승인했습니다. 가속승인제도는 미충족 의료 요구도(unmet medical need)가 높은 중증 질환을 위한 치료제 승인을 앞당기기 위해 만든 제도입니다. 일반적으로 치료제의 승인은 임상 효능을 입증할 수 있는 있어야 합니다. 하지만 중증 난치 질환이나 코로나바이러스 같은 팬데믹 상황에서는 예외적으로 먼저 승인을 낸 후 나중에 임상 4상을 통해서 효능을 입증하는 조건부로 허가해 줍니다. 그리고 임상 효능을 증명하지 못하면 승인을 취소할 수 있습니다.

심사과정에서 미국 식약처 소속 자문위원회 11명 위원 전원이 효과가 없다고 결론을 내렸습니다. 하지만 식약처는 시판 후 효능을 추가로 입증할 것을 조건으로 승인을 하였습니다. 후폭풍이 상당했습니다. 승인 이후에 자문위원들이 식약처의 결정에 반발하며 대거 사임을 하기도 했고, 시민단체는 미국 보건사회복지부에 식약처와 바이오젠의 부적절한 협력관계에 대한 조사를 요청하기도 했습니다. 또한 유럽의약품청의 인체의약품위원회(CHMP)는 아두카누맙의 승인신청에 대해 부정정인 의견을 채택했다고 2021년 12월 17일 공표했습니다.

안전성 문제도 제기되었습니다. 항체에 대한 면역반응으로 뇌에 염증이나 부종이 생길 수 있습니다. 아두카누맙을 치료받은 75세 여성이 아밀로이드 관련 영상이상에 속하는 뇌부종으로 인한 사망이 보고되기도 했습니다.

이 약은 치매약으로 과연 타당한지 의문을 가지게 됩니다. 일단 아두카누맙의 3상 임상시험은 위의 여러 단계 중, 경도인지장애와 경증 단계의 알츠하이머 치매를 대상으로 이뤄졌습니다. 그러므로, 증등도 이상의 환자에게는 투여할 근거가 부족합니다. 미국 식약처가 그동안 엄격하게 심사를 해 왔는데 이번에는 좀 다른 것 같습니다. 또한 부작용이 만만치 않습니다. 대규모 임상시험에서 무려 40%가 넘는 뇌 MRI 영상에 이상이 나왔습니다.

환자의 경제적인 부담도 많습니다. 4주에 한 번씩 맞는 주사 비용도 1년에 우리 돈으로 6000만 원이 넘습니다. 고가의 진단과 입원비, 치료 후 생길지 모르는 문제에 대한 비용이 더 들어갑니다. 그런데 아밀로이드 베타가 제거된다고 해서 치매가 치료되는 것은 아닙니다. 아밀로이드 베타 말고도 치매가 되는 원인은 수십 가지가 있기 때문입니다. 설령 효과가 있다 하더라도 몇 년이 지속될지 의문입니다. 설령 뇌를 청소한다고 해도 쓰레기는 계속 쌓이게 마련이니까요. 가능성만 보고 허가를 해준 약에 마치 돈을 주고 임상시험에 참가하는 형국이 되지 않기를 바랄 뿐입니다.

레카네맙(lecanemab)

최근 2023년 7월 6일 미국 식약처에서 승인을 받은 제품입니다. 바이오젠과 에자이가 공동 개발한 이 약은 직접 베타 아밀로이드를 표적으로 하는 단일 항체 알츠하이머병 치료제입니다.

저명한 학술지 뉴잉글랜드 저널 오브 메디슨(NEJM)에 나온 내용을 살펴보면 이 약은 인지능력 저하에서 지연효과를 보인 약으로 초기 알츠하이머 병 환자의 아밀로이드를 감소시켰고, 인지 및 기능 측정에 있어서는 위약에 비해 적은 감소를 보였다고 되어 있습니다.

이 약의 의의는 아밀로이드 베타를 직접 없애버리는 최초의 약입니다. 그러나 2022년에 아밀로이드 베타가 원인이라는 최초의 논문이 조작되었을 가능성이 있다고 발표했으며 이를 기반으로 하는 많은 실험에서 별 진전이 없었던 것으로 봐서 치료제라 말할 수는 없습니다. 그간 논쟁이 되었던 아밀로이드 베타가 원인이냐 결과냐에서 원인이 맞다는 결론을 지지한 것입니다. 반대 주장을 하는 편에서는 어떤 원인으로 뇌손상이 와서 그것을 막기 위해 아밀로이드 베타가 분비된다고 보는 측도 있습니다. 하지만 이번 임상시험에서 아밀로이드 베타를 제거하자 인지 능력의 저하가 조금 지연되었다는 것은 확인되었습니다. 레카네맙은 18개월 동안 수행한 임상시험에서 플라시보를 투여한 대조군에 비해 인지 능력 감퇴가 5-6달 지연되었다고 합니다. 치매 환자의 여명은 보통 7년에서 17년이라고 하는데 평균 5개월 지연시킨 약물이 그다음에는 어떻게 될지 알 수가 없습니다.

정확히 이 아밀로이드 베타 단백질이 원인이라고 해도 이제껏 다른 아밀로이드 베타를 제거하기 위한 실험에서 그다지 좋은 결과가 나오지 않았던 것이 무슨 의미일까요? 또 이미 손상된 뇌신경의 재생은 아직 먼 이야기 일 뿐입니다. 부작용 중의 하나로 이 약은 뇌의 크기를 줄이는 결과를 가져왔습니다. 뇌의 부피는 인지 기능에 중요합니다.

임상실험에서 레카네맙을 투여받은 환자 중에 3명이 뇌출혈로 사망했습니다. 또 일부 유전자 형에서 뇌부종이 나타납니다. 그래서 약 처방 정보에는 아밀로이드 관련 영상 이상(amyloid-related imaging abnormalities, ARIA) 부작용 경고가 포함됐습니다. 국내에서는 23년 6월 식약처에 품목승인을 신청한 상태이입니다. 2주에 한 번 주사 맞는 방법으로 치료하고 미국에서는 일년치 치료비가 한화로 3400만 원 정도됩니다.

전문가들은 이번 레카네맙의 승인은 현재 특별한 치매치료제가 없는 상황에서 임시변통과 같은 의미가 강하다고 말하고 있습니다. 아직 아밀로이드 베타가 치매의 원인인지도 확실치 않은 상황에서 더 지켜봐야 하고 실제 치료 효과도 그다지 좋은 편은 아닙니다.

알츠하이머 병은 아직 치료제가 없고 허가를 받은 약들도 환자의 증상을 약간 개선할 뿐 별 진전이 없습니다. 약을 복용해도 병의 진행만 조금 진행을 늦춰줄 뿐이며 이 마저도 부작용이 따라오는 치료제 밖에 없습니다. 서양의학의 방법 하나만으로는 아무래도 한계가 있다고 봅니다. 인간의 뇌는 우주만큼 복잡하고 신비스럽습니다. TV 뉴스에서 신문에서는 치매에 관한 연구가 거의 매일 보도됩니다. 하루가 멀다 하고 치매에 관한 논문이 전 세계에서 쏟아지고 있습니다. 하지만 아직 치료는 되지 않고 있으며 아마도 이런 현상은 계속될 것입니다.

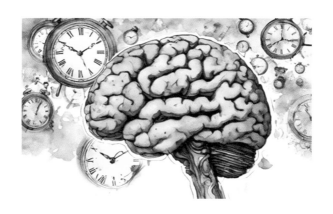

4. 한약치료

수천 년 전부터 형성된 동아시아의 우주관 및 세계관은 한의학의 형성에 지대한 영향을 끼쳤습니다. 한의학의 기본 이론인 음양오행론이 형이상학적이고 철학적이라고 생각하기 쉽지만 사실은 가장 현실적인 학문입니다. 머리속에서만 상상하는 학문이 아니라 인체에 직접 사용하여 입증하는 학문입니다. 수많은 경험을 바탕으로 한 가장 실증적인 학문입니다.

실험실에서 아무리 좋은 데이터를 내더라도 사람을 대상으로 하는 임상실험이 한의학의 누적된 경험을 따라올 수 없습니다. 인류가 먹어 온 음식 중 약이 되는 동식물은 아주 많은 시간과 직접 인체에 적용해 온 일종의 생체실험을 통해 누적된 경험의 산실입니다. 인류는 이렇게 스스로 터득해서 식품과 약품을 구분했습니다. 30년을 한 세대라고 치고 35만 년 전에 나타난 현생 인류의 조상인 호모사피엔스부터 계산을 한다 하더라도, 1만 번 이상의 좋고 나쁜 경험의 데이터가 바이너리 구조에 따라 걸러지는 생체실험이 되어 왔기 때문입니다. 그중에는 독초를 먹고 생명을 잃기도 했을 것이고 반대로 죽어가는 생명을 살리기도 했을 것입니다. 비록 문자가 없던 시절이지만 생명에 관한 가장 중요한 경험은 한 세대가 다음 세대로 구전해서 물려주었을 것입니다. '낫는다', '낫지 않는다'는 이분법으로 부모세대가 자식세대에게 경험을 전수할 때 치료가 되지 않는 것은 버리고 치료가 되는 것은 선택하는 실험입니다. 몸으로 직접 체험한 임상실험을 한 번 하는데 30년 걸리는 실험을 1만 번을 해 왔으니 이보다 더 안전하고 확실한 실험이 어디 있겠습니까? 그래서 미국 FDA에서는 한약의 특수성을 고려하여 임상실험에서 동물실험이 면제되고 있습니다.

수억 명을 대상으로 진행된 생체실험의 경험의학은 종이와 인쇄술의 발달로 책으로 만들어져 전수되었습니다. 현존하는 가장 오래된 한의학서적은 『황제내경』입니다. 기원전 221년 지금부터 약 2200년 전의 서적입니다. 이 책은 그 당시까지 내려온 의학의 이론과 실제를 요약하고 있습니다. 이 책은 이미 예방의학과 생리, 병리, 심리, 경락학설, 침·뜸과 같은 진단과 치료법에 관한 세부사항까지 상당한 수준의 의학 개념과 실제를 포괄하고 있습니다. 참고로 『황제내경』에서는 침술이 동방에서 유래했다고 말합니다. 그 당시 중국은 우리나라를 동이(東夷)라 불렀으며 여기에서 침술이 시작되어 중국으로 전파되었다고 합니다. 그리고 도가(道家)의 서적 중의 하나인 『산해경(山海經)』에서도 역시 침술이 동방에서부터 시작되었다고 기록하고 있습니다.

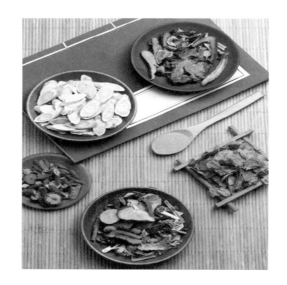

『황제내경』에서 옹호하고 있는 선구적 이론과 실천법은 약 2,200년 전부터 오늘날까지 여전히 받아들여지고 적용되고 있으며 한의학 연구의 규범이 되고 있습니다. 이후에 수백 년 동안 문화적 교류와 소통을 통해 『황제내경』은 한국, 일본, 베트남, 몽고 및 많은 유럽 국가에 소개되어 엄청난 관심을 끌었고, 전 세계적으로 동아시아 전통의학의 연구개발을 널리 활성화하였습니다. 또한 『황제내경』에서 질병의 예방과 조기 치료를 강조하는 것은 세계보건기구가 제시한 21세기의 건강 개념과 일치합니다. 그 후로 한의학은 전 세계에서 수천 권의 서적과 논문이 발간되어 왔고, 수많은 국내외 한의학 연구자들이 인류의 건강에 중요한 자리매김을 해왔습니다. 일례를 들면 약 1700년 전인 서기 340년경에 갈홍이 저술한 중국 고대 의학서적 '주후비급방(肘後備急方)'에 기록된 한약재 청호(靑蒿)는 말라리아 치료제로 개발되어 수 백만명의 생명을 살렸고, 이를 연구한 중의학자 투유유는 2015년에 노벨 생리의학상을 받게 되었습니다. 다른 질환도 마찬가지입니다. 수많은 약들이 천연물에서 개발되어 왔으며 앞으로도 그렇다고 봅니다. 아직도 치료제가 없어 해결하지 못한 질병이 치매뿐 아니라 수도 없이 많습니다. 저자 역시 인류의 보배인 한의학에서 이를 해결할 실마리를 찾을 수 있기를 간절히 바랍니다.

5. 한약치료와 양약치료의 차이점

서양의학의 치료제는 단일 성분으로 증상에 따라 한 개의 약이 투여됩니다. 여러 가지 증상에는 약물의 종류가 늘어납니다. 단일 기전으로 작용하므로 정확하게 진단하여 약을 투약할 때는 효과가 큽니다. 하지만 약물이 작용되어야 하는 타깃을 벗어날 때는 다양한 부작용으로 질병이 더 생길 수도 있습니다. 그래서 약의 종류도 점점 늘어납니다. 결국 약이 한 보따리가 되는 경우가 있습니다.

반면에 한약은 다수의 생약으로 구성되고 많은 성분을 포함하고 있습니다. 그렇다 보니 하나의 처방으로 여러 질병을 치료할 수 있습니다. 한의원에서 대표적으로 많이 사용하는 오적산이라는 처방의 효능을 살펴보면 위장염, 허리통증, 신경통, 관절통, 월경통, 두통, 냉증, 갱년기장애, 감기에 사용될 수 있습니다. 많은 성분이 있습니다. 보니 그 작용 기전을 밝히기가 어렵습니다. 그렇지만 부작용은 적습니다.

서양의학은 분석적이고 국소적이며 단일 성분인데 반해 한의학은 종합적이고 전체적이며 다성분으로 구성되어 있습니다. 서로 배경이 다른 두 의학이 상호 보완적인 경우에 치료에 있어서 놀라운 성과가 나올 수 있다고 봅니다.

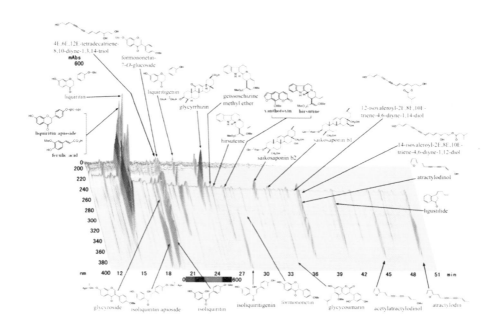

한약 처방의 일종인 억간산을 분석한 3D 크로마토그램입니다.
(Yasushi Ikarashi, Kazushige Mizoguchi © 2016 The Authors. Published by Elsevier Inc.)

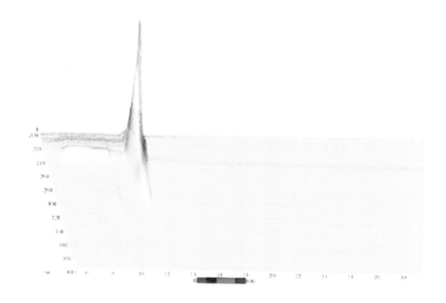

아스피린의 3D 크로마토그램입니다.

　한눈에 보기에도 많은 차이가 있습니다.

　한약의 다양한 약효와 적은 부작용은 한약처방을 구성하는 원리를 살펴보면 알 수 있습니다. 일반적으로 한의학에서 처방을 만드는 4가지 구성원리가 있습니다. 당시의 통치체계에 비유해서 군신좌사(君臣佐使)라 합니다.

　처방의 주증상을 치료하는 약물을 군약(君藥)이라고 합니다. 군약은 임금에 비유되는 약을 의미하는데, 대표적인 증상을 제거하는 데 사용하는 필수적인 그룹입니다. 처방 구성 중에서 가장 많은 양이 차지합니다.

　신약(臣藥)은 군약이 질병의 주치증을 치료할 때 그 효능을 강화하기 위한 보조역할로 도움을 주는 목적으로 구성됩니다. 보조약으로서 약물의 양은 군약보다 적습니다.

　좌약(佐藥)에는 세 가지 종류가 있습니다. 첫 번째로 주요 증상 이외 두 번째 증상의 치료에 사용되고, 두 번째 종류는 주약이나 보조약이 유도하는 강력한 약물 독성을 제거하거나 완화하기 위해 사용되며, 세 번째 종류는 주된 증상에 수반되는 여러 증상들을 해소하는 보완적인 역할을 하는 약으로 구성됩니다.

사약(使藥)의 약물 구성은 두 가지 목적이 있습니다. 처방전을 구성하는 있는 약물들을 체내 병이 있는 정확한 장소로 보내어 효력이 나오도록 역할을 합니다. 한약에서 일종의 약물 전달 시스템입니다. 또한 처방에 포함된 다양한 약물을 조화시키는 역할을 합니다. 약물의 양은 가장 적습니다.

한약이 부작용이 양약보다 적은 이유와 넓은 적응증은 이러한 처방의 구성 원리가 있기 때문입니다. 이를 입증하는 과학적인 연구가 있습니다. 2015년에 한국의 연구자들이 전통 한방의 처방원리를 즉 군신좌사의 개념을 과학적으로 분석했습니다. KAIST 생명화학공학과 이상엽 교수가 이끄는 유전자동의보감사업단 연구팀은 세계적인 생명공학 저널인 '네이처 바이오테크놀로지'에 소개된 논문(A systems approach to traditional oriental medicine)에서 한약과 양약을 인체 내 대사산물의 화학적 구조를 비교한 결과, 한약 화합물이 인체 대사산물과 더 유사한 구조를 갖는 것으로 나타났다고 밝혔습니다. 연구팀은 양약분석에 쓰는 '시스템 분석(systems approach)' 기법을 이용했습니다. 논문에서는 전통적인 한약처방의 구성 즉, 여러 성분을 함께 섞어 만드는 한약 제조방식이 체내에서 시너지 효과(주 약효를 내는 화합물이 있고 다른 화합물들이 이를 보조하는 구조)를 낼 수 있음을 확인했다고 덧붙였습니다. 그동안 베일에 가려져 있던 한약처방의 원리가 어느 정도 드러난 것입니다.

6. 치매를 치료하는 한약은 어떤 것이 있나?

예로부터 한의학에서는 치매 및 이와 관련이 있는 질환을 치료하는 처방이 많이 있었습니다. 옛날 한의학서적을 보면 뇌와 관련된 부분 즉, 건망, 전광(癲狂), 두통, 어지럼증, 허로(虛勞), 기(氣), 신(神) 파트에서 요즘의 치매와 유사한 증상과 치료법이 기록되어 있습니다.

치매에 관한 최초의 기록은 중국 명대(明代)의 의사 장경악(張景岳)이 치매(痴呆)라고 처음 의학서에 기재하였습니다. 하지만 병의 원인과 증상만 기재하였을 뿐 연령과 노화에 대한 언급은 없었습니다. 다만 약물이 작용하는 부위나 증상으로 볼 때 치매와 같은 병을 치료한 내용이 있다고 봅니다.

현대의 중국에서는 알츠하이머 치매를 노년성 치매라 칭합니다. 노화로 인한 장부의 기능 약화, 뇌수부족(뇌 호르몬, 신경전달물질, 뇌척수액, 실질적인 뇌의 위축 등), 담음(痰飮)과 같은 체내 노폐물, 및 정신적 요인, 기혈순환의 문제 등을 주요 원인이라고 보고 있습니다.

뇌질환의 치료에 관련이 깊은 약물은 대략 300여 가지 정도 되었고 그중 군약과 신약의 역할을 하는 주요 약물로 쓰이는 것이 160여 가지 정도 되었습니다.

알츠하이머 치매 환자 3000명 이상을 대상으로 메타분석 연구는 시사하는 바가 큽니다. 이 논문에서 도네페질, 갈란타민 혹은 리바스티그민을 사용한 환자들이 이들 약제를 6~12개월 동안 사용한 경우 알츠하이머 치매 평정 척도-인지(Alzheimer's Disease Assessment Scale-cognitive subscale, 이하 ADAS-cog) 점수와 간이정신상태검사(Mini Mental State Examination, 이하 MMSE) 점수에서 유의한 호전과 일상생활 수행능력(activities of daily living, ADL)의 호전이 있었다고 합니다. 하지만 그 호전의 크기는 MMSE 1.37점 정도로서 이는 아주 미미하며 전형적인 알츠하이머 환자의 감퇴 속도를 1년에 2개월 늦추는 정도에 불과하다고 했습니다.

서양의학이 뾰족한 해결책이 없고 오히려 여러 약에서 치매를 악화시키는 요인이 훨씬 많이 있습니다. 당연히 한의학적 방법이나 다른 대안을 찾기 위한 노력이 있어야 할 것입니다. 한의학에서는 예전부터 뇌질환과 관련된 많은 치료법이 있습니다.

저자가 생각하는 치료의 큰 그림은 두 가지입니다. 뇌에 쌓여 있는 쓰레기의 청소와 뇌신경 세포의 재생입니다. 하나는 실증(實證)에 대한 사법(邪法)이고 하나는 허증(虛症)에 대한 보법(補法)입니다. 실증이란 병사(病邪)가 실하다는 것이고 허증이란 내 몸의 정기(正氣)가 허하다는 것입니다.

첫째 실증의 치료는 비유적으로 말하자면 뇌 속의 노폐물 청소를 의미합니다. 직접적인 뇌의 염증과 담의 치료로 뇌척수액을 맑히는 것입니다.

둘째로 뇌신경세포의 재생은 장부의 기능 실조를 바로잡고 부족한 뇌수를 보하는 개념입니다 경락상 심허 신허 등 오장의 허증에 대한 보법이 주가 된다고 할 수 있겠습니다.

이러한 재생의 개념은 구조적, 형태학적인 문제를 해결하는 것을 포함합니다. "노화로 인한 세포 조직의 변화를 어떻게 재생해야 하는가?"에 대한 문제입니다. 사람은 나이를 거꾸로 먹어서 젊어질 수는 없습니다. 잠시 노화를 지연시킬 수는 있지만 영구적으로 노화를 방지할 순 없습니다. 신만이 할 수 있는 영역에 대한 도전이 아닙니다. 그렇다고 상심하지 마십시요. 우리가 바라는 것은 건강 나이에 맞게 천수를 누리자는 것입니다. 영원히 살자는 것은 아니니까요. 지금 고장이 나서 기능을 상실한 것들을 바로잡아서 기능을 정상으로 돌려놓는다는 개념입니다. 신경 가소성에 대한 개념이기도 합니다. 그게 가능할까요? 가능하다고요? 네 가능합니다. 2000년 노벨 생리의학상 수상자 중 한 명인 에릭 켄델은 학습이 일어날 때 신경세포 사이의 관계가 증가한다는 것을 입증하였으며 학습이 신경구조를 바꾸는 유전자의 스위치를 켤 수 있다고 증명하였습니다. 사용하지 않는 부위는 퇴화됩니다.

미국의 정신과 의사 노먼 도이지의 책 〈스스로 치유하는 뇌〉에는 신경 가소성의 여러 예가 많이 나와 있습니다. 그중 중풍환자들에게서 '비사용의 만연화'를 적어 놓은 부분이 있습니다. "중풍이 오고 초기 6주간은 쇼크상태에 빠져 뇌가 제대로 작동하지 않는 기능해리를 겪게 되는데 이 시기에 환자가 팔을 움직이려고 노력하다가 작동하지 않는다는 '학습'을 해서 정상 팔만 사용합니다. 사용하지 않으면 뇌는 기능을 잃기 때문에 손상된 팔의 회로는 더욱 시들어갑니다. 이때 멀쩡한 팔을 깁스를 해서 사용할 수 없게 만들고 마비된 팔을 강도 높게 집중적으로 훈련하면 심지어 수십 년이 지나서도 기능이 돌아오고 있음을 보여주었습니다"라고 적혀 있습니다.

사람의 피부와 근육 등의 세포는 재생 능력이 있습니다. 예를 들어 손가락에 작은 부상을 입어도, 작은 상처라면 어느새 치유하고 복구합니다. 그런데 뇌의 신경 세포의 경우는 그렇지 않습니다. 일단 신경 세포가 손상을 받으면, 그 세포의 재생은 매우 어렵습니다. 하지만 뇌신경세포의 재생이 불가능한 것만은 아닙니다. 신경 가소성을 높이는 치료술이 계속 생겨나고 있습니다. 예를 들면 침치료를 지속적으로 하는 것도 일종의 방법입니다. 이미 많은 논문에서 침치료의 신경가소성 증가에 대해 나와 있습니다. 또한 앞에서 설명했듯이 뇌의 나머지 80%의 기능을 적극 활용하면 치매가 발병하지 않고 끝난다고 생각됩니다.

여러 가지 고려할 사항이 많이 있습니다. 대표적으로 아밀로이드 베타로 생성되는 독소를 없애는 방법입니다. 미세아교세포의 과잉 활동은 활성산소를 발생하여 뇌에 염증을 만들면서 아밀로이드 베타의 축적과 단백질 미스폴딩(잘못 접힘)을 유발합니다. 아밀로이드 베타는 독성이 있어서 뇌세포는 세포사멸 과정을 거쳐 죽습니다. 따라서 미세아교세포의 활성으로 인한 염증성 사이토카인의 제거도 고려되어야 합니다. PI3K/Akt/GSK-3β 경로와 같은 신경세포 신호전달 과정의 이상도 고려되어야 합니다. 글림패딕 시스템이 잘 돌아가도록 도와주는 방법으로 아쿠아포린과 같은 물수송단백질을 조절하는 방법도 고려해야 합니다. 타우단백질의 과인산화로 인한 변성(NEUROFIBLLARY TANGLES 형성) 치료, P35에서 P25/CDK5 경로 등과 같은 뇌 속의 알츠하이며 치매와 관련이 있는 단백질을 조절하는 방법, 아세틸콜린 등 신경전달물질을 조절하는 방법, 글루코스 트랜스포터, 엔엠디에이 리셉터, 에이엠피에이 리셉터, 아세틸콜린 리셉터와 같은 세포막 수용체의 조절, 등등이 치료 영역이 되겠습니다. 이외에도 시냅스 가소성(Synaptic plasticity)과 단백질 항상성 (Proteostasis)도 중요합니다.

위에 열거한 여러 기전 중에 하나 혹은 동시에 일어나는 것도 있고 또는 순차적으로 발생하는 경우도 있습니다. 아밀로이드 베타를 없앴지만 치매가 낫지 않는 것으로 봐서 청소만 해준다고 되는 것이 아닙니다. 내 몸의 정기가 회복되어야 합니다. 그것이 병사에 의한 것이든 체허(體虛)에 의한 것이든 말입니다. 어쨌든 '티핑 포인트'를 넘어서서 되돌리기가 힘든 상태이지만 조금이라도 정상 방향으로 그리고 점차적으로 최대한 돌리는 것이 필요합니다. 그렇기 때문에 하나가 아닌 여러 가지 경우의 수를 써야 하며 한의학적인 사고로 복합적이고 전체적인 치료방법을 사용해야 합니다. 때문에 약물의 구성도 다양하게 해야 합니다. 체질별 특성도 고려해야 합니다.

7. 뇌와 관련된 한약재

의학이 보편성을 가져야 하지만 실제 임상에서는 개별성도 중시됩니다. 특히 한의학에서는 환자 각자의 체질과 진단 시의 변증에 따라 약물이 다양하게 사용되기 때문에 더 중요시된다고 볼 수 있습니다. 그래서 치매의 경우 FDA 승인을 받은 것이 양약은 6가지 뿐인데 반해 한약은 가지 수를 헤아릴 수가 없습니다. 그런데 그 많은 처방도 분석해 보면 공통되는 약재들을 볼 수 있습니다.

다음은 한의학에서 뇌기능과 관련된 처방 중에 포함된 약재들을 정리해 보았습니다. 동의보감, 의학입문, 상한론, 화제국방, 본초강목 등 한의서에 수록

된 내용입니다. 종류가 참 많지요. 참고만 하시기를 바랍니다.

가자(茄子), 갈근(葛根), 갈화(葛花), 감국(甘菊), 감수(甘遂), 감초(甘草), 강활(羌活), 강황(薑黃), 건강(乾薑), 건시(乾柿), 건칠(乾漆), 검인(芡仁), 견우자(牽牛子), 결명자(決明子), 계두실(鷄頭實), 계소엽(鷄蘇葉), 계심(桂心), 계자(鷄子), 계지(桂枝), 계피(桂皮), 고본(藁本), 고죽엽(苦竹葉), 고채(苦菜), 골쇄보(骨碎補), 과루근(瓜蔞根), 과루인(瓜蔞仁), 과체(瓜蒂), 곽향(藿香), 관동화(款冬花), 괴실(槐實), 괴화(槐花), 구기자(枸杞子), 구채자(韭采子), 권백(卷柏), 궐(蕨), 귤피(橘皮), 귤홍(橘紅), 금박(金箔), 금앵자(金櫻子), 길경(桔莄), 봉밀(蜂蜜), 나복(蘿蔔), 나복자(蘿蔔子), 나복즙(蘿蔔汁), 난발회(亂髮灰), 녹각(鹿角), 녹두(綠豆), 녹용(鹿茸), 단삼(丹蔘), 당귀(當歸), 대계(大薊), 대복피(大腹皮), 대조(大棗), 대황(大黃), 도인(桃仁), 독활(獨活), 두시(豆豉), 두충(杜沖), 등심(燈心), 서여(薯蕷), 마두골(馬頭骨), 마아초(馬牙草), 마황(麻黃), 마황근(麻黃根), 만잠아(晚蠶蛾), 만형자(蔓荊子), 망초(芒硝), 맥문동(麥門冬), 맥아(麥芽), 맹충(蝱虫), 명반(明礬), 모과(木瓜), 백모근(白茅根), 모려(牡蠣), 목근(木槿), 목단피(牧丹皮), 목통(木通), 목향(木香), 몰약(沒藥), 밀타승(蜜陀僧), 박하(薄荷), 반하(半夏), 방풍(防風), 백강잠(白薑蠶), 백개자(白芥子), 백급(白芨), 백단향(白檀香), 백당(白糖), 백두구(白豆蔲), 백반(白礬), 백복령(白茯苓), 백복신(白茯神), 백부자(白附子), 백약전(百藥煎), 백자인(柏子仁), 백작약(白芍藥), 백지(白芷), 백질려(白蒺藜), 백초상(百草霜), 백출(白朮), 백편두(白扁豆), 백화사(白花蛇), 별갑(鱉甲), 복룡간(伏龍肝), 복분자(覆盆子), 봉출(蓬朮), 부소맥(浮小麥), 부자(附子), 부평(浮萍), 붕사(硼沙), 빈랑(檳榔), 사삼(沙蔘), 사인(砂仁), 사향(麝香), 산사(山査), 산수유(山茱萸), 산약(山藥), 산조인(酸棗仁), 산치자(山梔子), 삼릉(三稜), 상기생(桑寄生), 상륙(商陸), 상백피(桑白皮), 상엽(桑葉), 상표초(桑표초), 생강(生薑), 생건지황(生乾地黃), 생우즙(生藕汁), 생지황(生地黃), 서각(犀角), 석고(石膏), 석곡(石斛), 석웅황(石牛黃), 석창포(石菖蒲), 선복화(旋覆花), 세신(細

辛), 소계(小薊), 소맥(小麥), 소목(蘇木), 소엽(蘇葉), 소합향(蘇合香), 송연묵(松烟墨), 수질(水蛭), 숙지황(熟地黃), 순(蓴), 승마(升麻), 시호(柴胡), 신곡(神曲), 아교(阿膠), 아위(阿魏), 안식향(安息香), 애엽(艾葉), 연교(連翹), 연근(蓮根), 연밥 연실껍질, 연복자(燕覆子), 연실(蓮實), 연자육(蓮子肉), 연화예(蓮花藥), 영양각(羚羊角), 오가피(五加皮), 오공(蜈蚣), 오두(烏頭), 오령지(五靈脂), 오매(烏梅), 오미자(五味子), 오배자(五倍子), 오약(烏藥), 용골(龍骨), 용뇌(龍腦), 용안육(龍眼肉), 우담남성(牛膽南星), 우슬(牛膝), 우황(牛黃), 울금(鬱金), 웅황(雄黃), 원잠아(原蠶蛾), 원지(遠志), 위령선(威靈仙), 유백피(楡白皮), 유황(硫黃), 육종용(肉蓯蓉), 은박(銀箔), 이(梨), 익지인(益智仁), 인동등(忍冬藤), 인삼(人蔘), 인우엽(茵芋葉), 인유(人乳), 임금(林檎), , 자석영(紫石英), 자소엽(紫蘇葉), 자소자(紫蘇子), 자하거(紫河車), 저근백피(樗根白皮), 저령(猪苓), 적복령(赤茯苓), 전갈(全蠍), 전호(前胡), 정력자(葶藶子), 정향(丁香), 조구등(釣鉤藤), 조협(皁莢), 종려피(棕櫚皮), 주사(朱沙), 죽력(竹瀝), 죽여(竹茹), 죽엽(竹葉), 지각(枳殼), 지각(枳殼), 지골피(地骨皮), 지모(知母), 지실(枳實), 지유(地楡), 진주(眞珠), 진피(陳皮), 차(茶), 차전자(車前子), 창이자(蒼耳子), 창출(蒼朮), 천궁(川芎), 천남성(天南星), 천마(天麻), 천문동(天門冬), 천초근(茜草根), 천축황(天竺黃), 청대(靑黛), 청몽석(靑礞石), 청피(靑皮), 초과(草果), 초두구(草豆蔲), 초목(椒目), 총백(蔥白), 측백엽(側柏葉), 침향(沈香), 토사자(兎絲子), 통초(通草), 파고지(破古紙), 파극(巴戟), 파두(巴豆), 패모(貝母), 포황(蒲黃), 필발(蓽茇), 하수오(何首烏), 한수석(寒水石), 합개(蛤蚧), 합환피(合歡皮), 해분(海粉, 행인(杏仁), 향부자(香附子), 현명분(玄明粉), 현삼(玄蔘), 현정석(玄精石), 혈갈(血竭), 형개(荊芥), 호도(胡桃), 호로파(葫蘆巴), 호마(胡麻), 호박(琥珀), 홍련예(紅蓮藝), 홍화(紅花), 화예석(花蕊石), 활석(滑石), 황금(黃芩), 황기(黃, 芪]), 황련(黃蓮), 황백(黃柏), 황송절(黃松節), 회향(茴香), 후박(厚朴), 호초(胡椒), 훤초근(萱草根), 흑두(黑豆), 흑연(黑鉛), 흑축(黑丑)

이 많은 약들이 서로 배합되어 처방을 이룹니다. 이 중에서 한의학에서 말하는 몸의 근본인 정(精), 기(氣), 신(神), 혈(血)에 해당하는 약재를 살펴보겠습니다.

한의학에서 정(精)은 뇌수(腦髓)를 보하는 기본 물질입니다 따라서 정(精)이 부족하면 기억력도 떨어지게 됩니다. 한의학 고서 〈영추〉에는 "두 사람의 신(神)이 서로 합쳐서 육체가 생기는데 육체보다 먼저 생기는 것이 정(精)이다. 정(精)은 몸의 근본이 됩니다. 또한 오곡(五穀)의 진액이 합쳐서 영양분이 되는데 속으로 뼛속에 스며들면 골수(骨髓)와 뇌수(腦髓)를 영양하고 아래로 내려가 음부로 흐르게 됩니다. 음양(陰陽)이 고르지 못하면 정액이 넘쳐나서 아래로 흘러내리게 됩니다. 이것이 지나치면 허해지고 허해지면 허리와 잔등이 아프며 다리가 시큰거린다. 또한 수(髓)란 것은 뼛속에 차 있는 것이고 뇌는 수해(髓海)가 됩니다. 수해가 부족하면 머리가 핑 돌고 귀에서 소리가 나며 다리가 시큰거리고 어지럽다"라고 쓰여 있습니다.

정(精)으로 기(氣)와 신(神)을 만듭니다. 음식물(후천의 정)이 우리 몸에 섭취되어 에너지의 변환으로 기(氣)가 생기고 그것이 신(神)이 됩니다. 따라서 신(神)즉, 정신활동을 하기 위한 연료가 되는 가장 기본 물질이 정(精)입니다. 다음은 정에 대한 약물입니다.

가자피(架子皮), 감초(甘草), 건강(乾薑), 검인(芡仁), 계두실(鷄頭實), 계지(桂枝), 골쇄보(骨碎補), 구기자(枸杞子), 구채자(韭菜子), 귤피(橘皮), 금앵자(金櫻子), 길경(桔莄), 녹각(鹿角), 녹각상(鹿角霜), 녹용(鹿茸), 당귀(當歸), 대추(大棗), 만잠아(晚蠶蛾), 맥문동(麥門冬), 모려(牡蠣), 반하(半夏), 백룡골(白龍骨), 백복령(白茯苓), 백복신(白茯神), 백작약(白芍藥), 백질려(白蒺藜), 백출(白朮), 복분자(覆盆子), 부자(附子), 사인(砂仁), 산사(山査), 산수유(山茱萸), 산조인(酸棗仁), 산치자(山梔子), 상표초(桑螵蛸), 생지황(生地黃), 석창포(石菖蒲), 숙지황(熟地黃), 승마(升麻), 연실(蓮實), 연자(蓮子), 연화수(蓮花鬚), 연화예(蓮花

藥), 오미자(五味子), 오배자(五倍子), 올눌제(膃肭臍), 용골(龍骨), 우슬(牛膝), 원잠아(原蠶蛾), 원지(遠志), 육종용(肉蓯蓉), 익지인(益智仁), 인삼(人蔘), 저근백피(樗根白皮), 저령(猪苓), 적복령(赤茯苓), 지모(知母), 천궁(川芎), 청대(青黛), 측백(側柏), 토사자(免絲子), 파고지(破古紙), 파극(巴戟), 하수오(何首烏), 호두(胡桃), 호마(胡麻), 황구육(黃狗肉), 황련(黃蓮), 황백(黃柏), 회향(茴香),

〈동의보감〉에 기(氣)는 정(精)과 신의 근본(氣爲精神之根)이며, 기(氣)는 신(神)의 할아버지이고 정(精)은 기(氣)의 아들격이 된다고 쓰여 있습니다. 정(精), 기(氣), 신(神)의 관계에서 기(氣)가 원천이라 설명합니다. 기(氣)는 몸 안팎으로 돌면서 생명을 유지하고 몸의 항상성을 유지하는 근본이라고 합니다. 자연에서 음식을 통해 얻은 기(氣)는 후천의 정(精)을 만들고 그 정(精)이 결국 뇌수(腦髓)를 충족하게 해서 신(神)의 활동이 잘 영위되는 것입니다. 다음은 기(氣)에 작용하는 약물입니다.

가자피(訶子皮), 감초(甘草), (甘草), 강활(羌活), 강황(薑黃), 건강(乾薑), 견우자(牽牛子), 계심(桂心), 계지(桂枝), 계피, 골쇄보, 곽향, 귤피(橘皮), 길경(桔莄),나복(蘿蔔), 나복자(蘿蔔子), 당귀(當歸),대복피(大腹皮), 맥문동(麥門冬), 모과(木瓜), 목통(木通), 목향(木香), 몰약(沒藥), 반하(半夏), 반하(半夏)국, 방풍(防風), 백개자(白芥子), 백단향(白檀香), 백두구(白豆구), 백복령(白茯苓), 백작약(白芍藥),백지(白芷), 백축, 백출(白朮), 봉출(蓬朮), 빈랑(檳榔), 사인(砂仁), 사향(麝香), 삼릉(三稜), 상백피(桑白皮),생강(生薑), 서각(犀角), 소합유, 시호(柴胡),아위(阿魏), 안식향, 오갈피, 오령지(五靈脂), 오미자(五味子), 오약(烏藥), 용뇌(龍腦), 유향, 육계, 인삼(人蔘), 인유(人乳), 자소엽(紫蘇葉)(紫蘇葉), 자소자(紫蘇子), 적복령(赤茯苓), 전갈(全蠍), 전호(前胡), 정향(丁香), 주사(朱沙), 지각(枳殼), 지골피(地骨皮), 지실(枳實), 진피(陳皮), 창출(蒼朮), 천궁(川芎), 청피(青皮), 초과(草果), 총백(총白), 침향(沈香), 파고지(破古紙), 파두(巴豆), 필발(蓽茇), 향부자(香附子), 현정석(玄精石), 혈갈(血竭), 황금(黃芩), 황기(黃芪), 황련(黃蓮), 황백

(黃柏), 회향(茴香), 후박(厚朴), 후추(胡椒), 흑축(黑丑)

신(神)은 현대의학이 말하는 뇌의 정신활동을 말합니다. 치매와 가장 관련이 많은 부분입니다. 정(精)이 물질적인 바탕으로 생식과 유전에 관여한다면 기(氣)는 생명활동의 에너지이고 신(神)은 더욱 고차원적인 정신활동으로 볼 수 있습니다. 서로가 영향을 주며 떨어져서는 존재하지 않습니다. 다음은 신(神)에 대해 작용하는 약물입니다.

감초(甘草), 건강(乾薑), 계피(桂皮), 귤홍(橘紅), 금박(金箔), 길경(桔莄), 꿀(蜂蜜), 녹두(綠豆), 당귀(當歸), 대추(大棗), 등심(燈心), 맥문동(麥門冬), 목향(木香), 반하(半夏), 백복령(白茯笭), 백자인(柏子仁), 백작약(白芍藥), 백출(白朮), 복신(茯神), 붕사(硼砂), 빈랑(檳榔), 사향(麝香), 산약(山藥), 산조인(酸棗仁), 산치자(山梔子), 생강(生薑), 생건지황(生乾地黃), 생지황(生地黃), 석고(石膏), 석창포(石菖蒲), 시호(柴胡), 염초(鹽草), 오매(烏梅), 오미자(五味子), 용뇌(龍腦), 용치(龍齒), 우황(牛黃), 울금(鬱金), 원지(遠志), 유향(乳香), 육계(肉桂), 은박(銀箔), 인삼(人蔘), 자석영(磁石英), 자소엽(紫蘇葉), 적복령(赤茯笭), 주사(朱沙), 죽력(竹瀝), 죽여(竹茹), 지실(枳實), 진피(陳皮), 천궁(川芎), 침향(沈香), 한수석(寒水石), 향부자(香附子), 현삼(玄蔘), 호박(琥珀), 황금(黃芩), 황기(黃芪), 황련(黃蓮), 황송절(黃松節), 후박(厚朴).

동의보감에 혈(血)을 물에 비유하고 기(氣)를 바람에 비유하였습니다 그러므로 바람이 물 위를 스쳐 지나가는 것이 마치 혈(血)과 기(氣)와의 관계와 비슷하다고 하였습니다. 또 기(氣)가 혈(血)을 이끌기 때문에 기(氣)가 돌면 혈(血)도 따라 돌고 기(氣)가 멎으면 혈(血)도 멎고, 기(氣)가 더워지면 혈(血)이 잘 돌고 기(氣)가 차지면 혈(血)이 잘 돌지 못하며, 기(氣)가 한번 숨 쉴 동안이라도 돌아가지 못하면 혈(血)도 그만큼 돌아가지 못한다고 하였습니다. 병이 혈(血)에서 생겼을 때에는 기(氣)를 고르게 하면 낫고 병이 기(氣)에서 생겼을 때에는 구태여 혈(血)을 고르게 하지 않아도 된다고 하였습니다. 그 이유가 사람의 몸에서는 기(氣)를 고르게 하는 것이 첫째이고 혈(血)을 고르게 하는 것은 그다음에 해야 할 일이라고 보았기 때문입니다. 이것은 양(陽)을 우선시하고 음(陰)을 다음으로 여기는 주역의 이치를 따른 것입니다. 다음은 혈(血)에 대한 약재입니다.

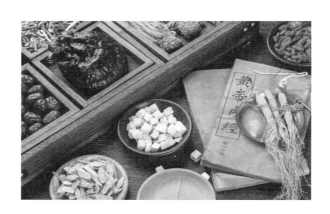

갈근(葛根), 갈화(葛花), 감국(甘菊) 감초(甘草), 건칠(乾漆), 계소엽(雞蘇葉), 계지(桂枝), 과루근(瓜蔞根), 괴실(槐實), 괴화(槐花), 구기자(枸杞子), 구즙(韮汁), 권백(卷柏), 길경(桔莄), 나복즙(蘿蔔汁), 난발회(亂髮灰), 단삼(丹蔘), 당귀(當歸), 대계(大薊), 대황(大黃), 도인(桃仁), 등심(燈心), 마(서여), 마황(麻黃), 맥문동(麥門冬), 맹충(虻虫), 모근(茅根), 목단피(牧丹皮), 몰약(沒藥), 박하(薄荷), 반하(半夏), 백급(白芨), 백작약(白芍藥), 백초상(百草霜), 백합(百合), 복룡간(伏龍肝), 산치자(山梔子), 상백피(桑白皮), 생우즙(生藕汁), 생지황(生地黃), 서각(犀角), 소계(小薊), 소목(蘇木), 송연묵(松烟墨), 수질(水蛭), 숙지황(熟地黃), 승마(升麻), 시호(柴胡), 아교(阿膠), 애엽(艾葉), 연교(連翹), 연근(蓮根), 오령지(五靈脂), 오미자(五味子), 오배자(五倍子), 울금(鬱金), 울금(鬱金), 원지(遠志), 위령선(威靈仙), 인삼(人蔘), 자소엽(紫蘇葉), 적복령(赤茯苓), 전호(前胡), 조뱅이, 세신(細辛), 종려피(棕櫚皮), 죽엽(竹葉), 지각(枳殼), 지골피(地骨皮), 지유(地

楡), 진피(陳皮), 창출(蒼朮), 천궁(川芎), 천문동(天門冬), 천초(川椒), 청대(靑黛), 측백엽(側柏葉), 통초(通草), 패모(貝母), 포황(蒲黃), 하수오(何首烏), 행인(杏仁), 향부자(香附子), 형개(荊芥), 화예석(花蕊石), 활석(滑石), 황금(黃芩), 황기(黃芪), 황련(黃蓮), 후박(厚朴)

8. 침구치료(鍼灸治療)

침술은 3000년 이상 행해져 왔으며 심혈관계, 급 만성 통증 정신질환 소화기 질환 등 다양한 질환에 치료방법으로 사용되어 왔습니다. 한약 치료가 증을 다루는 치료라면 침술은 기를 조정하는 치료입니다. 이 두 가지가 적절히 환자에게 행해지면 시너지 효과가 나서 더욱 좋은 치료를 할 수 있습니다.

알츠하이머 치매의 침술요법에 대한 논문은 전 세계적으로 발표된 것도 상당히 많아서 미국 국립도서관 건강의학연구소의 논문 검색사이트 한 곳 만도 수백 편이 넘습니다. 논문의 주요 내용을 보면 알츠하이머 치매에서 침술자극으로 콜린 작동성에 관한 것, 신경전달에 관한 것, 영양인자 방출, 산화적 스트레스, 시냅스 가소성 개선, 해마와 관련 뇌의 아밀로이드 베타 수치 감소 등 침술에 의한 생화학적인 변화는 인지 능력에 도움이 된다는 여러 주제의 논문이 있습니다. 뇌영상에서도 기억력과 인지 능력 향상과 관련이 있는 측두엽과 전전두엽의 활동이 증가하는 것을 볼 수도 있습니다. 알츠하이머 환자에게 특정 혈자리에 침을 맞은 후에 기능 자기 공명 영상(fMRI)을 찍어서 뇌의 해마 부위에 변화가 나타나는 논문도 있습니다. 이렇듯 침술은 점점 과학적인 연구로 그 베일을 벗어가고 있습니다.

이 책의 부록 편에는 알츠하이머 치매에 대한 침술의 효과를 다룬 논문들을 병리적인 테마를 중심으로 수록해 놓았습니다. 논문들을 분석한 결과 다빈도로 연구된 경혈은 백회, 신문, 합곡, 태계, 신수, 내관, 외관, 태충, 족삼리 입니다. 이 경혈들은 치매 등 뇌질환에 두루 사용할 수 있는 경혈이며 저자 또한 즐겨 쓰는 편입니다. 이외에도 풍지, 풍부, 전중, 열결, 심수, 소해, 기해, 혈해, 관원, 사신총, 성뇌혈과 조신혈 등을 환자의 상태에 따라 변증에 따라 다양하게 사용합니다.

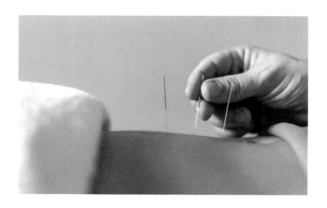

9. 약침치료(藥鍼治療, Phamacopunture)

한의학에서 경락이란 인체의 경맥과 락맥을 함께 일컫는 것으로 전신을 순환하는 기의 통로입니다. 여기에 중요한 반응점을 경혈이라고 하는데 이곳에 순수 한약재 등에서 추출, 정제, 희석, 혼합 또는 융합한 약액을 약물자입기를 통해서 주입하여 치료하는 것이 약침치료입니다. 즉 한약제제를 경혈의 자극 수단으로 사용하는 동시에 약의 효과를 보게 하는 치료법입니다.

치매 치료 목적으로 하는 약침치료는 변증에 따라 팔강약침, 황련약침 당귀약침 산삼약침 사독약침 섬수약침 자하거약침 등을 다양하게 활용할 수 있습니다. 여기에 저자는 좀 더 특별한 약침과 방법으로 약침술을 활용하고 있습니다. 저자가 고안한 이 약침술은 약물의 효과를 극대화한 것으로 이 약침술을 알파스전도약침(ALPARS TURNING PHARMACOPUNCTURE)이라고 하고 약칭 ATP약침이라고 합니다. 이 방법은 중풍, 두통, 건망증, 불면증 등 다른 뇌 관련 질환에도 효과적인 방법입니다.

뇌에는 혈액뇌장벽(blood-brain barrier, BBB)이라는 관문이 있습니다. 혈액뇌장벽은 신경혈관단위(neurovascular unit)로도 표현합니다. 혈액뇌장벽은 혈관내피세포, 이와 상호작용하는 혈관주위세포(pericyte), 별아교세포(astrocyte), 신경세포 및 바닥판막(basal lamina membrane)으로 구성되어 있습니다. 혈관내피세포 간의 경계는 치밀이음부(tight junction)로 구성되고, 이는 혈액에서 유래하는 독성물질이 수동적 확산으로 뇌 내로 유입되는 것을 제한합니다. 이것은 뇌척수액과 혈액 간의 물질교환을 제한하는 장치 입니다. 이 관문은 혈액으로부터 색소, 약물, 독물 등 이물질이 뇌조직으로 들어오는 것을 방해하여 뇌를 보호합니다. 중요한 기능입니다. 만약에 이것이 없다면 뇌는 쉽게 병들고 손상됩니다. 뇌는 우리 몸에서 가장 중요한 장기이라서 아주 정미로운 물질만 들어와야 하기 때문입니다. 하지만 그렇기 때문에 입자가 큰 약물 또한 쉽게 전달하지 못하는 단점이 있습니다. 그래서 어떻게 하면 약물이 혈액뇌장벽을 잘 통과하도록 하는지를 찾는 것이 뇌기능을 연구하는 과학자들의 중요한 숙제이기도 합니다.

저자는 약침액의 효과를 잘 보게 하기 위한 방법을 찾던 중 주요혈에서 뇌의 중심부까지 연결하는 방법을 알게 되었습니다. 특정한 방법으로 약물의 전달을 달리 하는 방법인 것입니다. 일반적으로 정맥주사를 통한 약물의 전신 투여는 혈액뇌장벽(BBB)과 혈액뇌척수액장벽(BCSFB)을 포함한 생리학적 장벽은 큰 분자(분자량[MW] 600 이상인 분자)와 적지 않은 작은 분자가 중추신경계(CNS)로 효율적으로 전달되는 것을 막고 있습니다. 하지만 ATP약침은 이러한 단점을 보완할 수 있는 장점이 있습니다.

약침 치료는 보통 일주일에 한 번 치료를 해서 평균 3개월간 시행합니다. 3개월의 치료기간은 치료를 하게 되면 증상이 계속 좋아지다가 평균적으로 통상 3개월이 경과되면 더 이상 좋아 지지도 않고 나빠 지지도 않는 상태에 이르게 되기 때문입니다. 물론 계속 좋아지는 경우에는 더 연장해서 시술을 합니다.

치매 환자의 경우에는 전반적 퇴화 척도(GDS) 검사 7단계 중 5단계까지는 치료가 잘 됩니다. 거의 대부분 좋아지십니다. 더 악화된 치매도 호전이 됩니다 다만 치료되는데 시간이 많이 걸리고 더 힘이 듭니다. 무슨 병이든 빨리 치료해야 하겠지만 치매는 티핑포인트를 넘기면 치료하기가 쉽지가 않습니다.

10. 환자의 체질마다 처방이 다르다

환자가 내원하면 저자는 보통 다음과 같은 절차로 진단을 하게 됩니다. 먼저 환자를 진단하는 과정에서 어떤 타입의 치매환자인가를 밝히는 변증(辨證) 과정에 들어갑니다. 변증이란 한의학의 독창적인 진단 방법으로 망문문절(望聞問切)의 한의학 진단과정 후에 얻어진 환자의 종합적인 상태 파악입니다. 구체적으로는 다음과 같습니다.

환자의 상태가 전반적으로 한증(寒證)인지 열증(熱證)인지 허증(虛證)인지 파악하는 것이 제일 중요합니다(부록 치매 한열허실변증 척도 참조). 이 과정은 크게 실증(實證)인지 허증(虛證)인지를 파악하게 되는 것입니다. 그다음에 더 자세하게 세분해서 실증에는 기실증(氣實證), 혹은 기불리증(氣不理證), 담음(痰飮), 어혈(瘀血), 혈증(血證)이 나눠지고 허증에는 음허증(陰虛證), 양허증(陽虛證), 기허증(氣虛證), 혈허증(血虛證), 정허증(精虛證), 신허증(神虛證)으로 나눕니다. 이 밖에도 오장육부(五臟六腑)의 허실과 음식, 정신적 스트레스 등 감정변화, 노동, 바이러스나 세균 등에 의한 외사에 의한 것도 고려합니다.

그다음으로 중요한 것이 체질 진단입니다. 여기에서 체질 변증이 중요한 부분을 차지합니다. 저자는 네 가지 체질로 나누어 진단합니다. 사상체질진단을 기본적으로 하고 있으나 여기에 형상의학(形象醫學)), 맥진, 혈액데이터, 자율

신경의 상태, 유전자 등 다른 지표도 함께 살펴봅니다. 체질의 판별은 전문가인 한의사도 어려운 부분이 있습니다. 체형과 성품, 행동기질을 같이 파악해야 하는데 성품과 행동기질의 경우 잘 드러나지 않는 경우도 있습니다. 그래서 다각도로 체크한 것을 종합하여 판정을 하는 것이 좋습니다. 과거에 사상체질진단검사(QSCC II)를 주로 사용하였으나 이 검사방법은 검사 항목이 많아 시간이 걸리는 단점이 있었습니다. 이러한 단점을 해결하고자 한의학연구원에서 간단하게 체크해 볼 수 있게 사상진단 KS-15를 만들었는데 이를 부록 편에 수록해놓았습니다(부록 사상진단 KS-15 참조). 이외에도 간략하게 의사결정나무법을 이용한 사상체질검사법이 있습니다(부록 의사결정나무 방법을 이용한 간이 사상체질검사 참조). 위의 두 방법은 다소 간단합니다만 각 체질에 대한 일치율이 비교적 높은 편입니다. 하지만 체질판정에 대한 최종 결정은 사진(四診)과 같은 진단을 고려하여 내리게 됩니다.

저에게는 체질진단에 있어서 두 분의 고마우신 선생님이 계십니다. 옥천(沃泉) 이숙선생님은 저자가 대학을 다닐 때 「비계(脾系) 내과학」을 가르치신 교수님입니다. 지금부터 35년 전에 저자는 선생님으로부터 몇몇 지인들과 대학의 강의와는 별도로 개인교습을 받았습니다. 선생님께서는 학교 강의를 하시기 전 날에 우리들에게 밤늦게까지 배움을 전수해 주셨고, 그다음 날 강의를 마치시고는 다시 먼 길을 가시곤 했습니다. 어떤 학기의 여름방학에는 선생님의 집에서 머물면서 강의를 듣기도 했습니다. 지금도 그 때를 생각하면 선생님의 학문에 대한 열정과 제자에 대한 사랑이 다시금 느껴져서 가슴이 뭉클해지곤 합니다.

이숙선생님께서는 한의학을 공부하는 자세로 생명력 있는 현상(現象)을 올바르게 파악할 수 있는 개안(開眼)이 필요하다고 강조하시고 의학을 바라보는 관점에 있어서 통찰하는 법을 일깨워 주신 분입니다. 특히 사람의 얼굴과 몸통의 생김새로 생리와 병리현상을 파악하는 법과 그에 대한 치료법을 가르쳐 주셨습니다. 형상의학(形象醫學)은 사람의 형태적인 측면 즉, 생김새를 가지고 각각 정과(精科), 기과(氣科), 신과(神科), 혈과(血科)의 네 가지로 구분합니다. 얼굴이 둥근 사람은 정과의 사람이고, 얼굴이 네모난 사람은 기과의 사람이고, 얼굴이 역삼각형인 사람은 신과의 사람이고, 얼굴이 갸름하고 타원형인 사람은 혈과의 사람입니다. 사상의학과 비교해 보면 정과는 주로 소양인, 태양인이 많고 기과는 태음인, 태양인이 많고 신과는 소양인, 태음인이 많고 혈과는 소음인, 소양인이 많습니다. 치료는 체질에 따라 처방도 달리 합니다. 앞서 치매를 치료하는 한약재를 소개할 때 네 가지로 구분하였는데 거기에 수록된 약물들은 정기신혈 각 체질에 잘 맞는 약재라고 볼 수 있습니다. 당시에는 선생님의 수업이 너무나 철학적 관념적인 내용이 많아서 도대체 학습 내용을 이해할 수 없었습니다. 어떻게 사람의 용모의 차이가 사람의 생리 병리와 관련이 있을까? 하는 의문이 떠나지 않은 상태로 반쯤만 이해했습니다. 세월이 많이 지나고 나서 지금에 와서야 그때 선생님의 수업 시간에 가졌던 의문이 어느 정도 과학적으로 이해가 되고 있습니다.

오늘날 생김새를 결정하는 유전자가 있다는 것이 밝혀졌습니다. 유전자에 따라서 사람의 모습을 추측할 수 있다는 것은 중요한 의미를 갖고 있습니다. 그것은 사람의 얼굴모양과 체격이 개별적인 유전적 특성을 가지고 있다는 것이며, 거꾸로 사람의 용모에서 유전적 특성을 추론할 수 있다는 뜻입니다. 대표적인 체질의학인 사상의학에서는 사람의 용모에 따른 체질분석으로 질병을 파악하고 치료방침을 세울 수 있습니다. 다음의 예를 한 번 보도록 하겠습니다.

2015년 홍콩 도심의 지하철역과 버스정류장, 백화점 등 곳곳에 유전자분석으로만 만든 3차원 몽타주가 공개되었습니다. 거기에는 좌우측면과 중앙의 세 방향으로 용의자들의 얼굴 특징이 담겨 있습니다. 죄명은 쓰레기 무단투기. 홍콩이 매일 만 6천 톤의 쓰레기로 몸살을 앓으며 내놓은 특단의 조치였습니다.

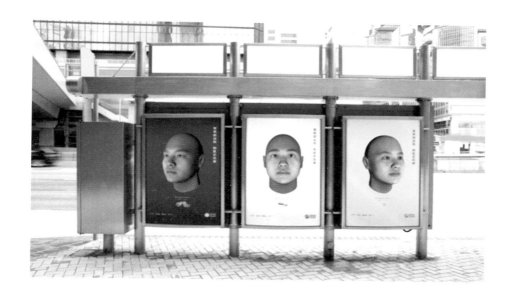

　3차원 몽타주는 담배꽁초 등 쓰레기에서 DNA를 확보해 이를 분석한 후 컴퓨터 프로그램에 입력해 그려집니다. 머리카락 색깔, 눈동자, 얼굴형, 키와 몸무게 등을 결정하는 유전자 데이터가 정확해지면서, 피나 침 한 방울만으로 사람의 외모를 완벽하게 그려낼 수 있습니다 또 다른 예로 2020년 2월 영국 자연사박물관 연구팀은 1903년 영국의 한 동굴에서 발견된 유골의 유전자 검사로 1만 년 전 영국 내 고대인의 모습을 재구성해 냈습니다. 모두 유전자로 사람의 모습을 예측한 것입니다.

　체질은 유전됩니다. 따라서 유전 정보를 담고 있는 유전자를 연구해 볼 필요가 있습니다. 부모로부터 물려받은 유전자 정보는 사람의 신체적 정보를 담고 있습니다. 얼굴이나 신체의 특성 즉 피부색, 머리카락색, 체격, 얼굴모양 등등입니다. 생김새를 결정하는 유전자는 단순히 생김새만 관여하는 것이 아니었습니다.

　예를 들어 보겠습니다. 비만과 관련된 유전자 중 BAR-2(β-adrenalin receptor-2) 유전자가 있는데 βII-adrenergic receptor의 유전자 다형성은

Arg16Gly, Gln27Glu, Val34Met 및 Thr164lle의 변이가 보고되어 있습니다. 이 중 사람의 βII-adrenergic receptor 유전자의 다형성 중 Gln27Glu의 유전자변이에 대한 고혈압 및 비만에 대한 많은 연구가 수행되었습니다. 한국한의학연구원의 사상체질과 비만 간의 연관성을 분석한 논문을 보면 비만지수로서 BMI와 비만도, 피하지방(Triceps), WHR, 체지방률, 복부 지방률이 모두 태음인이 가장 높았고, 수축기 혈압과 확장기혈압의 경우도 태음인이 가장 높았고, 근육률의 경우는 소음인이 73%로 가장 높고, 태음인이 가장 낮았습니다. 따라서 태음인이 다른 체질에 비해 비만에 가까운 것으로 분석되었습니다. 생김새를 결정하는 유전자가 있다는 것과 그러한 유전자가 각기 다른 생리 병리 작용에 관여한다는 것은 사상의학에서 말하는 체질이 생리 병리를 결정한다라고 하는 관점과 일치합니다.

사람의 체질은 변하지 않습니다. 그리고 체질은 유전합니다. 비록 체질에 대한 행동성향은 후천적으로 학습에 의해 개선될 수 있으나 실질적 뼈대가 되는 것은 이미 결정된 것입니다. 체질은 유전자와 떼려야 뗄 수 없는 관계입니다.

이제마는 동의수세보원(東醫壽世保元) 사단론(四端論)에서 "사람이 날 때 타고난 장부의 이치는 서로 같지 않는 것이 네 가지가 있습니다. (人稟臟理 有四不同)"라 하였습니다. 사람을 그 체질에 따라서 네 가지 형(型) 즉 사상(太陽, 少陰, 少陽, 太陰)으로 나누고, 모든 사람은 이 사상의 어느 한 가지에 속하므로 그 체질에 차이가 있으며 동일한 질병이라 하더라도 치료법이 다르다고 하였습니다.

또한 사상의학에 의하면 사람은 태어날 때 타고난 장부의 대소와 강약이 일평생 바뀌지 않습니다. 그리고 개개인의 오장육부의 차이는 신체 외모에 영향을 끼쳐서 크게 네 가지의 특징적인 외모를 갖게 합니다. 유전자 검사로 외모를 추측하는 현재의 바이오 기술과 오버랩됩니다. 그런데 이제마는 외모만 그러한 게 아니라 아닌 성품과 행동 기질도 체질에 따라 다르게 나타난다고 했습니다. 사상의학이 더 뛰어난 점은 사물을 바라보는 정신적인 반응도 체질에 따라 다르게 본다는 점입니다. 이를 증명이라도 하는 듯 인간 게놈 지도의 완성과 유전체 분석의 연구가 계속되면서 뇌와 관련된 유전자 중에서 인간의 감정과 인지에 관여하는 유전자가 속속 밝혀지고 있으니 놀라울 뿐입니다. 120년 전 유전자라는 개념이 없던 시절에 동무 이제마(1837-1900)는 체질의학을 확립해 놓으셨습니다. 정말 대단하지 않습니까?

저자에게 체질의 중요성을 가르쳐 주신 또 다른 한 분은 세계적인 장수의학자 모리시타 게이이치 선생님이십니다. 도쿄의과대학을 졸업한 선생님은 혈액생리학을 전공하였으며, 도쿄치과대학 생리학 조교수, 도쿄적십자혈액센터 소장을 거쳐 현재 국제자연의학회 회장, 오차노미즈 클리닉 원장, 국제장수과학연구소 소장 등으로 일평생 왕성한 저술활동과 연구에 매진하셨던 분입니다. 2006년에 저자는 일본 도쿄 인근에 있는 선생님의 집에 한 번 방문할 기회가 있었습니다. 도쿄에서 전철로 1시간 이상 가면 하치오지시가 나오는데 여기에서 연구소를 운영하시면서 연구원들과 같이 연구활동을 하고 계셨습니다. 또한 도쿄 시내에는 병원을 열어 임상진료도 병행하고 계셨습니다. 서양의학을 전공하셨지만 모리시타선생님은 철저히 자연의학적 사고를 바탕으로 환자를 진료하셨습니다. 특히 먹는 음식을 굉장히 중요하게 여기셨는데 저자가 선생님의 집에 초대를 받아 식사를 같이 하게 되었을 때였습니다. 세계적인 장수의학자는 평소에 무엇을 먹고 지내는지 무척 궁금했습니다. 선생님께서 평소에 드시는 식사는 소박한 일본의 가정식 상차림으로 비교적 단순하였습니다. 그런데 거기에다 한국산 김치와 김구이 반찬이 있었습니다. 선생님께서는 매 끼니마다 드신다고 하셨는데 일본 사람이고 유명한 장수의학자가 한국산 반찬을 매 끼니마다 먹는다는 사실이 상당히 인상 깊었습니다.

선생님께서는 동경 시내에서 오차노미즈클리닉을 운영하시면서 주로 식사에 관한 지도를 하셨습니다. 체질판별은 식사지도를 더 잘하게 하기 위한 것이라 여기시고 매우 중요하게 생각하셨습니다 그래서 어떻게 체질을 판정해야만 할 것인가를 나름대로 연구하여 독자적인 판정 방법을 취한다고 하셨습니다. 한의학의 음양사상관에 혈액의 상태를 적용한 나름대로의 과학적인 방법을 택하고 계셨습니다. 선생님은 진료를 하실 때 환자를 네 타입의 체질로 나누고 각각의 체질에 맞는 처방을 하고 계셨습니다. 맨 먼저 음양을 구분하셨는데 하나의 특성만으로 음양을 구분해서는 안된다고 하셨고, 여러 종류의 잣대를 재어 보고 오류 없이 음과 양을 판단하는 것이 불가결한 조건이라고 하셨습니다 (부록 체질판정표 참조). 마치 사상체질을 구분하여 임상에 적용하신 것처럼 보였습니다. 다만 그 분류 방법이 외형을 보고 거기에다가 혈액 데이터를 같이 참고하였습니다. 저자는 이때 모리시타선생님으로부터 혈액검사에서 특정 성분의 구성이 체질에 따라 차이가 난다는 것을 알게 되었고 이는 지금도 참고하고 있습니다. 체질 감별은 약을 쓸 때나 식이요법을 할 때나 매우 중요합니다.

체질진단과 변증이 끝나면 환자 개개인에 맞는 한약 처방이 나갑니다. 앞에서 말씀드린 청소와 수리의 개념으로 만들어진 약재로 이루어진 것입니다. 뇌의 약물치료는 혈액뇌장벽(Blood-brain barrier, BBB, 血液腦障壁)을 잘 통과해서 뇌에 직접 작용해야 하는 것이 제일 중요합니다. 전 세계 유수 제약회사에서 수 조원 이상의 천문학적인 돈을 쏟아붓고 있지만 아직까지 천연에서 나온 항산화물질인 플라보노이드만큼 효과가 강력한 것은 없습니다. 천연물의 주요 성분인 플라보노이드는 혈액뇌장벽을 잘 통과할 뿐만 아니라 매우 강력한 항산화제입니다. 플라보노이드는 그 종류가 확인된 것 만도 5000가지가 넘습니다. 효능도 강력하고 약처럼 부작용이 있는 것도 아닙니다. 앞장에서 치매에 좋은 영양소를 정리해 놓았으며, 거기에 중요한 몇 가지를 설명해 놓았습니다. 한약의 뛰어난 효능은 풍부한 플라보노이드의 작용이 포함되기 때문 입니다. 예를 들면 카테킨, 커큐민, 레스베라트롤, 안토시아닌, 루틴, 바이칼린, 케르세틴, 진저롤, 베타카로틴, 라이코펜, 등등입니다. 대표적인 기본방

처방으로 알파스건뇌탕(건뇌탕)과 알파스건뇌환(건뇌환)이 있습니다. 알파스건뇌탕은 알츠하이머 치매 치료의 주처방약입니다. 치매 확진을 받은 환자분에게 사용됩니다. 뇌신경의 재생과 두뇌의 염증을 제거하는 목적으로 사용됩니다. 알파스건뇌환은 알약으로 만들어진 약입니다. 주로 초기치매, 경도인지장애, 건망증, 수험생의 집중력 향상, 치매예방을 위해 사용됩니다. 이 두 처방을 기본방으로 거기에다 체질에 맞는 가감법을 이용해서 환자 개개인에게 가장 적합한 처방이 이루어집니다. 다음은 몇 가지 임상례를 들어 보겠습니다.

임상례

저자의 클리닉에서는 약침(ATP약침) 단독 혹은 약침과 한약(알파스건뇌탕, 알파스건뇌환)의 병용 투여로 치료합니다. 각각의 임상례를 간략하게 소개합니다.

ATP약침으로만 치료한 환자의 예입니다. ATP약침은 주로 치매치료와 예방, 중풍치료 및 예방, 건망증, 불면증 등 뇌와 관련된 질환을 치료합니다.

71세의 여자 환자분입니다. 밥 먹는 것까지 잊어버리고 건망증이 너무 심하다고 호소하신 분입니다. 환자는 흔히 브레인 포그(brain fog)라 불리는 상태였습니다. 마치 머리에 안개가 낀 듯 멍한 상태가 되어 분명하게 생각하고 표현하지 못하는 상태입니다. 단기 기억력문제, 인지장애의 여러 증상을 겪고 있었습니다. ATP약침치료 10회 받으셨고 그 후에 건망증이 완전히 좋아지셔서 치료 종결한 환자입니다.

이 특별한 방법은 뇌내 정맥 압력을 증가시키고 혈장 단백질이 뇌척수액으로 이동하는 것을 용이하게 할 수 있습니다. 알츠하이머 치매, 혈관성 치매, 뿐만 아니라 중풍과 같은 다른 뇌 질환도 이 방법이 사용되는데 발병시기가 오래되어서 더 이상 호전이 없는 환자도 효과를 많이 봤습니다. 치매 외에 다른 뇌

질환 환자의 치료예입니다.

　남자 74세 되신 분이었습니다. 오른쪽 상지를 전혀 쓰지 못하는 환자를 두 번의 치료로 완전히 치료한 예입니다. 이 분은 중풍 재활치료가 종료되고 나서 9개월 후에 내원한 환자입니다. 이때까지도 걸음걸이는 어느 정도 괜찮았지만 오른팔을 전혀 쓰지 못하는 환자였습니다. 이 환자는 오른팔을 들려면 왼팔로 부축해서 올려야만 했습니다. 그런데 ATP약침 단 두 번의 치료로 손가락까지 완전히 움직였습니다. 중풍환자가 회복이 될 때는 순서가 있습니다. 상지의 경우 어깨를 들썩거리는 것이 먼저 되고 그다음으로 팔을 올리는 동작이 됩니다. 그리고 나서 팔꿈치를 굽힐 수 있고 그런 다음에 손목을 움직이고 맨나중에 손가락을 사용할 수 있습니다. 그런데 이 분은 두 번의 치료로 바로 손가락까지 움직이게 되었습니다. 그것도 9개월 동안 조금도 움직이지 못했던 환자분이 갑자기 사용이 가능하게 되었습니다. 환자분 자신도 많이 놀라고 신기해서 1시간 30분이나 글쓰기를 했으며, 젓가락질을 다시 할 수 있게 되었다고 좋아하셨습니다.

　다른 환자분의 예입니다. 중풍으로 고생하신 지 오래된 환자도 효과를 봅니다. 남자 71세로 20년 전에 중풍이 와서 오른쪽 다리를 끌고 다니시는 분입니다. 몸은 중심을 잡기 힘들어하시고 기우는 느낌이 있다 하셨습니다. 보폭이 좁아서 걸음걸이가 불안한 환자로서 신발이 빨리 닳아 2개월에 한 번은 신발을 사야 한다고 말씀하셨습니다. 한의원에서 보행을 시켜보니 좌우로 기우뚱하면서 불안 불안한 상태였습니다. 이 분은 약침치료를 시작하신 지 7회 만에 걸음걸이가 좋아져서 걷는 게 편하다고 했고, 몸이 기울어지는 느낌이 없다고 하셨습니다. 처음에 환자분은 중심을 잡기 힘들어 걷는 것도 불안하였고 뛰는 것은 잘하지 못하였습니다. 그런데 8회 치료 후에 횡단보도에서 신호가 바뀌게 되자 자신도 모르게 뛰어 건너게 되어 너무 기뻤다고 말씀하셨습니다. 10회 치료하고 나서 신발이 덜 닳아 더 오래 신는다고 좋아했습니다. 환자분의 병이 너무 오래되어서 큰 기대를 하지 않았는데 정말 놀라운 치료경험이었습니다.

다음은 조현병의 치료예입니다. 남자 51세로 어렸을 때 조현병 진단으로 양약을 수 십 년째 복용 중인 환자입니다. 누가 옆에서 자꾸 말을 한다는 등 환각과 환청의 증상이 있었습니다. 보호자 말에 의하면 하루 종일 공원 등을 배회하고 서 있는 시간이 너무 많다고 합니다. 너무 오래 서 있다 보니 무릎 관절이 좋지 않아서 무릎도 치료해야 했습니다. 보호자의 말에 의하면 10회 치료 후에 공원에서 배회하는 일이 없어졌습니다. 그리고 하루 종일 서 있는 증상이 줄어들고 앉아 있는 시간이 늘어났다고 했습니다.

다음은 알파스건뇌탕과 ATP약침을 함께 투여하여 치료한 환자의 예입니다.

82세 여자 환자로서 처음에는 이명과 난청을 치료하기 위해 방문하셨습니다. 그런데 이 환자분과는 진료를 할 때마다 매우 불쾌한 기분이 들곤 했습니다. 성격이 좀 날카로워서 쉽게 말을 건 낼 수 없는 타입이었습니다. 툭하면 화를 내고 따져 들기 일쑤였습니다. 굉장히 당황스럽고 기분이 좋지 않았습니다. 인지능력과 감정의 상태가 일반인들과는 조금 달라 보였지만 워낙 까다로웠기 때문에 치매 검사를 해 보시라는 말도 할 수 없었습니다. 오히려 속으로는 다시 오시지 않으면 좋겠다는 생각을 많이 했습니다. 그러고는 한 참 뒤에 그분의 지인으로부터 그분이 치매로 치매안심센터에 다닌다는 말을 들었습니다. 그제야 그분이 치매 환자였다는 것을 알게 되었습니다. 자세한 검진을 해 보니 치료가 필요한 환자였습니다. 한약을 지어드리고 일주일에 한 번씩 10번의 ATP약침치료를 하게 되었습니다. 증상은 급속히 좋아지셨고 환자분은 전혀 딴사람 같이 보였습니다. 한 치료 주기가 지나기도 전에 환자분은 완전히 좋아졌습니다. 더 이상 화를 내지도 않았고 치료에 대한 설명을 잘 들으시고 대답도 잘하셨습니다. 원래 이분은 굉장히 공손하고 배려심이 있는 성격이었던 것이었습니다. 환자분께서 말씀하시기를 본인이 다니고 있는 치매 센터에서 많이 좋아지셔서 칭찬을 받았다고 하셨습니다. 그 후에 환자분이 원해서 10번의 치료를 더 받으셨습니다. 그리고 일 년이 지난 후에 재검을 하였는데 더 이상 나빠지고 있지 않고 정상을 유지하고 있었습니다. 그분의 진정한 참모습을 보게 되어 너무 기뻤습니다. 괜한 오해를 하게 되어 환자분을 다른 시각으로 보게 되어 죄송한 마음이 들었던 기억이 납니다.

다음은 알파스건뇌환과 ATP약침을 함께 투여하여 치료한 환자의 예입니다.
먼저 77세 여자환자로서 건망증과 불면증 너무 심해서 보호자와 같이 방문한 환자입니다. 접수를 하는데 초진으로 접수하였습니다. 사실 이 환자분은 다른 질환으로 6개월 전에 저자의 한의원에서 진료를 받았던 분이었습니다. 환자분에게 여기가 처음이냐고 물었더니 처음 방문한 것이라 대답했습니다. 본인은 기억을 못 하고 처음 온 것으로 알고 계셨습니다. 당시 내원했을 때는 공간적 지남력이 많이 부족했고 시간도 3년 전으로 착각하고 계셨습니다. 환자본인은 올해가 몇 년 인지도 모르고 자꾸 3년 전 기억만 말씀하셨습니다. 또 본인이 물건을 둔 곳을 잘 기억 못 하고, 밤에는 잠을 못 이루어서 수면제를 복용하고 계신다고 하였습니다. 전반적 퇴화 척도(GDS) 검사 5로 중증의 인지장애에 들어선 환자였습니다. 간이정신상태검사(MMSE)에서 14점이었습니다. 건뇌환 한 달 복용분을 처방하고 ATP약침치료를 시작했습니다. 두 번째 방문에 간이정신상태검사에서 18점이 나왔습니다. 환자분은 혼자서는 한의원을 찾기 힘들어서 항상 보호자와 같이 오셨는데 7회 치료 후에는 보호자 없이 혼자 방문하셨습니다. 그리고 9회 치료 후에 간이정신상태검사에서 24점이 나왔습니다. 열 번의 치료를 마친 후에는 수면제도 완전히 끊을 수 있었고 잠도 잘 주무신다고 했습니다. 더 이상 물건을 잃어버리는 경우도 없다고 하셨습니다. 특히 환자분의 말씀에 의하면 너무 좋아진 자신의 증상에 대해서 아들도 지속적으로 치료를 더 하시기를 원했다 합니다.

두 번째로 남자 환자로서 나이는 73세이며 대학병원에서 치매치료약 아리셉트를 처방받아 복용하고 계신 분이었습니다. 처음에는 날짜를 기억 못 하시고 자꾸 엉뚱한 날짜를 말씀하셨습니다. 평소 물건을 잘 잃어버리고 보호자 없이는 다니지 못했기 때문에 치료 때마다 항상 보호자와 같이 오셨습니다. 사람들과 어울리는 것을 싫어하시는 성격이어서 항상 집에 있는 것을 좋아하신다고 말하였습니다. 소음인 체질에 매우 공손하시고 예의가 바르셨습니다. 건뇌환과 ATP약침으로 치료를 시작하고 나서 4주 차에 놀라울 정도로 기억력이 돌아와서 날짜를 제대로 말씀하셨습니다. 그리고 한 치료 주기(10회)가 끝날 무렵에 웃으면서 혼자서 한의원에 들어오셨습니다. 이제 혼자 다닐 수 있다고 말씀하시면서 좋아하셨습니다. 환자분은 모든 컨디션이 정상이라고 말하시면서 적극적으로 치료에 임했습니다. 본인이 원해서 계속 치료받기를 원했으며, 치료 12회 차에 이르러서는 대학병원 담당의사가 복용하고 있는 양약을 끊어도 된다고 해서 더 이상 약은 먹지 않는다고 했습니다. 치료 16회 차에 MMSE 검사는 27점이 나왔습니다. 20회 치료를 마지막으로 치료를 종결하였습니다.

제 7 장 - 치매에 좋은 식품과 영양소

1. 영양제를 복용해도 헛수고, 아니 손해를 본다면?

만약에 당신이 여러 가지 영양제를 매일 꾸준히 섭취하는데 막상 검사를 해보면 결과에 섭취하고 있는 영양소가 결핍이 나온다면 믿을 수 있겠습니까? 충분히 가능합니다.

우리 인체는 수백 만년 전부터 자연 속에서 적응하고 진화해 왔습니다. 자연의 동식물을 음식물로 섭취하면서 자연으로부터 에너지를 받고 살아왔습니다. 천연 식품의 유전자는 인체 내에서 아무런 거리낌 없이 동화되면서 내 몸의 일부가 됩니다. 그러나 합성 비타민이나 미네랄 등 공장에서 만들어 낸 것은 우리 몸에 친화적이지 않습니다.

과학 기술이 많이 발달했다고 하지만 우리는 아직 쌀알 한 톨도 자연이 만들어 낸 것과 똑같이 만들지는 못합니다. 외부의 물질이 몸 안으로 들어오면 다양한 과정을 통해 흡수되고 필요 없는 것은 배설됩니다. 특정 성분들은 개별 성분으로 그 효과를 발하는 것이 아니라 여러 기타의 성분들 체내의 환경 이를테면 체액의 산도, 호르몬의 균형여부, 각종 미네랄 등 영양상태의 작용을 통해서 대사 됩니다. 그러한 작용이 수백 만년 동안 진화해 왔던 것입니다.

공장에서 만들어낸 것들은 아무리 분자의 구조를 같게 합성한다고 해도 이 성질체와 같이 물리적 화학적 다른 화합물일 수도 있습니다. 합성 영양소를 먹게 된다면 소화기계에서 흡수되지 않고 그냥 배설하게 되는 경우가 많습니다.

사람에 따라서는 전혀 흡수가 되지 않을 수도 있습니다. 그래서 영양제를 먹었는데도 검사해 보면 결핍이 나오는 경우가 많습니다. 또한 배설되지 않는 것들이 쌓여서 독성으로 작용하기도 합니다.

자연에서 식품으로 섭취한 영양소와 공장에서 합성한 영양소성분은 흡수되는 비율이 매우 차이가 납니다. 연구 결과에 의하면 천연비타민이 합성 비타민에 비해 비타민 A는 1.54배, 비타민 B3는 3.94배, 비타민 C는 1.75배, 비타민 E는 3.42배 더 많이 흡수된다고 합니다. 그런데 정작 중요한 것은 흡수이 아니라 합성 영양소가 몸속에서 나쁘게 작용한다는 것입니다. 2007년 덴마크 코펜하겐 대학 연구팀의 발표에 따르면 합성비타민의 복용으로 사망률이 최대 16%까지 증가시킬 수 있다고 경고하였습니다.

2. 우리는 한약을 매일 먹고 있습니다.

동물, 식물, 광물 등 자연에서 나는 모든 것들이 한약이 됩니다. 조물주의 모든 피조물은 각각의 성질을 타고납니다. 거기에는 오미(五味, 酸苦甘辛鹹)와 사기(四氣, 寒熱溫凉)의 편차가 있어서 그 성질을 이용하여 사람을 치료할 수 있습니다. 모자라는 성분을 보탤 수도 있고, 넘쳐나는 성분을 깎아 내보낼 수도 있습니다.

한약이면서 식품으로 사용 가능한 것들이 많이 있습니다. 이런 것들은 대체로 성미가 강하지는 않습니다. 식품으로 쓸 수 있는 약은 약효가 평(平)한 성질이 많기 때문입니다. 평하다고 하는 것은 사기나 오미가 많이 치우치지 않아서 약효가 극렬하지 않다는 것입니다. 그렇다고 하더라도 모두가 마음대로 사용할 정도는 아닙니다. 완전히 평한 성미의 식품이 아니라면, 조그마한 차이의 약성도 누적되면서 그 효과가 크게 작용할 수 있습니다. 그래서 체질에 맞지 않는 음식을 오랫동안 먹는다면 병으로 이어질 수가 있습니다. 체질에 따라서 식품이라도 내 몸에 맞는 것이 있고 아닌 것이 있기 때문입니다. 그러므로 식품이라도 그 성질을 이용하여 약으로 쓸 수 있습니다.

천연물 등 어떤 물질이 음양오행의 한의학적인 원리를 가지고 전문가인 한의사에 의해 처방이 될 때 그것이 한약입니다. 한의사는 약물의 성질을 알기 때문에 환자의 상태에 따라 개개인에 필요한 약의 기운을 조합해서 처방하기 때문입니다. 그래야만 효과도 보고 탈도 없기 때문입니다. 그런데 한약의 전문가가 아니면서 함부로 한약을 말하는 사람들이 있습니다. 무조건적인 비판을 가하는 사람들도 있고, 엉터리로 한약을 사용하는 사람들도 있습니다. 둘 다 문제입니다. 무조건 적인 반대로 환자의 입장에서 치료의 기회를 잃어버린 경우도 있고, 어떤 사람에게는 약이 되지만 어떤 사람에게는 독이 되는 것이 한약인데 일방적으로 사용하는 폐단으로 부작용을 초래할 수도 있기 때문입니다.

인터넷상의 정보를 보면 너무도 다양하고 엉터리가 많습니다. 무조건 다 좋다고 말하는 것도, 무조건 다 나쁘다고 하는 것도 틀린 것입니다. 그것은 한약의 전문가인 한의사가 환자를 보고 할 수 있는 말입니다. 특히 악의적으로 한약을 폄훼하는 치졸한 사람들이 있는데 한의학에 대한 공부도 하지 않고 논문도 하나 안 보는 사람들이 할 말은 아닌 듯싶습니다. 또한 지금의 한약재는 신뢰할 만한 기관의 철저한 검사로 가장 깨끗한 약재만이 한의원에 공급되며, 약을 전탕하는 전문랩은 수시로 관계 기관의 검사를 받고 있어서 아주 안심하고 복용할 수 있습니다. 그런데 무슨 독약이나 되는듯 오도하게 만들어서 환자를 상술의 대상으로 보는 사람들이 있는데, 그건 부끄러운 행위이고 결국 자신들에게 그 폐해가 돌아 갈 것입니다. 타 영역의 전문성을 존중해 주지 않는다면 무개념의 몰상식한 사람이라고 평가받을 것이기 때문입니다.

3. 치매에 좋은 식품

다음은 치매에 도움이 되는 식품 목록입니다. 식품으로 사용이 가능하면서 한약으로도 사용하는 동일한 약재의 예입니다. 왼쪽이 식품 이름이고 오른쪽은 한약 이름입니다. 이렇게 많은 식품을 우리가 매일 먹고 있는데 무턱대고 전체를 싸잡아서 '먹어라' 혹은 '먹지 마라'라고 말한다면 안 되겠죠. 질병이 가벼운 것은 적당히 골고루 먹으면 되겠지만, 병이 심해지면 식품이라 할지라도 전문가의 도움을 받아야 함이 마땅하다고 봅니다.

가물치	鮦魚(동어), 蠡魚(여어), 鱧魚(예어)
가재	石蟹(석해)
가지	茄子(가자), 茄蔕(가체), 落蘇(낙소)
감	柿子(시자), 건시(乾柿)
감꼭지	柿蔕(시체)
감자	馬铃薯(마령서), 土豆(토두), 陽芋(양우), 蕃薯(번서)
게	蟹(해), 螃蟹(방해)
겨자	芥菜(개채), 白芥子(백개자)
계피	桂皮(계피), 肉桂(육계)
고구마	甘薯(감서), 甘藷(감저), 番薯(번서), 地瓜(지과)
고들빼기	苦蝶子(고설자), 苦賣菜(고매채), 苦菜(고채)
고등어	鯖鱼(청어)
고사리	蕨菜(궐채), 蕨(궐)
고수	延荽(연유), 香荽(향유)
고추	辣椒(날초), 唐椒(당초), 蕃椒(번초), 苦椒(고초)
굴	牡蛎(모려), 石花(석화)
귤	橘(귤), 陳皮(진피, 귤껍질)
기장	黍(서), 稷(직), 糜子(미자)

김	海苔(해태)
깻잎	紫蘇葉 (자소엽)
꿀	蜂蜜(봉밀), 蜜(밀), 蜂糖(봉당)
꿩	雉(치), 野鷄(야계), 山鷄(산계), 華蟲(화충)
냉이	薺菜(제채), 菥蓂子(석명자), 薺菜子(제채자)
녹두	綠豆(녹두), 靑小豆(청소두)
녹차	绿茶(녹차)
다래	獼猴桃(미후도), 羊桃(양도)
다시마	海帶(해대), 昆布(곤포)
달걀	鷄子(계자)
달래	小蒜(소산), 薤白(해백)
닭고기	鸡肉(계육)
닭똥집	鷄內金(계내금))
당근	胡蘿蔔(호라복), 紅蘿蔔(홍나복)
대구	大口魚(대구어)
대추	大棗(대조)
더덕	沙參(사삼), 山海螺(산해라)
도라지	桔梗(길경)
도미	鯛魚(조어)
동충하초	冬蟲夏草(동충하초), 蟲草(충초),
두릅	刺老鴉(자노아)
딸기	草莓(초매)
땅콩	落花生(낙화생), 花生(화생)
마	山芋(산우), 山藥(산약)
마늘	大蒜(대산), 葫蒜(호산)
망고	芒果(망과)
매생이	海藻(해조)

매실	烏梅(오매)
머루	蘡薁(영욱)
메밀	蕎麥(교맥)
멸치	鯷魚(제어)
명태	明太(명태), 北魚(북어)
모과	木瓜(목과)
무	萊葍(내복), 萊葍根(내복근)
문어	八稍魚(팔초어), 文魚(문어)
미꾸라지	鰍魚(추어), 鰌魚(습어), 泥鰍(이추)
미나리	水芹菜(수근채), 水芹(수근)
미역	海帶(해대), 甘藿(감곽)
민어	黃姑魚(황고어)
밀	小麦(소맥)
바나나	香蕉(향초)
밤	栗子(율자)
배	梨(이), 生梨(생리), 梨子(이자)
배추	白菜(백채), 菘菜(숭채)
뱀장어	鰻鯉魚(만리어), 鰻魚(만어)
버섯	蘑菇 (마고)
병풀	積雪草(적설초)
보리	大麥(대맥), 牟麥(모맥), 麥芽(맥아)
복분자	覆盆子(복분자)
복숭아	桃(도), 桃子(도자)
복어	河豚(하돈)
부추	韭菜(구채), 扁菜子(편채자)
붕어	鯽鱼(즉어), 鮒鱼(부어)
사과	苹果(평과)

산딸기	覆盆子(복분자)
살구	杏子(행자), 杏仁(행인)
상추	萵苣(와거)
새우	虾(하), 海虾(해하)
생강	生薑(생강), 薑(강)
석류	石榴(석류)
소라	螺(라), 海螺(해라)
솔잎	松叶(송엽), 松针(송침)
송이버섯	松蕈(송심)
송화	松花粉(송화분)
수박	西瓜(서과), 寒瓜(한과)
수수	高粱(고량), 蜀秫(촉출)
순무	蕪菁(무청)
시금치	菠菜(파채), 菠薐(파릉)
쑥	艾葉(애엽)
씀바귀	苦菜(고채), 山苦買(산고매)
아마씨	亞麻(아마), 亞麻仁(아마인)
애호박	小南瓜(소남과), 嫩南瓜(눈남과)
앵두	櫻桃(앵도), 朱桃(주도), 朱櫻(주앵)
양고기	羊肉(양육)
양배추	甘藍(감람), 藍菜(남채)
양젖	羊乳(양유)
연근	藕(우), 藕根(연근)
연꽃	蓮花(연화)
염소고기	山羊肉(산양육)
영지	靈芝(영지)
오리고기	鴨肉(압육)
오이	黃瓜(황과), 黃瓜藤(황과등)

오징어	烏賊魚(오적어)
옥수수	玉蜀黍(옥촉서)
완두콩	豌豆(완두), 蠶豆(잠두)
우렁이	田螺(전라)
우엉	牛蒡(우방)
우유	牛乳(우유)
울금	郁金(울금), 姜黃(강황)
율무	薏苡仁(의이인), 薏仁(의인)
은행	白果(백과), 佛指甲(불지갑)
잉어	**鯉魚**(이어)
자두	嘉慶子(가경자), 紫李(자리)
자라	**鱉**(별), 鼈甲(별갑)
잣	海松子(해송자), 松仁(송인)
전복	石**決**明(석결명), 복어(전복살)
조기	石首魚(석수어)
좁쌀	粟米(속미)
죽순	竹**笋**(죽순)
차조	粟米(속미)
참기름	胡麻油(호마유)
참깨	胡麻仁(호마인), 黑油麻(흑호마)
참새	雀肉(작육)
참외	**甜瓜**(첨과), 香瓜(향과)
찹쌀	糯米(나미), 粘米(점미)
카레	薑黃(강황)
커피	**咖啡**(가배), **咖啡粉**(가배분)
콩	大豆(대두), 黃豆(황두)
콩나물	豆芽(두아), 大豆黃卷(대두황권)

토란	芋头(우두), 野芋(야우), 土蓮(토련)
토마토	番茄(번가), 西红柿(서홍시)
파	**葱**(총), **大葱**(대총), **葱白**(총백)
팥	赤小豆(적소두), 紅小豆(홍소두)
포도	葡萄(포도)
표고버섯	**香覃**(향심), **蘑菰**(마고)
해바라기씨	葵瓜子(규과자), 葵花籽(규화자)
해삼	海参(해삼), 刺参(자삼)
호두	胡桃(호도), 核桃(핵도), 羌桃(강도)
호박	南瓜(남과), 金瓜(금과), 南瓜藤(남과등), 冬瓜(동과)
호박씨	南瓜子(남과자), 南瓜仁(남과인)
홍합	**红蛤**(홍합)
후추	胡椒(호초)

치매에 좋은 음식은 너무 많습니다만 이걸 다 드시라고 하는 건 아닙니다. 좋은 음식을 다 먹는다고 치매가 낫는 것도 아닙니다. 여기에 체질과 증상에 맞게 가려 먹는 게 더 중요합니다. 몸에 맞지 않은 음식이라도 소량을 적당히 먹을 때는 큰 문제가 없지만 한 가지 음식만 치우쳐서 많이 먹게 되면 탈이 날 수 있습니다. 그러므로 자신의 체질을 모를 경우에는 골고루 먹는 것이 안전하고, 만약 자신의 체질을 안다면 체질에 맞는 음식을 더 즐기시길 권해드립니다. 저자는 체질진단이 끝난 환자에게 체질에 맞는 식단을 제공하는데, 식단을 잘 준수한 환자들은 그 효과가 상당히 높다는 것을 매번 확인하고 있습니다.

다음은 위에 나열한 식품을 체질별로 정리해 보았습니다.

태양인 치매에 이로운 식품

감, 녹차, 다래, 동충하초, 머루, 메밀, 모과, 문어, 붕어, 새우, 소라, 솔잎, 송이버섯, 송화, 아마씨, 앵두, 완두콩, 포도.

태음인 치매에 이로운 식품

고구마, 고사리, 기장, 김, 다시마, 당근, 대구, 더덕, 도라지, 두릅, 땅콩, 마, 매실, 무, 미역, 밀, 밤, 배, 뱀장어, 버섯, 살구, 수수, 순무, 연근, 연꽃, 우유, 율무, 은행, 자두, 잣, 콩, 콩나물, 표고버섯, 호두.

소양인 치매에 이로운 식품

가물치, 가재, 가지, 게, 고들빼기, 굴, 녹두, 딸기, 매생이, 바나나, 배추, 보리, 복분자, 복어, 부추, 산딸기, 상추, 석류, 수박, 씀바귀, 애호박, 영지, 오리고기, 오이, 오징어, 우렁이, 우엉, 잉어, 자라, 전복, 죽순, 참기름, 참깨, 참외, 토란, 팥, 해삼, 호박씨, 홍합.

소음인 치매에 이로운 식품

감자, 겨자, 계피, 고등어, 고수, 고추, 귤, 깻잎, 꿀, 꿩, 냉이, 달걀, 닭고기, 닭똥집, 도미, 마늘, 망고, 멸치, 명태, 미꾸라지, 미나리, 민어, 병풀, 복숭아, 사과, 생강, 시금치, 쑥, 양고기, 양배추, 양젖, 염소고기, 옥수수, 울금, 조기, 좁쌀, 차조, 참새, 찹쌀, 카레, 토마토, 파, 해바라기씨, 후추.

4. 치매에 좋은 영양소

요즘은 인터넷 사이트를 통한 해외 물품 구매가 아주 쉽습니다. 외국의 상품을 아마존, 이베이, 등 외국의 쇼핑 사이트를 통해서 직접 구매하는 사람들이 늘어나고 있습니다. 특히 코로나 팬데믹 상황 하에 이런 회사들의 상품 판매는 급격히 늘어났다고 합니다. 국내에서는 살 수 없는 영양소 보충제도 누구나 쉽게 살 수 있습니다. 뿐만 아니라 TV 홈쇼핑에서도 건강식품 주문할 수 있습니다.

우리 국민들이 언론 방송에 대해서는 워낙 믿음성이 강합니다. 틀린 정보라도 방송에 나왔다면 다 믿어 버리는 습성이 있는 사람들이 많이 있습니다. 그래서 방송에 나와 영업하는 의사들의 말을 아무 비판 없이 받아들입니다. 아무리 방송에 나왔다고 해도 그 방송이 상업적 목적에서 그릇된 정보를 준다면 이 피해는 곧바로 시청자에게 돌아가기 때문이죠. 언론을 좀 더 비판적인 시각으로 봐야 합니다. 방송에 나왔다고 무조건 믿으면 절대 안 됩니다. 불특정 다수에 팔아야 하기 때문에 부작용이 있어서는 안됩니다. 특히 한약재는 같은 병이라도 체질에 따라 달리 복용해야 합니다. 예를 들면 녹용은 보양약으로서는 우수한 약재이지만 양의 기운이 넘쳐난 사람에게는 사용하면 부작용이 나올 수 있습니다. 다른 약재들도 마찬가지이지요. 지금처럼 언론이 시청률로 광고 수주에만 열을 올린다면 제대로 된 정보보다는 광고주의 입김에 좌우될 수도 있는 것입니다.

수년 전에 홈쇼핑에 나오는 쇼닥터들에 대해 제재를 가한 적이 있습니다. 하지만 여전히 활개를 치고 있는 몇몇 단골 쇼닥터들을 보면 그 무개념과 천박함이 얼굴을 달아오르게 합니다. 의사로서 자존심을 버리고 대놓고 장사하는 일은 이제 그만해야 하겠습니다. 그 피해는 모두 국민에게 돌아갑니다. 홈쇼핑방송이나 TV광고 등에서 좋다고 하면 나도 모르게 효능에 대해 맹신하고 빠져

들게 됩니다. 교묘하게도 한 채널에서 영양소에 대해 쇼닥터들이 나오면 같은 시간대에 반드시 다른 홈쇼핑채널에서는 그 영양소를 광고하고 있습니다. 텔레비전을 보면 사람들이 채널을 돌리면 방금 쇼닥터들이 설명한 그것을 팔고 있으니 어찌 현혹이 안 되겠습니까? 천박하기 그지없습니다. 그리고 시청자의 입장에서는 굉장한 위험을 초래할 수도 있습니다. 본인의 영양상태를 제대로 알지 못한다는 것입니다. 대부분의 사람들이 제대로 된 영양평가와 검진을 해보지도 않고 무조건 섭취하는 편입니다. 이런 태도는 영양의 불균형과 체내에서 독성으로 작용하는 과잉 영양을 만들 수 있습니다. 그러니 광고에 나온다고 바로 믿고서 구매해서는 안 되겠습니다. 한 번 더 깊이 생각하고 더 많은 정보를 찾아보고 선택해야 할 것입니다. 우리 소비자 스스로가 건강식품에 대한 정보를 잘 알고 그것이 나에게 잘 맞는 식품인지 아닌지를 잘 알아서 최대한 신중하게 선택해야 한다고 생각합니다. 다음은 치매에 좋은 영양소를 종류 별로 설명해 드리겠습니다. 여기에 수록된 영양소는 치매예방을 위해 가장 필수적인 영양소이며, 아래에 실린 모든 영양소는 자연의 식품으로 충분히 보충할 수 있는 영양소입니다. 굳이 합성 영양소를 사서 드시라는 것은 아닙니다. 자연에서 나는 천연 식품을 통해 보충하시길 더 권장하는 바입니다.

1) 오메가-3(Omega-3)

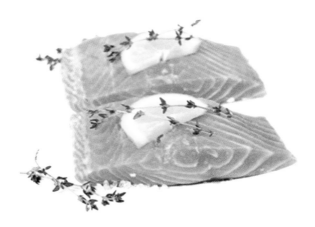

오메가-3는 체내에서 만들어지지 않는 필수지방산으로 식품을 통해 섭취해야만 합니다. 불포화지방산으로 지방의 생성을 억제하고 지방의 분해를 도와줍니다. 피를 맑게 하는 효과가 있어서 혈액 중의 중성지방을 감소시키고 염증과 혈액 응고를 억제하는 역할을 해서 관상동맥질환을 예방합니다.

알츠하이머 치매는 지질이나 지질대사의 변화와 밀접한 관계를 가지고 있습니다. 알츠하이머 치매의 주요 병리학적인 특성으로 하나는 아밀로이드 베타의 침착입니다. 아밀로이드 베타는 아밀로이드 전구체 단백질(APP)의 순차적인 분해 처리에서 유래합니다. 아밀로이드 전구체 단백질 및 아밀로이드 전구체 단백질 분해효소는 모두 막투과성 단백질로 지질 층에 가까이 위치합니다.

알츠하이머 치매 환자의 뇌척수액과 사후의 환자의 뇌에서 지방세포 축적을 볼 수 있습니다. 또한 ApoE 4는 치매의 가장 위험한 유전적 인자입니다. 이는 지질의 운반과 뇌지질대사에 풍부한 역할을 하는 뇌의 주요 지질단백질입니다. 여러 기전에서 보듯이 지질은 알츠하이머 치매의 원인에 중요한 역할을 합니다.

오메가-3 지방산 중에서도 중요한 세 가지는 식물성 기름에서 발견되는 α-리놀렌산 (ALA), 주로 해양 생물의 기름에서 발견되는 에이코사펜타엔산 (EPA)과 디에이치에이 (DHA)입니다.

에이코사펜타엔산(EPA)과 디에이치에이(DHA)가 많이 포함된 식품으로 등 푸른 생선인 연어, 참치, 정어리, 고등어, 꽁치 등이 있고, α-리놀렌산(ALA)이 많이 들어 있는 식품으로는 아마씨, 치아씨드, 들기름, 해바라기씨, 카놀라유, 들깨, 잣, 호두 등이 있습니다.

2) 티아민(thiamin)

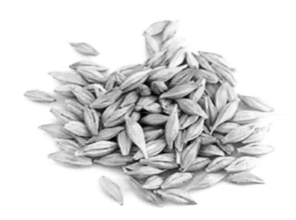

　비타민 B1은 수용성 비타민의 한 종류로서 탄수화물을 비롯한 에너지 대사를 조절하는데 관여합니다. 비타민 B1의 학명이 티아민인데 이는 구조에 유황이 붙어 있다는 의미입니다. 세포 활동에 필요한 에너지 생산에 관여하므로 우리 몸의 모든 또한 세포에 영향을 끼칩니다. 부족 또는 흡수 불량 시에는 피로, 허약, 불안, 두통, 부종, 심부전, 각기병, 근육통, 운동신경 장애 등이 나타납니다.

　뇌에는 절대적으로 필요한 영양소이고, 식사를 잘 못하는 경우와 오랜 단식, 임산부가 입덧을 오래 하여 음식을 잘 못 먹을 때, 기타 암이나 소화기 장애로 식사를 못할 때 등의 경우에 부족증이 생깁니다.

　티아민이 부족하게 되면 베르니케 뇌병증 (Wernicke encephalopathy)이 생길 수 있습니다. 뇌의 손상으로 발생합니다. 특징적으로는 나타나는 증상은 일어나지 않은 일을 사실처럼 꾸며내어 말하는 작화증이고 그 밖에 기억장애, 운동실조증, 안구운동 장애, 주의력 저하, 무관심이나 무감동 등이 있습니다.

초기에는 티아민을 공급하면 급격히 좋아집니다.

　티아민의 농도가 갑자기 떨어지면 의식이 혼탁해지고 몸의 중심을 잡지 못하고 시력이 흐려집니다. 술을 과도하게 마시는 습관성 음주자에게 흔히 나타나는 증상으로 알코올성 치매를 조심해야 합니다. 알코올성 치매가 와서 치료를 시작할 때 초기에는 비타민 B1을 집중적으로 복용해야 합니다.

　티아민이 많이 함유된 식품으로는 맥아, 아마씨, 돼지고기, 통보리, 효모, 현미, 감자, 귀리, 콩, 밤, 해바라기씨, 버섯, 아스파라거스, 시금치, 토마토, 가지 등이 있으며 마늘, 파, 양파, 부추 등 알리신(allicin) 성분이 많은 식품과 같이 먹으면 더욱 좋습니다.

3) 리보플라빈(Riboflavin, 비타민 B2)

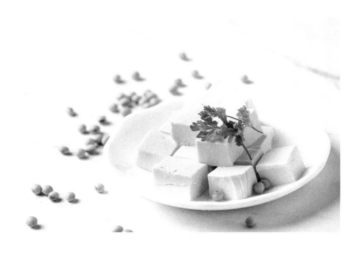

리보플라빈은 탄수화물, 지방, 단백질을 에너지로 바꿀 때 이용하는 조효소입니다. 산소를 공급하고 활성산소를 없애는 작용을 합니다. 지방의 대사에도 관여하므로 혈관 속의 과산화지질 중성지질 콜레스테롤을 감소하여 비만과 동맥경화를 예방하는 효과가 있습니다. 항산화 효소인 글루타치온의 기능을 도와 세포의 노화를 막습니다.

2018년 중국약학대학 연구 논문에 의하면 리보플라빈이 활성산소에 의한 알츠하이머 치매로부터 뇌를 보호한다는 것을 나타내는데, 아마도 잠재적인 항산화 특성 및 전사인자인 Nrf2 경로의 활성화 때문일 것이라고 보고하였습니다. 전사인자 Nrf2는 신체의 주요 방어 기전 중 하나로서 산화환원 조절, 단백질 정체, 생체 이물 해독 및 1차 대사를 비롯한 많은 중요한 세포 과정에 관여합니다.

2009년 연구 논문에 의하면 미토콘드리아 에너지 대사의 간헐적 감소로 편두통이 생기고 고용량의 리보플라빈이 치료 효과가 있다고 보고되었습니다. 리보플라빈은 두뇌의 미토콘드리아 기능장애로 생긴 편두통을 뇌의 에너지 대사를 촉진시키는 것으로 완화시켰습니다. 이밖에 헤모글로빈 수치를 상승시켜 빈혈에 좋고, 눈 건강, 심혈관 질환에도 도움이 됩니다.

수용성 비타민이고 독성이 없습니다. 간혹 종합 비타민제를 먹고 소변을 봤을 때 유독 노란색이 나오는 것이 리보플라빈 때문이므로 안심해도 됩니다. 에너지 섭취량이 많다면 비례해서 리보플라빈의 섭취를 높여주면 효과적입니다.

리보플라빈은 두부, 쇠고기 간, 귀리, 우유, 바지락, 아몬드, 연어, 사과, 대구, 토마토, 닭고기, 달걀, 메추리알, 시금치, 우유, 버섯, 고등어, 깻잎 등에 많이 포함되어 있습니다.

4) 니아신(Niacin, 비타민 B3)

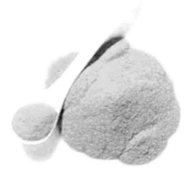

니아신 혹은 나이아신은 대표적인 비타민 B3라고 불리는 수용성 비타민입니다. 니코틴산라고도 합니다. 우리 몸에 저장되지 않습니다. 니아신에는 니코틴산과 니코틴아마이드 두 가지 형태가 있습니다. 니아신의 주요 역할은 니코틴아미드 아데닌 디뉴클레오티드(NAD)와 니코틴아미드 아데닌 디뉴클레오티드포스페이트(NADP)를 합성하는 것인데 NAD와 NADP는 인체 내 50여 가지의 산화 환원 반응의 조효소로 작용하여 에너지 생산과 영양소의 대사 등 생명유지에 필수적인 조효소입니다.

니아신은 뇌기능을 향상시키는데 도움을 주는 뿐만 아니라 관절, 위장, 피부 질환의 치료에 탁월합니다. 또 콜레스테롤을 낮추는 작용과 탄수화물 대사에도 중요한 역할을 하며 혈류를 증가시킵니다. 반면 소화기 장애 간기능 이상 피부 홍조 등 부작용도 있습니다.

니아신의 결핍증에는 펠라그라가 나타납니다. 펠라그라는 베르니케 뇌병증처럼 치매가 올 수 있는 병입니다. 니아신을 보충해 주면 쉽게 치료되는 질환입니다. 얼굴, 목, 손 등의 피부에 색소침착이 되어 암갈색으로 변하며 거칠고 벗겨지는 특징의 피부염, 지능 저하, 치매, 정신이상, 피로, 불안, 식욕 감퇴, 체중 감소, 극도의 설사 등을 유발합니다.

　니아신이 많은 식품에는 효모, 참치, 달걀, 소고기, 돼지고기, 닭고기, 간, 연어, 도다리, 명태, 홍합, 내장 우유, 밀가루, 버섯, 아보카도, 땅콩, 고구마, 현미, 완두콩 등에 있습니다.

5) 판토텐산(Pantothenic acid, 비타민 B5)

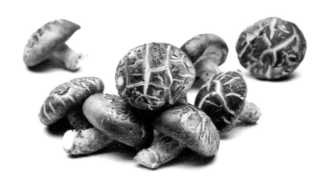

판토텐산(Pantothenic acid)은 비타민 B5라고도 불리며 탄수화물, 지방, 단백질 합성과 대사에 필수 요소이며 중추신경계 발달에 관여합니다 동식물에서 양은 작지만 대부분의 식품에 함유되어 있습니다. 판토텐산은 코엔자임 A 합성의 전구체인 수용성 비타민입니다. 이는 생명유지에 필요한 많은 생화학 반응에 필수적인 물질입니다.

판토텐산은 부신피질호르몬 즉 스테로이드호르몬을 만드는데 도움을 줍니다. 결핍될 경우 부신의 기능이 저하됩니다. 우리가 외부로부터 스트레스를 받으면 부신에서 코티졸과 같은 스테로이드 호르몬이 분비되는데, 이 호르몬이 면역력 증진과 염증 억제작용에 매우 중요한 역할을 합니다. 이런 역할 때문에 판토텐산은 비타민 C와 함께 항스트레스 비타민이라고 불리기도 합니다.

뇌에서는 신경전달물질인 아세틸콜린 합성에 관여하므로 학습과 기억에 중요한 역할을 합니다. 부족해지면 기억력이 떨어지고 치매로 발전할 수도 있습니다. 하지만 판토텐산은 알츠하이머병 치료제로 사용되는 콜린에스테라아제 억제제 약물의 효과를 증가시켜 심각한 부작용을 초래할 수 있습니다. 치매약 을 먹고 있는 사람이라면 절대로 도네페질, 메만틴, 갈란타민과 같은 약과 같 이 섭취하면 안 됩니다.

많이 함유한 식품으로는 표고버섯, 쇠고기 간, 해바라기씨, 송어, 플레인 요 구르트, 랍스터, 아보카도, 브로콜리, 계란, 우유, 치즈, 송이버섯, 완두콩, 대 두, 간장, 고추, 녹차, 효모, 통곡류 등 거의 모든 식품에 함유되어 있어서 음식 을 골고루 섭취할 경우 결핍은 거의 나타나지 않습니다.

6) 피리독신(Pyridoxine, 비타민 B6)

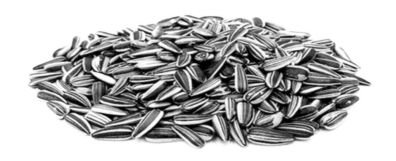

　피리독신은 비타민 B6의 3가지(피리독신, 피리독살, 피리독사민) 중의 하나입니다. 수용성 비타민이기 때문에 몸에 축적이 안 되는 영양소이며, 헤모글로빈을 생성하는데 필요한 필수적인 영양소입니다.

　피리독신은 엽산, 코발라민과 함께 혈중 호모시스테인을 파괴하는 성분으로 심혈관질환, 치매의 위험성을 낮추어 줍니다. 피리독신이 부족하게 되면 혈액 중에 호모시스테인이 증가하게 되고 호모시스테인이 증가하면 혈관뿐만 아니라 중추신경계의 DNA도 손상을 일으키게 됩니다.

　뇌에서는 세로토닌, 도파민의 양을 증가시키는 역할을 해서 기분을 좋게 하고 잠을 잘 자도록 도와줍니다. 그래서 행복비타민이라고 불리고 있습니다. 이밖에 피부를 건강하게 유지시켜 주는 효과도 있고 인슐린 합성의 조효소로도 관여하여 당뇨병에도 좋습니다. 실제로 당뇨병환자들의 다수가 피리독신이 부족하다는 연구도 있습니다. 당뇨병은 역시 치매의 한 원인이 될 수 있으므로 피리독신은 치매예방을 위해 꼭 필요한 영양소라고 할 수 있겠습니다.

　피리독신은 단백질 대사에 관여하고 우리 몸에서 에너지로 생산에 꼭 필요한 효소이기 때문에, 단백질을 많이 섭취하는 사람은 피리독신이 더 많이 필요합니다.

　피리독신이 풍부한 식품은 해바라기씨, 파실라 고추, 엔초 고추, 쌀겨, 밀기울, 생마늘, 참깨, 바나나, 시금치, 토란, 고구마, 감자, 콩류 등의 식물성 식품이나 육류나 생선류, 달걀 등 동물성 식품에 많이 들어있습니다.

7) 엽산(Folic acid, Folate, 비타민 B9, 비타민 M)

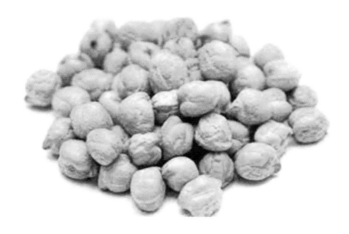

엽산은 DNA 및 적혈구 생성과 단백질 대사에 중요한 역할을 하고 신경세포의 정상 분화에 도움이 되는 영양소로 뇌기능과 정신 건강에 중요한 영양소이고, 심방병과 뇌졸중을 예방하는데 도움을 주는 영양소입니다. 엽산은 황(sulfur)을 포함한 아미노산으로, 체내에서 아주 적은 양으로 존재하지만 비중이 큰 아미노산입니다.

엽산은 호모시스테인(Homocysteine)을 해독해 주는 비타민입니다. 호모시스테인은 필수 아미노산인 메티오닌 대사의 산물입니다. 호모시스테인은 건강한 세포에서 빠르게 다른 산물로 전환되지만 그렇지 못할 경우 농도가 올라가게 되면 세포독성물질로서 혈관을 손상시켜 동맥경화증을 유발할 수 있습니다. 엽산과 비타민 B6, 비타민 B12는 호모시스테인의 대사 과정에 참여하는데 부족하면 호모시스테인의 양이 증가합니다. 호모시스테인의 수치가 6μM/L이 넘으면 해마의 크기가 더 빨리 줄어서 들어서 치매의 위험도 증가하는 것으로 알려져 있습니다.

엽산과 함께 시아노코발라민(비타민 B12), 피리독신(비타민 B6)을 복용하면 인지 기능 향상에 더욱 좋다고 알려져 있습니다. 아울러 엽산을 많이 섭취하면 알츠하이머병이 절반으로 줄어든다는 연구 결과도 있습니다.

반면 엽산의 혈중 농도가 과도하게 높을 때에도 알츠하이머병 위험이 높아진다는 연구가 발표된 바 있습니다. 분당서울대병원 정신건강의학과 연구팀에 따르면 60세 이상 2655명을 추적 연구한 결과, 엽산과 비타민 B12의 혈중 수치가 과도하게 낮은 경우뿐 아니라 높은 수치에서도 치매 위험이 증가했다고 국제학술지 '임상 영양(Clinical Nutrition)'에 기고했습니다. 이들은 비타민B 영양제를 과다 섭취했을 때 저호모시스틴혈증이 발생해 치매 위험이 오히려 증가했다고 보고했습니다. 적절한 섭취가 필요할 듯합니다.

엽산이 풍부한 식품으로는 병아리콩, 비트, 시금치, 쑥갓, 근대, 무잎, 상추, 케일, 아스파라거스, 브로콜리, 깻잎, 콩류, 옥수수, 바나나, 오렌지, 딸기, 토마토, 아보카도 등입니다. 엽산은 요리를 할 때 파괴되기 쉽기 때문에 신선한 상태로 섭취하는 것이 좋습니다.

8) 시아노코발라민 (Cyanocobalamin, 비타민 B12)

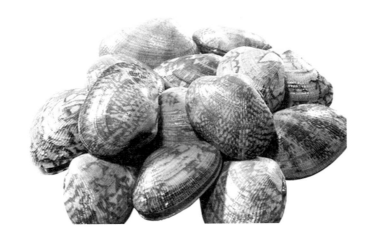

비타민 B12는 수용성 비타민이고 미네랄의 일종인 코발트를 포함해서 코발라민이라고도 불립니다. 시아노코발라민은 신경 세포를 감싸고 있는 수초(마이엘린, Myelin)를 만들어 내는데 이용됩니다. 따라서 신경세포를 보호하는 작용이 있고 신경세포를 활성화합니다. 또 악성 빈혈의 예방과, 에너지 대사에 도움을 주며, DNA나 단백질의 합성의 조절에도 이용됩니다.

시아노코발라민은 혈액 내 호모시스테인 수치를 낮추고 신경 손상을 방지하고, 신경 전달 물질인 아세틸콜린 합성에 기여하여 기억력과 학습력 향상을 높입니다. 치매 환자는 비타민 B12가 많이 부족합니다. 기억력이 떨어지기 시작할 때 한 번쯤 영양소 검사를 해보면 여러 영양소 중에서 특히 비타민 B6, B9, B12 등이 결핍되어 있는 것을 확인할 수도 있는데 반드시 보충해 주고 가야 합니다. 시아노코발라민을 많이 함유한 식품에는 바지락, 굴, 모시조개, 홍합, 가자미, 홍어, 계란, 우유, 소고기, 양고기, 동물의 간 등이 있습니다.

9) 레시틴(Lecithin)

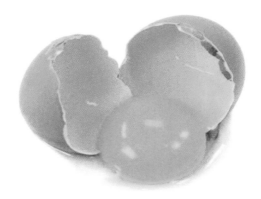

    프랑스 화학자가 시어도어 고블리가 1846년에 계란 노른자에서 처음 분리 해낸 레시틴은 포스파티딜콜린, 포스파티딜이노시톨, 포스파티딜세린, 포스 파티딜에탄올아민 등으로 구성되어 있습니다. 세포막의 일부이며, 뇌, 혈액, 신경 및 기타 조직의 중요한 부분에 인지질로 구성되어 있습니다. 인지질의 꼬 리는 지방산과 글리세롤로 이루어진 소수성이라서 물과 잘 섞이지 않고 머리 는 친수성이라 물과 잘 어울립니다. 머리 부분에 인산과 콜린이 붙거나 이노시 톨이 붙거나 세린이 붙어서 이들을 공급해 줄 수 있습니다.

    특이한 구조로 물과 기름을 섞게 하는 유화 작용이 있어서 혈관벽에 들러붙 은 지방을 녹여서 고혈압과 동맥경화를 예방하고 콜레스테롤 수치 개선합니 다. 주요 성분 중 이노시톨은 혈중 지방분해에 도움을 주어 지방간 등 간 질환 및 담석 예방합니다. 다른 성분으로 콜린은 인지력을 향상시키고 뇌 기능 개 선해서 치매를 예방합니다. 면역력을 강화하는 작용도 있어서 그 쓰임새가 끵

장히 넓습니다.

　레시틴이 풍부하게 들어 있는 음식에는 계란 노른자, 대두, 해바라기씨, 유채꽃 씨앗, 애호박, 해산물, 우유, 옥수수, 목화씨 등이 있습니다. 비교적 분리하기 쉽고 값도 싸서 초콜릿, 빵, 과자 사탕 사료 등 여러 곳에 사용되고 있습니다.

10) 포스파티딜콜린 (Phosphatidylcholine)

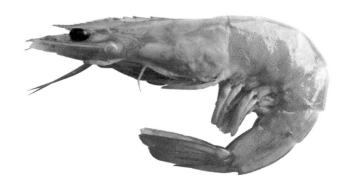

레시틴의 일종인 포스파티딜콜린은 세포막의 주요 구성 성분인 인지질의 하나로, 친수성 머리 부분에 콜린이 붙어 있는 구조입니다. 레시틴의 대표 격으로 세포막의 60% 정도를 차지하며, 쓸개즙의 구성 성분 중 하나 이기도 합니다. 나이를 들면서 체내의 양이 점점 줄어들기 때문에 식품이나 보충제를 통해 보충해 줘야 합니다.

포스파티딜콜린이 분해되어 나온 콜린에서 아세트콜린이 합성 가능합니다. 따라서 포스파티딜콜린이 부족하면 뇌에서 인지 기능과 기억력을 담당하는 아세틸콜린 합성에 영향을 미치기 때문에 치매 위험이 높아질 수 있습니다. 그 밖에 포스파티딜콜린은 간 해독 및 간 보호 역할이 있고 지질대사에도 관여합니다. 또한 암세포, 박테리아나 바이러스에 의한 세포, 노화된 뇌세포의 세포 사멸을 도와주는 역할을 합니다. 즉 포스파티딜콜린이 활성화되면 새로운 세포로 바뀌는 속도가 빨라져서 뇌기능이 향상되어 기억력과 주의력 등 인지 능력이 좋아집니다.

핀란드 이스턴대 연구팀의 연구 결과에 의하면 포스파티딜콜린을 많이 섭취량 최상위 그룹이 최하위 그룹에 비해 치매발생률이 28% 낮게 나온 것으로 나타났습니다.

포스파티딜콜린을 많이 함유한 식품으로는 계란, 대두, 새우, 육류, 낙지, 브로콜리 등이 있습니다.

11) 포스파티딜세린 (Phosphatidylserine [PS])

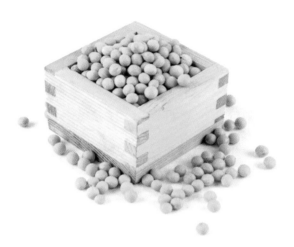

포스파티딜세린은 레시틴의 일종으로 친수성 머리 부분에 아미노산의 일종인 세린이 붙어 있는 구조로 되어 있습니다. 아미노산과 지방산이 들어있는 인지질(Phospholipid)의 하나로 세포막을 구성하는 성분입니다. 특히 뇌 세포막에는 전체 인지질의 13~14% 정도로 많이 들어 있습니다. 세포막 중간에 곳곳이 포함되어 세포막의 유연성을 도와줍니다. 세포막은 신경전달물질과 이온들의 통로가 되므로 세포막의 유연성이 매우 중요합니다. 신경세포의 성장과 분화에 꼭 필요한 성분으로 뇌세포를 보호하는 역할도 합니다.

포스파티딜세린은 아세틸콜린, 노르에피네프린, 도파민, 세로토닌 및 여러 신경 전달 물질의 대사에 영향을 미치는 것으로 알려져 있습니다. 중국 치치하얼 의과대학의 한 연구팀의 연구에 의하면 포스파티딜세린이 과산화물 제거효소(SOD) 수치를 증가시킴으로써 알츠하이머 치매 환자 뇌의 콜린에스테라아제 감소 및 해마의 염증 손상을 개선하여 기억력 향상하게 했다고 보고하였습니다.

또한 포스파티딜세린은 감염된 세포나 기능이 떨어져 필요 없는 세포, 노화된 세포를 제거하는 세포사멸(Apoptosis, 세포자살)이라는 기전에 관여해서 신경세포의 기능이 좀 더 강화되게 합니다.

포스파티딜세린은 다른 인지질과 달리 체내에서 완전 합성이 되지 않습니다. 또 나이가 들수록 점차 부족해지므로 음식물이나 보충제 등 별도의 방법을 통해 섭취해야 합니다. 특히 술을 많이 먹는 경우에는 포스파티딜세린 농도가 떨어집니다. 흔히 술을 많이 먹으면 머리가 나빠진다는 말도 이런 이유입니다. 함께 섭취하면 더 좋은 효과를 보는 보충제로는 오메가-3인데 특히 DHA와 같이 섭취하면 더 좋다고 합니다.

함유식품으로는 대두, 해바라기씨, 소의 뇌, 생선, 달걀노른자 등이 있습니다.

12) 시티콜린 (Citicoline, CDP 콜린)

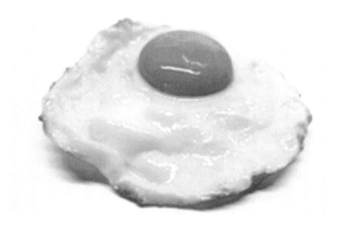

　시티콜린은 세포막 인지질의 재료인 포스파티딜콜린의 합성에서 필수적인 전구체입니다. 체내의 간과 소장에서 사이티딘과 콜린으로 분해되고 사이티딘은 다시 유리딘으로 변환합니다.

　시티콜린은 원래 뇌졸중 환자의 기억력과 사고력을 향상시키는 약으로 사용되었으며, 노르에피네프린, 도파민, 세로토닌 증가를 돕기 때문에 치매 예방에 도움이 되도록 사용됩니다. 이밖에 혈관인지 장애, 파킨슨병, 과잉행동장애, 녹내장 등에도 사용됩니다.

　씨티콜린이 많이 함유된 음식은 육류와 동물의 간, 뇌, 허파 등과 같은 장기, 계란 노른자 등입니다.

13) 유리딘 (Uridine)

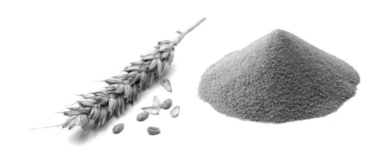

유리딘은 알엔에이(RNA)에 있는 5가지 주요 뉴클레오시드의 하나입니다. 나머지들은 아데노신, 티미딘, 사이티딘, 구아노신입니다. 유리딘은 뇌의 신경세포막을 구성하고 시냅스를 생성하는 데 필요한 성분이고 도파민의 신호를 받는 수용체를 성장시키는 것으로 알려져 있습니다.

치매나 경도인지장애(MCI)에서는 뇌가 필요로 하는 핵심 영양소인 유리딘이 병리학적으로 결핍되어 있습니다. 정상적인 노화 과정과 비교할 때 알츠하이머 치매 환자는 동일 연령층에 비해 5~25% 부족하다고 합니다.

2021년 미국 마이애미 대학 밀러 의과대학 신경학부의 배리 바멀 교수팀의 연구 논문에 의하면 유리딘과 콜린은 DHA와 상승 작용하여 포스파티딜콜린 형성을 증가시키고, 이러한 영양소를 결합하여 신경 보호를 제공하고 신경 생성을 촉진한다고 보고되고 있습니다.

유리딘을 많이 함유한 식품으로는 맥주 효모, 빵효모나 동물의 간·췌장, 사탕수수, 당밀, 생선, 브로콜리, 호두, 토마토 등이 있습니다.

14) 알파-지피씨 (Alpha-Glyceryl Phosphoryl Choline, 콜린알포세레이트)

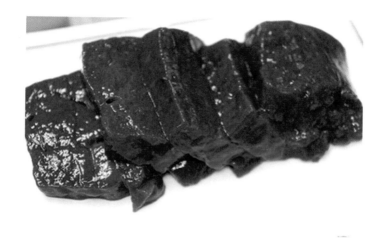

알파-글리세릴포스포릴콜린 (GlycerylPhosphorylCholine)을 줄여서 알파지피씨라 하고 콜린알포세레이트라고도 합니다. 알파지피씨는 체내에서 포스포릴콜린으로 전환되어 신경 전달물질인 아세틸콜린 합성을 위한 콜린의 공급원이 됩니다. 콜린과 달리 뇌혈관장벽을 통과할 수 있어서 뇌내 아세틸콜린 수치를 효과적으로 높입니다. 따라서 알파지피씨는 기억과 학습 능력을 향상시키는데 있어서 매우 유용하다고 알려져 있고 알츠하이머병, 치매, 뇌졸중 등의 뇌혈관 질환 개선에 많은 도움이 됩니다. 또, 알파지피씨는 성장 호르몬 수치를 증가시켜 줍니다.

하지만 치매 예방 물질로 가장 논란이 많은 것이 알파지피씨입니다. 문제는 음식에서 섭취된 것과 약으로 혹은 보충제로 섭취된 것의 차이입니다. 현재 뇌영양제로 치매 예방 목적으로 병원에서 가장 많이 처방하는 약인데 국내에서는 처방을 받아야만 하고 외국에서는 건강기능식품으로 판매되고 있습니다. 하지만 외국에서도 효과와 안정성 때문에 뇌혈관질환이나 치매를 예방할 수 있다는 것을 표시한 회사들에게 페널티를 주고 이런 식의 광고를 못하게 하고 있습니다.

콜린은 위장관에서 장내 미생물에 의해 트리메틸아민으로 변환되는데 이물질이 간에서 대사 되면서 트리메틸아민엔옥사이드(TMAO)라는 물질로 변환됩니다. 이 물질이 동맥경화를 만드는 물질입니다. 콜린알포세레이트는 육류나 계란, 생선, 우유 등으로 충분히 보충이 가능한데 거기에 보충제까지 먹게 되면 동맥경화가 와서 심장병이나 중풍 등 질환에 걸릴 확률이 높아지게 되는 것입니다. 콜린알포세레이트를 복용한 사람이 복용하지 않는 사람에 비해 뇌졸중(중풍)은 43%나 증가합니다. 또한 이 약을 복용하는 사람들의 처방일 수가 높을수록 뇌경색과 뇌출혈의 위험이 높다는 것이 확인되었습니다. 예방 목적이라면 더욱더 보충제는 필요 없습니다. 왜냐면 정상인 사람은 뇌 속에 아세틸콜린 양이 부족하지 않기 때문에 미리 먹을 필요가 없기 때문입니다. 마치 무릎에 퇴행성 관절염이 올 것이니까 인공관절 수술을 미리 해 두자는 어처구니없는 발상과 같은 것입니다.

좋은 성분을 못 먹을까 봐 걱정하실 필요는 없습니다. 우리는 음식을 통해서 충분히 공급받을 수 있습니다. 알파 지피씨가 풍부하게 함유된 음식은 주로 소고기 간, 계란, 우유, 시금치 등입니다 콜린 양으로 따져서 단백질 80g 정도인 생선이나 육류 한 토막 혹은 계란 한 두 개면 충분합니다.

15) 타우린

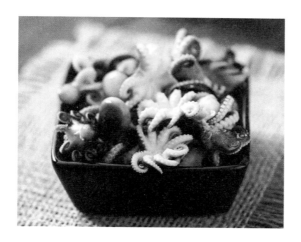

피로회복제 성분으로 잘 알려진 타우린은 인지기능에도 도움이 됩니다. 타우린은 뇌 세포의 안과 밖의 삼투압을 일정하게 유지하는 역할을 하고, 뇌의 교감신경에 대해 억제작용을 나타내어 혈압의 안정화 및 뇌졸중의 예방에 도움이 됩니다.

치매 치료에 타우린이 도움이 된다는 연구결과도 나와 있습니다. 한국과학기술연구원(KIST) 연구팀에 따르면 알츠하이머에 걸린 쥐가 타우린을 꾸준히 먹은 후 뇌 조직에서 기억력과 연관이 높은 신경세포가 활성화됐고, 알츠하이머 진행 시 나타나는 신경 염증이 줄어든 것이 확인되었다고 발표했습니다.

타우린의 효능은 다양합니다. 우선 타우린은 동맥경화, 협심증, 심근경색 등을 유발하는 저밀도 지단백질(LDL) 콜레스테롤의 생성을 억제하고, 혈관 조직에 침투되어 있는 콜레스테롤을 분해시키는 고밀도 지단백질(HDL) 콜레스테롤의 양을 증가시켜 혈관 내 혈소판 응집작용뿐 아니라 각종 혈관계 질환의 예방에 효과가 있다고 알려져 있습니다 또한, 담즙 분비를 촉진해 간 기능을 원활하게 해 숙취 해소에도 도움이 됩니다.

이밖에도 심장의 저칼슘 상태에서 심근의 수축력이 저하할 때 수축력을 증가시키고 역으로 고칼슘의 경우 수축력을 감소시켜 부정맥이나 심부전에 유효하다고 알려져 있습니다. 타우린은 피로 해소에도 효과적입니다.

타우린의 장점 중 하나는 많이 섭취해도 몸에 축적되거나 독성이 생기지 않는다는 점입니다. 주로 어패류에 많이 함유돼 있습니다.

대표적인 음식은 주꾸미입니다. 주꾸미는 100g당 1305mg의 타우린을 함유하고 있는데 이는 낙지(573mg), 꼴뚜기(733mg) 보다 훨씬 많은 양입니다. 쭈꾸미에는 단백질, 칼슘, 칼륨, 인, 셀레늄, 철, 비타민 A, B12, 비타민 C, 오메가 3 성분이 들어 있고 빈혈 예방, 시력 보호, 면역 증강 효과와 심장 질환과 암 예방, 알츠하이머병 발생 억제 효과와 항산화 및 혈압 강화 작용, 동맥경화 예방에 효과가 있습니다. 굴과 대게, 대하도 풍부한 타우린이 들어 있습니다. 굴 100g에는 타우린 1130mg이 들어 있고, 대게 100g에는 타우린이 약 450㎎ 정도 들어있습니다. 대하에는 타우린 이외에 키토산, 비타민 B1, B2, B6, D, E, 오메가3, 셀레늄 성분이 있으며 아미노산, 비타민, 미네랄 성분이 신경 세포 보호, 활성화시켜 인지 기능 저하를 막아주며 강력한 활성화 산소 제거, 신경세포와 심장 근육 보호, 노화 현상을 억제해 줍니다. 이밖에 타우린이 풍부한 생선으로는 아귀, 도미, 명태, 오징어, 홍합, 꼬막, 바지락, 새우 등이 있습니다.

16) 설포라판(Sulforaphane)

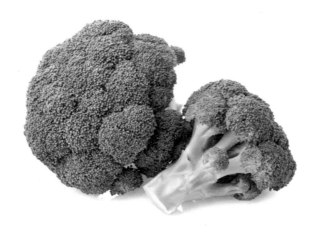

　암예방과 치료에 널리 알려진 설포라판은 치매의 치료와 예방에도 도움이 됩니다. 논문에 의하면 설포라판은 강력한 항산화 효과를 갖고 있기 때문에 면역세포를 도와 질병을 유발하는 염증을 억제하는 작용이 있다고 합니다. 또한 설포라판이 풍부한 식품을 매일 적정량 먹으면 치매, 각종 암, 당뇨 자폐증, 알레르기 질환에 도움이 된다고 보고되어 있습니다.

　서울대 식품바이오융합연구소 김지영 교수와 동대학교 농업생명과학대 이기원 교수는 설포라판이 알츠하이머 치매를 일으키는 단백질 제거와 기억력 손상을 예방한다 사실을 확인했습니다. 이들은 설포라판을 투여한 쥐에서 외상성 손상, 기억상실 그리고 인지능력 감퇴와 같은 장기적 손상으로부터 뇌를 보호할 수 있다는 실험 결과 2018년 국제학술지 '몰레큘러 뉴트리션 & 푸드 리서치'에 발표했습니다.

　설포라판은 특히 브로콜리에 많이 들어 있습니다. 원래 항암 슈퍼푸드로 알려진 브로콜리는 암 분야에서 세계적인 권위를 자랑하는 미국 국립 암연구소가 항암 예방 식품 1위로 꼽은 바 있습니다.

그런데 암에 있어서는 최고의 식품으로 이미 인정받은 바 있는 브로콜리가 이번엔 치매예방 식품으로 주목받기 시작한 것입니다. 바로 브로콜리에 든 설포라판(sulforaphane) 성분이기 때문입니다. 설포라판은 강력한 항산화제이고 노화에 따라 감소되는 인체 면역력 회복에 큰 도움을 준다고 밝혀졌습니다.

설포라판 성분은 성숙된 브로콜리보다는 싹에 20~50배나 더 많이 함유되어 있다고 합니다. 가정에서 콩나물 키우듯이 재배하여 드시면 됩니다. 새싹에서도 4~5일째 되는 싹에서 가장 많은 양의 설포라판을 함유하고 있다니 참고하시길 바랍니다. 다양한 연구 임상에서 브로콜리 새싹과 브로콜리 씨앗 추출물을 꾸준히 섭취할 경우 알츠하이머병 예방과 뇌와 관련된 질환 중에 파킨슨병과 우울증 특히 자폐증(Autism spectrum disorder)에서 증상을 감소시킨다는 연구 결과들이 나오고 있습니다

설포라판 성분을 많이 함유하고 있는 식품은 초록색을 띠는 십자화과 채소입니다. 십자화과 채소는 꽃잎 네 개가 열십(十)자 모양을 하는 식물을 일컫는데 브로콜리, 케일, 양배추, 냉이, 무, 겨자, 청경채, 등이 있습니다.

17) 마그네슘

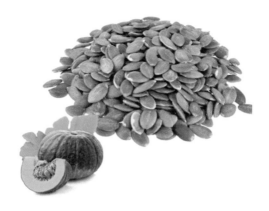

　새로운 정보를 접할 때 뇌세포 사이 즉 시냅스 공간에 전기 화학적인 자극이 주어집니다. 이러한 자극이 반복되면 뇌의 시냅스 연결구조에 변화가 생깁니다. 이렇게 새로운 신경경로를 형성하는 것을 시냅스 가소성이라고 합니다. 마그네슘은 시냅스 가소성을 향상시키고 인지기능을 강화하는 필수 성분으로 밝혀져 있습니다.

　연구논문에 의하면 50-70세의 장년층을 대상으로 마그네슘 1.5~2그램을 12주간 복용한 실험 결과에서 추론능력, 계획화, 구조화, 문제 해결력의 강화를 보여주었습니다. 또한 마우스에게 공급했을 때는 독성 아밀로이드 베타의 축적을 방지하는 것으로 나타났습니다. 한편 네덜란드 에라스무스대학 연구팀은 평균 연령 64.9세의 치매가 없는 사람 9569명을 대상으로 8년 동안에 걸쳐 혈중 마그네슘 양을 조사한 결과 마그네슘의 혈중 농도가 지나치게 높거나 낮은 경우 모두 치매 발병 위험이 혈중 농도가 적당한 사람들보다 30% 더 높은 것으로 나타났다고 뉴롤로지(Neurology)에 발표했습니다.

마그네슘은 칼슘과 반대되기도 하고 협력하기도 합니다. 칼슘은 세포 외액에 많이 있고 마그네슘은 세포 내액에 많습니다. 두 미네랄이 세포 내액과 외액 사이를 이동하며 상호 균형을 이루어 근육의 수축이완과 심장박동을 가능하게 합니다. 칼슘이 근육의 수축에 필요하다면 마그네슘은 이완에 필요합니다. 건강에 관심이 있는 일반인들은 눈밑떨림 증상이 있으면 제일 먼저 마그네슘 부족을 의심합니다. 하지만 눈밑떨림 증상은 갑상선 기능 항진, 피로, 카페인, 스트레스, 마그네슘 부족 등 여러 가지 원인이 있습니다.

　현대인들은 마그네슘이 부족한 생활습관을 가지고 있습니다. 식생활에 있어서 설탕, 카페인, 술, 탄산음료 등을 많이 즐기는데 이는 마그네슘을 콩팥을 통해 잘 빠져나가게 합니다. 그러니 마그네슘 보충제를 드시면서 이러한 음식을 즐긴다면 쓸데없이 소비를 하는 셈입니다. 혈압약이나 심장약에 사용하는 이뇨제도 마그네슘 부족을 야기합니다 골다공증을 예방하려고 먹는 칼슘보충제는 마그네슘 흡수를 감소시킬 수 있습니다. 그러니 다른 약물과 함께 중복 섭취하지 않도록 주의해야 합니다.

　마그네슘은 스트레스를 완화하는 데 사용되기 때문에 스트레스를 받게 되면 마그네슘의 요구량이 증가합니다. 때문에 과도한 스트레스는 마그네슘 결핍을 유도합니다. 결핍이 되면 정서적으로 불안하고 과민반응을 나타내며 수면의 질에도 영향을 미쳐 불면 혹은 깊은 잠을 이루기가 어렵습니다. 혈압을 안정시켜서 칼슘과 더불어 '항스트레스 미네랄'이라고 불립니다. 신경계통의 흥분을 진정시키는데 꼭 필요한 영양소이고 우울증 완화시키거나 금단증상의 개선에 도움을 준다는 연구가 있어서 이래저래 뇌의 기능에 좋은 영양소입니다

　마그네슘은 엽록소의 구성 성분이므로 식물성 식품에 풍부하며 녹색채소에 많습니다. 식품으로는 호박씨, 시금치, 무청, 들깻잎, 마늘, 고구마, 콩, 참깨, 밀, 메밀, 두부, 현미, 코코아, 아몬드, 호도, 땅콩, 레몬, 바나나, 다시마, 대구, 고등어, 잉어, 청어, 오징어 게, 새우 등이 있습니다.

18) 사포닌(Saponin)

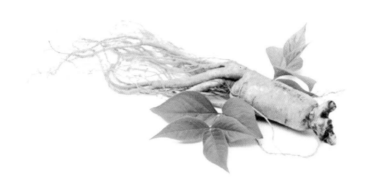

사포닌은 식물의 뿌리, 줄기, 잎, 껍질 등에 분포하는 성분으로 보통 인삼에 많이 함유되어 있는 것으로 알려져 있습니다. 스테로이드(steroid), 스테로이드 알카로이드(steroid alkaloid), 트리테르펜(triterpene)의 배당체로, 수용성 물질로 비누와 같은 발포작용을 나타내는 물질의 총칭입니다. 여러 식물에서 추출되며 해삼, 성게와 같은 극피동물에서도 포함되어 있습니다.

인삼의 진세토사이드 Rg1과 Rb1은 신경 가소성을 증가시키며, 특히 Rg1은 신경원본세포의 증식 및 분화속도를 증가시킬 수 있어서 알츠하이머병 치매와 같은 신경퇴행성 장애의 치료에 좋은 효과가 있습니다. 실험에 의하면 사포닌의 한 종류인 티모사포닌은 아밀로이드 베타 유도 치매 쥐에서 학습 및 기억능력을 현저하게 증진시켰다고 보고되고 있습니다.

사포닌의 신경보호 효과는 여러 기전으로 입증되었습니다. 먼저 사포닌은 항산화 작용이 있습니다. 이는 신경세포에서 활성산소에 의한 산화스트레스를 억제하는 기전입니다. 즉 과산화물 제거효소(superoxide dismutase,

SOD), 글루타치온과산화효소(glutathione-peroxidase)의 항산화효소 활성 증가와 관련이 있습니다. 사포닌은 뇌 신경전달물질인 아세틸콜린의 농도를 높이기 때문에 학습·기억 신호를 뇌세포에 잘 전달합니다. 또한 세포사멸에 관여하여 이를 억제하기도 합니다. 이외에도 신경돌기 외향생장 촉진 및 신경자극 전도부의 잠재적 복원 활성을 보여주는 연구도 있습니다.

수면의 질이 낮아서 불면증에 시달리거나, 오랜 병으로 약을 계속 복용하거나, 수술 후 혹은 항암제 치료나 방사선 치료 후에는 면역이 낮아집니다. 우리 몸의 면역력이 떨어지면 치매에 걸릴 확률이 높아집니다 사포닌은 몸의 면역력을 높여줍니다.

사포닌이 많이 함유된 식품으로는 인삼, 도라지, 더덕, 감초, 칡, 두릅, 생강, 당근, 마늘, 콩, 시금치, 파슬리, 양파, 영지버섯, 은행, 해삼, 성게 등이 있습니다.

19) 과산화물 제거효소(superoxide dismutase, SOD)

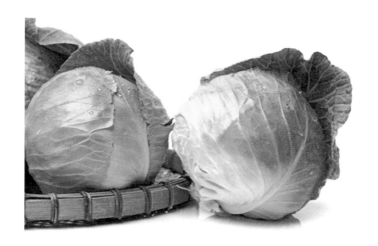

"질병의 90%는 활성산소 때문에 생긴다." 지금부터 30년 전인 1991년 존스 홉킨스 의과대학은 우리 몸의 질병은 대부분 활성 산소에 의해서 생긴다고 보고했습니다.

모든 생명체는 섭취한 음식물로부터 에너지를 얻기 위해 산소를 사용합니다. 세포 내 미토콘드리아에서 섭취한 영양물질을 태우다 보면 완전연소가 되지 못하고 전체의 2~3% 정도는 그을음이나 매연과 같이 불완전한 연소 물질이 생깁니다. 이를 통틀어 활성산소(Reactive Oxygen Species, ROS)라고 합니다.

실제로 활성산소는 치매, 파킨슨병 등 뇌의 질환뿐만 아니라 각종 암, 류머티즘 관절염 등 자가면역질환, 백내장, 녹내장 등 안과 질환, 고혈압, 당뇨병, 심장질환, 동맥경화 등 대사증후군 질환, 위염, 위궤양, 대장염 등 소화기계 질환, 천식, 기관지염 등 호흡기질환, 아토피, 알레르기, 피부염, 피부노화 등 피부질환 같은 거의 모든 질환의 주범으로 알려져 있습니다.

자연계에서 산소는 홀로 있는 것을 싫어하고 전자와 같이 있으려고 합니다. 즉, 전자를 취해서 산화작용을 합니다. 활성산소도 마찬가지로 전자를 좋아합니다. 다만 정상적인 인체의 구성물질 즉, 세포의 주요 구성물질인 단백질, 지질, DNA 등에서 전자를 빼앗아오게 되면 문제가 되고 이를 '유해한 산화작용'이라고 합니다. 이러한 나쁜 작용을 막는 것을 항산화라고 합니다. 과산화물 제거효소 (superoxide dismutase, SOD)는 인체 내의 항산화 효소 중 가장 강력한 효소입니다. 이는 우리 몸속의 각종 질병이 되는 원인인 활성산소를 물과 산소로 중화해서 없애 주는 역할을 합니다. 과산화물 제거효소(superoxide dismutase, SOD)는 구리(Cu), 아연(Zn), 망간(Mn), 철(Fe), Ni(니켈)등을 보조 인자로 사용하여 활성산소를 만나면 부족한 전자를 건네받고 과산화수소(H_2O_2)가 됩니다. 이 과산화수소는 카달라아제와 글루타치온을 만나 물(H_2O)로 변한 후 배출됩니다. 이런 작용을 통해서 활성산소를 제거하여 산화스트레스로 손상된 뇌신경, 혈관, 관절, 폐, 피부, 등의 회복하고, 활성산소(ROS) 생성을 늦추는 작용으로 각종 세포 손상 방지 예방에 중요한 역할을 합니다.

과산화물 제거효소(superoxide dismutase, SOD)가 풍부한 식품으로는 양배추, 강황, 녹차, 브로콜리, 엉겅퀴, 칸탈로프 멜론, 블루베리, 토마토, 아스파라거스, 차가 버섯, 홍삼, 고구마, 보리 새싹, 민들레, 고들빼기, 당근, 포도 등이 있습니다.

20) 필로퀴논(phylloquinone)

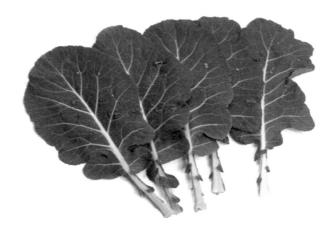

비타민K는 1935년에 발견된 지용성 영양소로서 혈액 응고에 관여하는 7가지 단백질의 생물학적 활성화에 관여하는 조효소로 알려져 있습니다. 또한 비타민K는 뼈와 칼슘의 대사에도 역할을 합니다. 뼈를 형성하는데 도움이 되는 비타민D와 함께 복용하였을 때 상호 작용을 더 좋은 결과를 나타냈다고 보고되고 있습니다. 종류로는 퀴논 구조의 사슬의 형태에 따라 비타민K1(필로퀴논)과 비타민K2(메나퀴논), 비타민K3(메나디온)로 나뉩니다.

필로퀴논은 녹색 식물 특히 잎에 많이 존재하기 때문에 식물성 비타민K라고도 부르기도 합니다 지용성 비타민으로 공기 및 수분에는 비교적 안정하지만, 햇빛에는 잘 분해됩니다.

최근 몇 년 동안 동물 실험에서 필로퀴논이 뇌세포 발달과 생존에 비타민K가 관여한다는 사실이 밝혀졌습니다. 사람을 대상으로 한 다른 논문에서는 비타민K 섭취가 노인의 인지 및 행동과 관련이 있는지 여부를 결정하는 것이었는데 필로퀴논 섭취량이 가장 낮은 참가자와 비교하여 섭취량이 많은 참가자는 평균 MMSE 점수가 더 높게 나왔습니다. 2019년 이탈리아 로마 사피엔자 대학의 연구팀은 비타민K와 인지 사이의 관계를 연구한 논문을 발표했습니다. 논문에서 혈청 필로퀴논이 높은 모집 대상자는 언어적 일화 기억에서 더 나은 수행을 보인 반면 비언어적 일화적 기억, 집행 기능 및 처리 속도와는 상관 관계가 발견되지 않아 기억 강화에서 비타민K가 중요한 역할을 한다고 강조했습니다.

필로퀴논은 주로 짙은 녹색을 가진 식물에 많습니다. 함유량이 많은 식품으로는 케일, 순무, 콜라드, 시금치, 브로콜리, 콩나물, 양배추, 상추, 대두유, 카놀라유 등이며 많은 양이라도 독성이 없습니다.

21) 카테킨(Catechin)

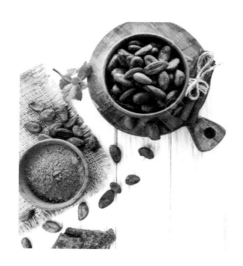

카테킨은 폴리페놀의 일종입니다. 폴리페놀은 자연계에 존재하는 맛이 쓴 색소성분으로 5000여 가지나 됩니다. 이중 항산화 물질로 알려진 플라보노이드(Flavonoid)의 일종입니다. 카테킨은 치매예방, 인지력 개선, 집중력 강화에 도움을 줍니다. 체내에서 생성된 담음과 같은 노폐물을 배출해 검버섯 면적을 상당히 줄여 줍니다. 이외에도 콜레스테롤을 낮추고 심혈관을 튼튼하게 하고 골밀도를 높입니다.

산화 스트레스는 활성산소와 항산화 분자 사이의 균형이 깨져 발생합니다. 이 불균형은 또한 신경 염증을 유발합니다. 알츠하이머 치매 역시 산화스트레스가 병리학적 기전의 구성 요소입니다. 차의 생리활성 성분인 카테킨은 항산화 및 항염 효과가 있습니다. 카테킨의 항산화 효능은 비타민C의 100배, 비타민E의 200배나 된다고 합니다.

국립 싱가포르대학 연구팀에 의하면 차를 마시는 것이 인지능력 저하를 막는 데 효과적이라고   밝혔습니다. 55세 이상 성인 약 957명을 대상으로 2010년부터 2016년까지 7년 간 연구한 결과 매일 차(茶)를 한 잔씩 마시게 되면 치매에 걸릴 위험이 최대 50% 낮아진다고 보고하였습니다. 특히 치매유전자인 APOE e4 유전자를 가진 사람이 규칙적으로 차를 마시게 되면 위험성이 86%까지 낮아졌다고 하였습니다.

카테킨이 풍부한 식품은 카카오, 블랙베리, 적포도주, 녹차, 밀크 초콜릿, 다크 초콜릿, 사과, 블루베리, 누에콩, 산딸기, 체리, 포도, 배, 라즈베리 등에 많습니다.

22) 이소플라본(Isoflavone)

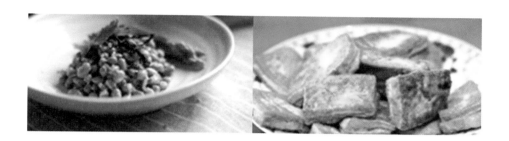

이소플라본(Isoflavone)은 콩과 식물에 광범위하게 존재하는 파이토케미컬(phytochemical)로 폴리페놀의 일종입니다. 독특한 화학적 구조와 페놀성 수산기의 생리학적 활성으로 인해 이소플라본은 강력한 항산화 활성을 나타냅니다.

콩에 함유된 대두 이소플라본은 제니스테인(genistein), 다이드제인(daidzein), 글리시테인(glycitein)과 배당체 등으로 구성되어 있습니다. 여성 호르몬인 에스트로겐과 구조적으로 유사하고, 생물학적 작용이 유사하기 때문에 식물성 에스트로겐이라 불리기도 합니다. 이 중 제니스테인은 대두 식품의 주요 이소플라본으로, 이소플라본 함량의 50% 이상을 차지합니다. 이소플라본은 유방암 전립선암, 대장암에 대한 항암효과가 있습니다. 그 외 심혈관 질환, 골다공증 및 폐경기 증후군 등 호르몬 의존성 질병의 예방에 긍정적인 역할을 하는 것으로 알려져 있습니다.

연구에 의하면 콩의 이소플라본의 한 종류인 제니스테인은 아밀로이드 베타에 의해 생긴 손상을 개선하는 능력이 있으며 또한 알츠하이머 치매의 원인인 활성산소의 생성을 소거하는 항산화 능력을 가지고 있는 것으로 보고되었습니다.

이소플라본이 많이 함유된 음식은 단연 콩입니다. 대두, 완두콩, 렌틸콩, 청국장, 미소 된장, 두부, 연두부, 순두부, 유부 등입니다.

23) 커큐민(Curcumin)

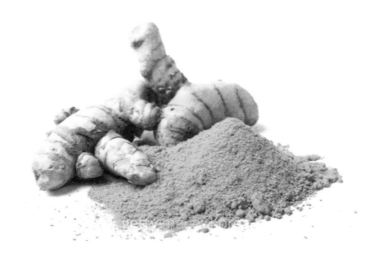

커큐민은 강황에 포함되어 있는 노란색 색소로 폴리페놀의 한 종류입니다. 카레의 주성분으로 항염증, 항산화, 항균 효과가 있다고 밝혀져 있습니다. 카레의 색깔이 노란 것은 커큐민 때문입니다. 커큐민은 담즙 분비작용이 있습니다. 담즙의 원료인 담즙산은 콜레스테롤을 원료로 만들어지기 때문에 담즙의 분비가 촉진되면 많은 콜레스테롤이 사용되어 콜레스테롤 수치가 낮아집니다. 숙취해소에도 좋고 간보호작용과 해독작용이 있습니다. 또한 커큐민의 항산화 작용은 피부를 아름답게 유지하는 데 효과적입니다. 혈당을 낮춰 당뇨병에도 좋습니다. 다만 임산부에 있어서는 자궁활동을 강화하므로 피하는 것이 좋습니다.

알츠하이머 치매에 대해서는 아주 좋은 효과가 있습니다. 뇌 속의 미세아교세포의 과활성은 아밀로이드 베타를 응집시키고 활성산소가 만들어져서 산화 스트레스를 촉발합니다. 이는 신경세포의 사멸로 이어져서 알츠하이머병을 유발합니다. 커큐민은 미세아교세포 활동을 수정하고, 아세틸콜린에스테라제를 억제하고, 인슐린 신호전달 경로를 매개하는 항산화제입니다.

아밀로이드 베타와 커큐민에 대한 최근 연구에 따르면 커큐민은 아밀로이드 베타 응집을 방지하고 혈뇌장벽을 통과하여 뇌세포에 도달하며 인간의 노화 및 아밀로이드 베타의 다양한 독성으로부터 뉴런을 보호한다고 합니다. 또한 타우의 과인산화를 막아주고 제거율을 향상시키고, 구리와 결합합니다. 뇌경색 후에 뇌세포 재생이 촉진되었다는 연구 결과도 있습니다.

알츠하이머병 마우스 모델에서는 커큐민이 인지기능 저하를 개선하고 시냅스 기능을 향상시키는 것으로 보고되었습니다. 커큐민은 아밀로이드 베타 플라크의 형성을 억제하고 분해를 촉진합니다

스웨덴 링코핑대학 연구팀에 의하면 인도 노인들의 치매 비율이 동년배의 서구인들보다 아주 낮다는 것은 카레를 꾸준히 먹기 때문이라고 설명했습니다. 특정 인도 마을의 경우 65세 이상 노인들 중에서 단 1%만이 알츠하이머병에 걸렸다는 결과도 나왔습니다. 한국의 경우 평균 10.39% 정도이니 거의 10분의 1밖에 되지 않습니다.

결론적으로 커큐민은 현재의 양약 치료법보다 더 효과적일 가능성이 있습니다. 그러나 낮은 생체 이용률로 치료제로서의 유용성이 한계일 수 있습니다. 낮은 생체 이용률이라는 문제가 극복된다면 알츠하이머 치매에 대한 커큐민 기반 약물이 등장할 수도 있겠습니다.

커큐민이 많이 들어 있는 식품은 강황, 울금, 망고 생강, 카레 가루입니다.

24) 레스베라트롤(Resveratrol)

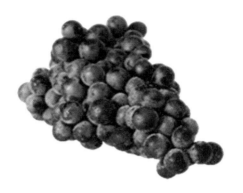

폴리페놀의 일종인 레스베라트롤은 식물, 과일 및 채소에서 추출한 천연 화합물로 그 생물학적 특성이 항산화, 항염증, 항스트레스, 인지능력 개선, 항암, 당뇨병 개선, 골밀도 개선, 심혈관 보호, 노화 방지 효과 등 여러 유익한 효과를 가지고 있습니다. 이러한 효능은 오랫동안 문헌에서 논의되었고 최근에는 신경보호능력도 관심을 받기 시작했습니다.

알츠하이머 병에 있어서 레스베라트롤은 신경 염증을 조절하고 적응면역을 유도합니다. 사이토카인 활성을 억제하여 SOD와 카탈라제의 생성을 촉진하고, 아밀로이드 단백질을 제거하는 능력을 갖고 있습니다.

또한 알츠하이머 치매 환자의 해마에 작용하여 신경 발생을 촉진하고 해마 손상을 예방한다는 연구 보고도 있습니다. 레스베라트롤의 항산화 활성이 신경세포의 성장과 분화에 중요한 역할을 하며 신경세포의 세포사멸을 방지한다고 합니다.

레스베라트롤이 많이 함유된 식품으로는 포도, 크랜베리, 라즈베리 오디, 블루베리, 적포도주, 땅콩 등입니다. 베리류에는 주로 껍질과 씨앗에 많이 함유하고 있습니다.

25) 안토시아닌(Anthocyanin)

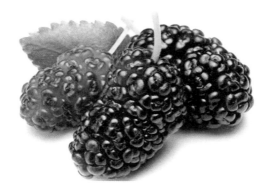

안토시아닌은 꽃이나 과일, 채소, 곡류의 적색, 청색, 검은색, 짙은 보라색을 띄는 플라보노이드계의 수용성 색소입니다. 항산화력이 매우 강해서 비타민 C에 비해 약 2.5배 정도 활성산소를 제거하는 능력이 있습니다. 세포 손상을 막아 항노화작용이 있습니다. 혈압을 안정시키고 혈전 생성을 방지하여 심장질환 위험을 줄여줍니다. 몸의 면역력을 강화해 각종 질병을 예방합니다.

뇌에 있어서는 기억력을 향상시키고 뇌의 손상을 방지하며 우울증을 감소시키는 작용이 있습니다. 기존의 여러 연구에 따르면 알츠하이머 병 환자의 뇌에는 산화 스트레스를 유발하는 활성산소가 많이 높아져 있습니다. 그런데 천연식이 안토시아닌은 산화 스트레스를 줄이고 강력한 항산화 신경 보호제로 작용하여 아밀로이드 베타의 독성을 감소시키고 기억 관련 시냅스 전후 단백질 마커와 기억 기능을 향상시킨다는 연구 보고가 있습니다.

당뇨병 환자는 알츠하이머 치매에 걸릴 위험이 높습니다. 안토시아닌의 일일 섭취는 인슐린을 분비하는 췌장의 베타 세포의 기능을 향상시켜서 인슐린 감수성을 증가시키고 인슐린 신호를 조절하여 당뇨병으로 유발되는 알츠하이머 치매의 위험을 감소시킵니다.

안토시아닌이 많은 음식은 오디, 아사이베리, 라즈베리, 블랙베리, 블루베리, 빌베리, 엘더베리, 크랜베리 등의 베리류, 체리, 자두, 포도, 블랙 커런트, 레드 와인, 가지, 자색 고구마, 아스파라거스, 석류, 자두, 깻잎, 검은콩, 검은깨, 검은 쌀, 강낭콩이 있습니다.

26) 루틴(Rutin)

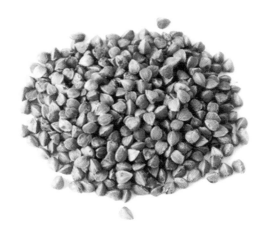

루틴은 항미생물, 항암, 혈전 예방, 심장보호, 신경보호 활성과 같은 다양한 생물학적 효과를 갖는 천연 플라보노이드 배당체입니다. 이러한 생물학적 기능은 주로 항염증 및 항산화작용과 관련이 있습니다. 루틴은 모세 혈관을 튼튼하게 해서 뇌출혈 등 질병을 예방하는 효과가 있습니다. 혈당과 콜레스테롤을 감소시켜서 혈액을 맑게 하는 작용이 있어서 당뇨병, 심장병, 고혈압에 좋습니다.

루틴은 뇌세포 기능을 향상시킵니다. 루틴 및 그 대사산물이 혈액뇌장벽을 통과하는 능력으로 인해 신경퇴행성 질환의 인지 및 다양한 행동 증상을 수정하는 것으로 나타났습니다. 신경보호제로서 알츠하이머 치매, 파킨슨병, 헌팅턴병을 비롯한 다양한 신경퇴행성 질환에 유익한 효과를 발휘합니다.

알츠하이머 치매의 경우에 루틴이 타우 응집 및 세포독성을 억제하고, 염증성 사이토카인의 생성을 낮추고, 독성 타우 올리고머로부터 신경 형태를 보호하고, 시험관 내에서 세포 외 타우 올리고머의 미세아교세포 흡수를 촉진한다는 것을 보여주었습니다. 타우 병증 마우스 모델 실험에서 루틴은 병리적인 타우 수치를 감소시키고, 타우 과인산화를 조절하고, 신경 염증을 억제하고, 미세아교세포의 과활성을 막아 마우스 뇌의 시냅스 손실을 구제함으로써 결과적으로 인지 능력이 크게 향상되었다고 보고되었습니다. 루틴은 아밀로이드 베타 응집 및 세포독성을 억제하고 산화 스트레스를 약화시키며 산화질소 및 염증유발 사이토카인 생성을 감소시킵니다.

메밀, 사과, 뽕나무, 무화과, 아스파라거스, 옥수수, 양파, 녹차, 산사나무 잎, 홍차, 감귤류 등에 많이 들어 있습니다.

27) 케르세틴(Quercetin)

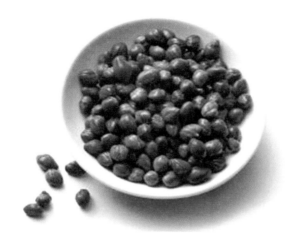

　가장 잘 알려진 플라보노이드계의 하나로 식물 색소이며 빨간색과 주황색을 가지고 있는 과일과 잎이 많은 채소에서 발견됩니다. 특히 양파껍질에 많이 함유되어 있으며 강력한 항산화 효과와 항염증 효과를 가지고 있습니다. 케르세틴은 비타민C, 비타민E, 베타카로틴보다 항산화 효능이 뛰어납니다. 노화 예방, 심혈관 질환 예방, 염증 억제, 항균 작용의 특성이 있고, 알레르기를 완화합니다.

　뇌에서는 알츠하이머형 치매나 파킨슨병 등 뇌질환을 예방하는 효과가 있는데, 케르세틴은 혈장 속의 과산화지질이 증가되는 것을 억제하여 세포의 노화 및 조직손상을 억제하여 준다고 합니다. 인지저하 방지 효과와 신경퇴행성 질환 위험을 줄입니다

　다양한 시험관 내 및 생체 내 모델에서 알츠하이머 치매 병인의 일반적인 메커니즘에 대해 유익한 특성이 보고되었습니다. 케르세틴은 산화 스트레스와

신경 염증을 약화시켜 신경 세포를 보호합니다. 케르세틴의 알츠하이머병 치료의 특성에는 아밀로이드 베타의 응집 및 타우 인산화의 억제가 포함됩니다. 케르세틴은 또한 아세틸콜린에스테라제 효소에 의한 아세틸콜린의 가수분해 억제를 통해 아세틸콜린 수치를 회복시킵니다.

케르세틴이 풍부한 식품은 케이퍼, 사과, 녹차, 적포도주, 양파, 엘더베리, 크랜베리, 파슬리, 고구마, 블루베리, 포도, 딸기, 버찌, 파, 케일, 토마토, 브로콜리, 양배추, 감귤류, 피망, 아몬드, 피스타치오, 아스파라거스, 메밀, 홍차, 녹차 등입니다.

28) 진저롤(Gingerol)

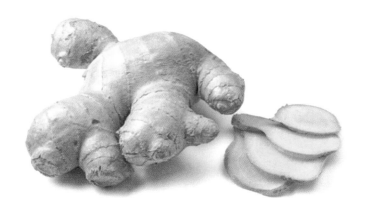

생강은 해독작용과 위장관치료, 감기 등 한의학에서는 다양한 형태로 사용된 매우 오랜 역사를 가지고 있는 식품입니다. 독특한 향과 맛은 생강의 주요 생리 활성 화합물인 진저롤이라는 천연 오일이 혀의 매운맛 수용기를 활성화시킨 결과입니다.

효능을 살펴보면 매우 광범위합니다. 종양억제, 면역력 강화, DNA 손상억제, 호흡기계 및 소화기계 치료, 두통 완화, 메스꺼움 억제, 지질 강하, 혈당 강하, 살균, 관절통 완화, 비만 치료, 해독작용 등 거의 모든 질환에 사용될 수 있어서 한약을 지을 때 많이 사용되는 약재입니다

진저롤은 지질저하 효과가 있습니다. 콜레스테롤을 낮추고, 혈소판의 응고를 억제하며, 혈전이 생기는 것을 막아줍니다. 고지혈증이 있는 60명을 대상으로 한 2018년 연구에서는 매일 5g의 생강가루를 섭취한 30명의 사람들은 나쁜 콜레스테롤인 LDL수치가 3개월 동안 17.4% 감소하는 결과를 보였습니다.

항암작용을 합니다. 대장암에 걸릴 위험이 있는 정상인을 대상으로 28일 동안 하루 2g의 생강추출물을 투여한 결과 결장에서 염증 유발 신호 분자를 상당히 감소시켰다는 연구가 있습니다. 제한적이긴 하지만 생강이 췌장암 및 간암과 같은 다른 위장관암에 효과적일 수 있다는 몇 가지 증거도 있습니다.

위장 운동 촉진, 식욕을 돋게 합니다. 생강은 위를 비우는 속도를 높여 소화 불량 및 위장 관련 불편이 있는 사람들에게 도움이 될 수 있습니다. 재미있는 실험이 있습니다. 24명의 건강한 사람을 대상으로 한 연구에서 생강을 투여한 사람들에게서 훨씬 빠른 소화 속도를 발견했습니다. 피실험인들은 생강 캡슐 또는 가짜약을 투여받았고 그들은 모두 한 시간 후에 수프를 먹었습니다. 결과는 위를 비우는 데 걸리는 시간이 생강을 받은 사람은 13.1분, 위약을 받은 사람은 26.7분이 걸렸습니다.

2015년 제2형 당뇨병 환자 41명을 대상으로 한 연구에서 하루 2g의 생강 가루는 공복 혈당을 12%나 낮췄습니다.

생강은 감염 위험을 줄일 수 있는 해로운 박테리아와 바이러스를 퇴치하는 데 도움이 될 수 있습니다. 진저롤은 감염 위험을 낮추는데 도움이 될 수 있습니다. 생강 추출물은 다양한 유형의 박테리아의 성장을 억제할 수 있습니다. 연구에 따르면 치은염 및 치주염과 관련된 구강 박테리아에 매우 효과적이라고 합니다.

뇌기능에 대한 진저롤의 효능은 사람과 동물의 실험에서 모두 뇌기능을 개선하고 알츠하이머 치매를 예방하는데 도움이 된다고 나와있습니다. 산화 스트레스와 만성 염증은 노화 과정을 가속화할 수 있습니다. 이들은 알츠하이머 치매 및 연령 관련 인지저하의 주요 원인 중 하나로 여겨집니다. 진저롤은 연구 결과 강력한 항염 및 항산화 효과가 있어서 체내에 활성산소의 양이 많아서 생기는 산화 스트레스를 줄여 주었습니다. 일부 동물 연구에서 생강의 항산화제와 생리활성 화합물이 뇌에서 발생하는 염증 반응을 억제할 수 있다고 입증되었습니다.

사람을 대상으로 한 실험에서는 생강이 뇌기능을 직접적으로 향상시키는데 도움이 될 수 있다는 증거도 있습니다. 건강한 중년 여성에 대한 2012년 연구에서 생강 추출물을 매일 복용하면 반응 시간과 작업 기억이 개선되는 것으로 나타났습니다.

29) 베타카로틴(β-carotene)

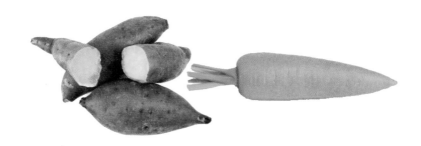

　베타카로틴은. 빨간색, 주황색 또는 노란색을 띠는 카로티노이드(caroti-noid) 계열의 일종으로 주로 과일과 채소에 많이 들어 있습니다. 체내에서는 비타민 A(레티놀)로 변하여 시력을 보호하고 야맹증을 예방합니다. 대표적인 효능으로는 강력한 항산화 특성을 가지고 있어서 신체의 산화 스트레스를 줄이거나 예방합니다. 황반변성 등 안과질환에 도움이 되고 피부와 폐의 건강에도 도움이 됩니다.

　뇌에서는 강력한 항산화 효과로 인한 인지기능 향상에 도움이 됩니다. 약물처리로 인지결핍을 유발한 실험 쥐에서 베타카로틴 투여는 아세틸콜린 저해제 효소를 억제하여 아세틸콜린 농도 감소를 예방하였습니다. 또한 아밀로이드 베타 감소와 인지기능의 개선을 확인하였습니다. 최근에 각광을 받고 있는 생명공학의 분야로 컴퓨터 시뮬레이션을 이용한 가상환경의 실험을 인 실리코(In silico)라고 합니다. 인 실리코 연구에서는 베타카로틴이 아세틸콜린 저해제 효소와 결합하는 능력이 있다고 확인되었습니다. 따라서 베타카로틴은 기억력 향상에 유용할 수 있으며 알츠하이머병과 같은 많은 신경퇴행성 질환의 치료에 대한 잠재력을 시사합니다.

  베타카로틴은 고구마, 당근, 고수, 케일, 시금치, 브로콜리, 멜론, 고추, 살구, 완두콩, 파프리카, 파슬리, 세이지, 망고, 늙은 호박, 파파야, 키위, 순무, 오렌지 등에 풍부하게 들어있습니다. 참고로 베타카로틴은 지용성 화합물이므로 지방과 함께 섭취하면 흡수가 향상됩니다.

30) 라이코펜(Lycopene)

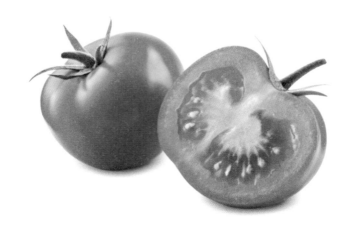

　라이코펜 혹은 리코펜은 활성산소를 제거하는 강력한 항산화 물질로 카로티노이드 계열 중의 하나입니다. 라이코펜의 항산화 능력이 좋은 물질로 비타민 E의 100배가 넘는다고 알려져 있습니다.

　나쁜 콜레스테롤(LDL)을 낮추고 좋은 콜레스테롤(HDL)을 올려줘서 혈관을 튼튼히 하는 작용이 있습니다. 심장병이 발병하거나 조기 사망할 위험을 낮추는 데 도움이 될 수 있습니다. 심장병에 대한 10년 간의 연구에서 라이코펜이 풍부한 식단은 심장병 위험을 17-26% 낮추어 준다고 합니다. 최근의 또 다른 연구에서는 혈중 라이코펜 수치가 높을수록 뇌졸중 위험이 31% 낮아진다고 합니다. 전립선암 등에 항암 효과도 있습니다. 신경 및 조직 손상으로 인한 통증의 일종인 신경병증성 통증을 줄이는 데 도움이 될 수 있습니다. 라이코펜은 눈에도 도움이 됩니다. 백내장 형성을 예방하거나 지연시킬 수 있으며 노인 실명의 주요 원인인 황반 변성의 위험을 줄일 수 있습니다. 이외에 뼈구조를 강화하여 단단한 뼈 형성에 기여합니다.

알츠하이머 치매 발생 위험도 낮춰줍니다. 연구에 따르면 라이코펜은 활성 산소를 감소시키고 신경세포에서 미토콘드리아 기능장애를 막아서 세포사멸을 억제했습니다. 신경퇴행성 환자의 신경세포 보호와 신경세포 퇴행의 예방에 도움이 됩니다. 또한 라이코펜은 아밀로이드 베타로 유발된 학습 및 기억력 결핍을 용량 의존적으로 개선합니다. 아밀로이드 베타로 유도된 미토콘드리아 기능 장애와 함께 전염증성 사이토카인(TNF-α, TGF-β, IL-1β)이 라이코펜 처리로 유의하게 감소되었습니다.

토마토에 많이 들어 있으며 이외 구아바, 수박, 걱, 파파야, 당근, 핑크 자몽에서도 찾을 수 있습니다. 걱은 베트남에서 많이 재배되는 식물로 한방에서는 목별자라고 합니다. 토마토의 70배가 넘는 양의 라이코펜이 들어 있습니다. 라이코펜은 지용성이라서 지방과 함께 섭취하면 흡수율과 이용 효율이 좋습니다. 토마토의 경우 생토마토보다는 숙성된 것에 더 많고 껍질에 더 많다고 알려져 있습니다.

31) 셀레늄(Selenium)

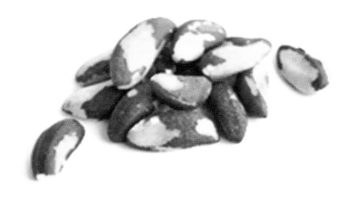

　셀레늄은 비타민E보다 약 1,800배나 되는 항산화 능력을 갖고 있는 강력한 항산화제입니다. 글루타치온 과산화효소의 주성분으로서 체내에서 만들어진 유해물질인 과산화수소를 분해해서 과산화수소가 세포를 손상하는 것을 막아줍니다.

　혈중 셀레늄 수치가 높으면 자궁경부암 및 자궁암 등 특정 암을 예방할 수 있으며, 셀레늄을 보충하면 방사선 치료를 받는 사람들의 삶의 질을 개선하는 데 도움이 될 수 있습니다. 이것은 셀레늄이 DNA 손상과 산화 스트레스를 줄이고 면역 체계를 강화하며 암세포를 파괴하는 능력에 기인합니다. 350,000명 이상의 사람들이 포함된 69개의 연구를 검토한 결과 셀레늄 수치가 높을수록 유방암, 폐암, 결장암 및 전립선암을 포함한 특정 유형의 암에 걸릴 위험이 낮아졌다고 보고되었습니다. 셀레늄은 건강과 면역 체계의 적절한 기능에 매우 중요합니다. 더 높은 수치의 셀레늄은 에이즈 바이러스, 인플루엔자, 결핵 및 C형 간염에 걸린 사람들의 면역 체계를 강화하는데 도움이 될 수 있습니다. 신체의 염증을 낮추는 능력으로 인해 천식이 있는 사람들에게 도움이 될 수 있습니다. 그 밖에 자외선에 의해 피부 색소가 침착되는 것을 막아주어 깨끗하고 탄력 있는 피부를 유지할 수 있도록 도와 노화를 방지하고 심혈관 건강에도 도움을 줍니다.

셀레늄이 풍부한 식단은 알츠하이머 치매 환자의 정신 쇠퇴를 예방하고 기억 상실을 개선하는데 도움이 될 수 있습니다. 2013년 한 저널에 발표된 논문에 따르면, 알츠하이머 환자들은 혈중 셀레늄 농도가 건강한 사람들보다 낮았다고 했습니다. 또한 최근 연구에서도 셀레늄과 셀레늄이 관여하는 효소들이 뇌기능을 조절하는데 중요한 역할을 한다고 밝혔습니다.

2015년 유럽영양학지에 실린 한 논문에 경도인지장애 환자에게 브라질너트 섭취가 미치는 영향에 대한 연구가 실렸습니다. 해당 연구진은 60세 이상 경도인지장애 환자 31명에게 매일 브라질너트 한 알을 6개월 동안 섭취하도록 하였습니다. 그 결과 해당 섭취군의 혈중 적혈구 내 셀레늄 수준이 유의적으로 증가해 셀레늄 결핍 증상이 사라졌으며, 언어 및 행동 검사 결과가 유의하게 개선됐었다고 밝혔습니다.

셀레늄은 동물의 내장, 육류, 해산물, 종실류, 견과류에 풍부하게 함유되어 있습니다. 특히 많이 함유한 식품으로는 굴, 브라질너트, 넙치, 황다랑어, 계란, 정어리, 해바라기 씨, 닭 가슴살, 표고버섯, 송이버섯, 브로콜리, 양파, 마늘입니다. 또 셀레늄과 비타민E를 둘 다 충분히 섭취하게 되면 항산화효과뿐 아니라 항체 생성률이 20~30배 증가할 수 있다고 하니 함께 섭취하는 것이 좋겠습니다. 또한 가공과 정제를 많이 한 식품은 함량이 낮아지고, 열을 가하면 휘발성이 강한 특성상 손해를 보니 조리할 때 참고하시면 좋습니다.

1. 주관적 기억력 평가 검사서(SMCQ)

성명		출생년도		성별	남/여	교육연수	년
검사일		총점		판정		정상 / 저하	

아래는 기억력을 알아보기 위한 질문입니다. 질문을 잘 읽으시고 그렇다면 '예', 그렇지 않다면 '아니오'에 ○표 하십시오. 대답하기 어려운 질문이라도 현재 ○○○님의 상태에 조금이라도 더 가까운 쪽을 '예' 또는 '아니오'로 답해주셔야 합니다.

항목	예 (1점)	아니오 (0점)
1. 자신의 기억력에 문제가 있다고 생각하십니까?		
2. 자신의 기억력이 10년 전보다 나빠졌다고 생각하십니까?		
3. 자신의 기억력이 같은 또래의 사람들에 비해 나쁘다고 생각하십니까?		
4. 기억력 저하로 인해 일상생활에 불편을 느끼십니까?		
5. 최근에 일어난 일을 기억하는 것이 어렵습니까?		
6. 며칠 전에 나눈 대화 내용을 기억하기 어렵습니까?		
7. 며칠 전에 만난 사람을 기억하기 어렵습니까?		
8. 친한 사람의 이름을 기억하기 어렵습니까?		
9. 물건 둔 곳을 기억하기 어렵습니까?		

10. 이전에 비해 물건을 자주 잃어버립니까?		
11. 사는 집 근처에서 길을 잃은 적이 있습니까?		
12. 가게에서 2-3가지 물건을 사려고 할 때 물건이름을 기억하기 어렵습니까?		
13. 가스불이나 전기불 끄는 것을 기억하기 어렵습니까?		
14. 자주 사용하는 전화번호(자신 혹은 자녀의 집)를 기억하기 어렵습니까?		
# 6점 이상시 치매 또는 경도인지장애 의심.　　총점:		

2. 한국형 간이 노인 우울증 검사(SGDS-K)

한국형 간이노인우울증 검사는 총 15문항으로 각 1점씩 총 15점으로 계산합니다. 채점방식은 1번, 5번, 7번, 11번, 13번 문항은 역환산 문항으로 '아니오'에 표시한 것이 1점으로 채점됩니다.

편의상 검사지 자체에 회색으로 채워진 칸에 체크를 하면 1점으로 보면 됩니다. 점수를 합산하여 총점이 5점 이하는 정상집단이고, 6~9점은 중증도의 우울증을 가지고 있는 집단군이고, 10점 이상인 경우에는 우울증 고위험군에 해당하므로 전문가의 상담이 필요합니다.

성명		출생년도		성별	남/여	교육연수	년
검사일		총점		판정		정상 / 저하	

아래는 지난 1주일 동안 어르신의 기분을 알아보기 위한 질문입니다. 질문을 잘 읽으시고 그렇다면 '예', 그렇지 않다면 '아니오'에 ○표 하십시오.

대답하기 어려운 질문이라도 현재 ○○○님의 상태에 조금이라도 더 가까운 쪽을 '예' 또는 '아니오'로 답해주셔야 합니다.

항목	예 (1점)	아니오 (0점)
1. 삶에 대해 대체로 만족하십니까?		
2. 최근에는 활동이나 관심거리가 줄었습니까?		
3. 삶이 공허하다고 느끼십니까?		
4. 자주 싫증을 느끼십니까?		

5. 기분 좋게 사시는 편입니까?		
6. 좋지 않은 일이 닥쳐올까 봐 두렵습니까?		
7. 대체로 행복하다고 느끼십니까?		
8. 자주 무기력함을 느끼십니까?		
9. 외출하기보다는 집안에 있기를 좋아하십니까?		
10. 다른 사람들보다 기억력이 더 떨어진다고 느끼십니까?		
11. 살아있다는 사실이 기쁘십니까?		
12. 본인의 삶의 가치가 없다고 느끼십니까?		
13. 생활에 활력이 넘치십니까?		
14. 본인의 현실이 절망적이라고 느끼십니까?		
15. 다른 사람들이 대체로 본인보다 더 낫다고 느끼십니까?		

우울증 판정

구분	5점 이하	6~9점	10점 이상
판정	정상	중증도의 우울증	우울증 고위험군

3. 치매에 대한 지식/태도/예방실천 수준

다음은 치매에 대한 귀하의 지식과 태도 예방행위 실천에 대한 사항입니다.
너무 오래 생각하지 마시고 솔직하게 응답해 주시면 되겠습니다.

치매에 대한 지식

항목	예	아니오	모르겠다
1. 치매는 뇌의 병이다.			
2. 나이가 들면 누구나 치매에 걸린다.			
3. 뇌졸중 때문에 치매가 생길 수 있다.			
4. 술을 많이 마시면 치매에 걸리기 쉽다.			
5. 남성보다 여성이 치매에 더 잘 걸린다.			
6. 치매에 걸리면 성격이 변할 수 있다.			
7. 치매에 우울증이 잘 동반된다.			
8. 옛날 일을 잘 기억하면 치매가 아니다.			
9. 치매는 혈액검사로 진단한다.			
10. 규칙적인 운동이 치매 예방에 도움이 된다.			
11. 일찍 치료를 시작하면 치매 진행을 늦출 수 있다.			
12. 치매는 치료가 불가능하다.			

 -도구 수정: 원 설문은 15문항이었으나 연구진의 논의에 따라 12문항으로
수정하여 사용함

-점수: 정답 1점, 오답 또는 모르겠다 0점

-정답: 예(1, 3, 4, 5, 6, 7, 10, 11), 아니오(2, 8, 9, 12)

-해석: 점수가 높을수록 치매에 대한 지식이 높음을 의미

※ 출처: 조맹제, 김기웅, 김명희, 김문두, 김봉조, 김신경 등. 치매 노인 유병률 조사. 서울(보건복지가족부. 2008)

치매에 대한 태도

문항	전혀 그렇지 않다	그렇지 않다	보통 이다	그렇다	매우 그렇다
1. 노인들에게 치매 예방 교육은 반드시 필요하다.					
2. 나도 치매에 걸릴 수 있다고 생각한다.					
3. 치매 환자도 다른 질병에 걸린 환자처럼 대하겠다.					
4. 가족 중 치매에 걸린 사람이 있다면 그 사실을 숨기고 싶다.					
5. 내가 치매에 걸렸다면 집을 떠나 살겠다.					
6. 치매 환자를 곁에서 기꺼이 돌봐주겠다.					
7. 치매는 개인적인 문제이며 사회문제는 아니다.					

8. 치매 환자는 쓸모없는 존재로 느껴진다.					

 -도구 수정: 원 설문은 15문항이었으나 연구진의 논의에 따라 8문항으로 수정하여 사용하였으며, 원 설문은 4점 척도였으나 5점 척도로 구성함

 -계산: 전혀 그렇지 않다 1점, 매우 그렇다 5점, 부정적 문항(4, 5, 7, 8)은 역으로 계산

 -해석: 점수가 높을수록 치매에 대한 태도가 긍정적인 것을 의미

 ※ 출처: 이영휘. 치매 교육이 저소득층 중년 여성의 치매에 대한 지식, 태도와 치매 예방행위의 변화에 미치는 영향 (인천광역시 남구치매센터 연간보고서. 2007)

예방실천

 나는 아래의 치매 예방 행동들을 일상생활 속에서 꾸준히 실천해왔다. (3개월 이상)

문항	전혀 그렇지 않다	그렇지 않다	보통 이다	그렇다	매우 그렇다
1. 금연을 한다.					
2. 술 마실 때 한자리에서 5잔 이상 마시지 않는다.					

3. 일주일에 3회 이상, 하루 30분 이상 유산소 및 무산소(근육) 운동을 한다.				
4. 그림 그리기, 요리, 퍼즐, 바둑 등 손을 많이 사용하는 취미활동을 한다.				
5. 컴퓨터, 외국어, 문화예술 등 교육 프로그램에 참여한다.				
6. 정기적인 친목 및 종교 모임에 꾸준히 참석해				
사람을 사귄다.				
7. 매일 5가지 색깔의 채소와 과일을 섭취한다.				
8. 물을 하루 6~8컵씩 마신다.				
9. 비타민 등이 함유된 영양보조제를 매일 1회 복용한다.				
10. 치매조기검진 및 건강검진을 연 1회 이상 정기적으로 꾸준히 받는다.				

치매에 대한 예방행위 실천

- 도구 수정: 원 설문은 10개 문항에 대한 실천 의향, 실천 노력, 실천계획을 7점 척도로 측정하는 것이었으나 연구진의 논의에 의하여 현재의 실천 정도에 대하여 5점 척도로 수정하여 구성함

- 계산 및 해석: 전혀 그렇지 않다 1점, 매우 그렇다 5점으로 하여 점수가 높을수록 행동 의도가 높은 것으로 해석

- 제2차 국가 치매 관리종합계획을 통해 보건복지부에서 제시하고 있는 치매 예방관리 10대 수칙과

'치매 365' 국가 치매지식 정보포털에 국내 정신과 전문의들이 게재한 치매 예방 관리법을 참고

※ 출처: 장서진. 사회자본과 사회적 지지의 지각 수준이 치매 예방 행동에 미치는 영향: 한국 문화적 특성인 가족 건강성의 조절 효과(이화여자대학교 대학원. 2014)

4. 치매 한열허실변증 척도 v2.0*

최근 1주를 기준으로 환자에게 가장 적합하다고 생각되는 점수에 v표를 하십시오.

	문항	전혀 그렇지 않다	그렇지 않다	보통 이다	그렇다	매우 그렇다
		1	2	3	4	5
1	손발이 차갑다.					
2	손발이 뜨겁다.					
3	소변색이 맑다.					
4	소변색이 진하다.					
5	물을 마실 때, 따뜻한 물을 더 좋아한다.					
6	물을 마실 때, 찬물을 더 좋아한다.					
7	얼굴이 창백한 편이다.					
8	얼굴이 붉은 편이다.					
9	찬바람이나 찬 기운, 추운 곳을 싫어한다.					
10	더운 기운, 더운 곳을 싫어한다.					
11	몸을 조금만 움직여도 땀을 많이 흘리거나, 쉽게 지친다.					

12	식욕이 없고 소화불량을 호소한다.					
13	전보다 잘 놀라며 겁이 더 많아진 것 같다.					
14	기분이 침울하며, 매사에 의욕이 저하된 모습을 보인다.					
15	목소리에 힘이 없고 말하기 싫어한다.					
16	피부가 건조하고 각질이 많이 일어난다.					
17	화를 쉽게 내거나 짜증이 많다.					
18	쉽게 흥분하거나 성격이 급하다.					
19	가슴이 답답하거나, 한숨을 자주 쉰다.					
20	가만히 한자리에 머무르지 못하고 자꾸 움직이거나 나가려고 한다.					
한		열		허		실

* 한: 1, 3, 5, 7, 9 / 열: 2, 4, 6, 8, 10 / 허: 11, 12, 13, 14, 15,16 / 실: 17, 18, 19, 20 각각 총합의 평균

※ 출처: 치매의 한열허실 변증 지표문항에 대한 예비분석(허은정, 이상원*, 전원경†, 류영수, 강형원 원광대학교 한의과대학 한방신경정신과교실, 동서한방병원 한방신경정신과*, 한국한의학연구원 한의약융합연구부†)

5. 사상진단 KS-15

사 상 진 단 KS-15	
체형	신장(cm): 체중(kg) : 1. BMI :
성격	2. 성격이 대범하신가요? 섬세하신 가요? □대범 □중간 □섬세
	3. 행동이 빠른 편인 가요? 느린 편인 가요? □빠르다 □중간 □느리다
	4. 모든 일에 적극적인가요? 소극적인 가요? □적극적 □중간 □소극적
	5. 성격이 외향적인가요? 내성적인 가요? □외향 □중간 □내성
소화	6. 평소 소화는 어떠한가요? □소화가 잘 된다 □소화가 잘 안 되지만 불편하지 않다 □소화가 안되고 불편함도 느낀다 7. 평소 입맛은 어떠한가요? □좋은 편이다 □중간이다 □안 좋은 편이다
땀	8. 평소 땀을 어느 정도 흘리는 편인 가요? □많다 □중간 □적다
한열 음수	9. 평소 추위, 더위 어느 것이 더 싫은 가요? □추위 □더위 □모두 싫거나 모두 괜찮다
	10. 평소 마시는 물의 온도는 어떠한가요? □주로 따뜻한 물 □주로 찬물 □가리지 않고 마신다

6. 의사결정나무법을 이용한 간이 사상체질검사

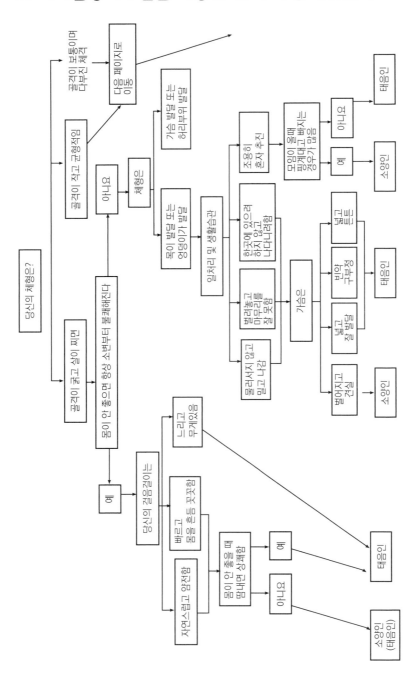

※ 본 검사에 대해서 애매하거나 궁금하신 점이 있으시면 한의사 선생님과 상담바랍니다. (본 검사는 의사결정나무 방법을 이용한 사상체질검사 입니다.)

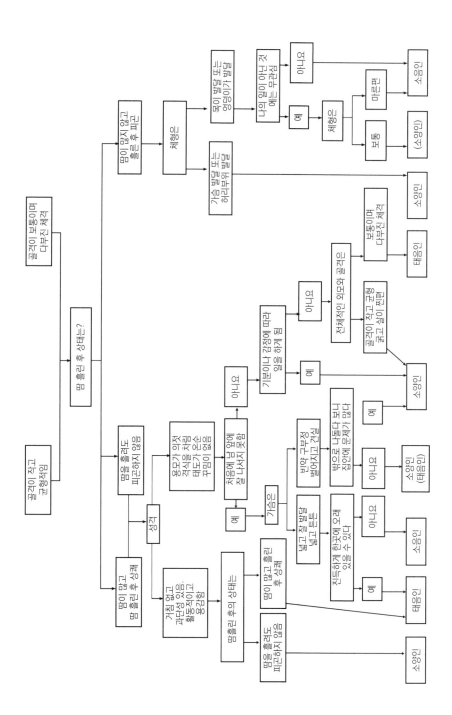

7. 모리시타 게이이치 선생님의 음성체질 양성체질 분류법

다음의 사항에 대하여 해당되는 곳에 ○표시를 한다.

※ (A, B 어느 쪽에도 속하지 않고, 정상 또는 보통의 경우에는 C란에 ○표시를 한다.)

분류	No.	A	B	
육체적 특징	1	키가 작고 옆으로 벌어진 형	체격은 호리호리한 형	
	2	가슴둘레가 넓고 두텁다	가슴둘레가 좁고 얇다	
	3	위장부위가 돌출했다	하복부가 돌출했다	
	4	근육이 단단하고 살이 탄탄하게 쪘다	근육이 부드럽고 말랑말랑하다	
	5	수시로 상기하여 얼굴이 붉어진다	전신이 차갑다	
	6	안색은 붉은 기운이 많고 입술색은 거무레하다.	안색은 희거나 황색을 띄고 있다.	
	7	눈이 작다	눈이 크다	
	8	목소리가 크고 활기차다	목소리가 작고 낮은 편	
	9	체온이 높다	체온이 낮다	
	10	혈압이 높다	혈압이 낮다	
	11	팔(八)자 걸음으로 걷는다	안짱걸음으로 걷는다	
	12	대변이 단단하고 굵으며, 변비에 가깝다	대변이 가늘고 부드러우며, 설사에 가깝다.	
	13	대변이 가늘고 부드러우며,	감기에 걸리면 전신에 힘이 빠진 듯하다	

정신적 특징	14	성격이 외향적이다		성격이 내향적이다	
	15	외부 활동을 즐긴다		조용히 집에 있는 것을 즐긴다	
	16	만사에 낙관적이다		일을 비관적으로 생각한다	
	17	실패한 것을 바로 잊는다		실패한 것을 언제까지나 두고두고 생각한다	
	18	지껄이는 것을 좋아한다		지껄이는 것을 싫어한다	
	19	정신적으로 피로하기 쉽다		육체적으로 피로하기 쉽다	
	20	활동적이며 화를 잘 낸다		활기가 없고 피로감이 강하다	
비고	합계				
	총합계 ( )				

8. 알츠하이머 치매에 대한 침술 논문

다음은 침술이 알츠하이머 치매에 어떤 영향을 미치는지 발병 및 병리학적 카테고리 별로 논문을 검색해 보았습니다. [ ]안은 저자, 제목, 발행연도 순입니다.

1) 아밀로이드 베타 대사

(1) 동물 기반 연구에서 침술이 알츠하이머 병에 미치는 영향 [Park S et al. Evid Based Complement Alternat Med. 2017]

(2) 침치료와 도네페질을 결합한 치료가 단독으로 도네페질을 투여한 쥐보다 효과적이다 [Jiang J, et al. Acupunct Med. 2019 Feb]

(3) 전기 침술은 APP/PS1 이중 형질전환 마우스에서 BACE1 침착을 감소시키고 PKA를 활성화하여 해마 인지 장애를 완화한다 [Tang et al. Neural Plast. 2019]

(4) 전기 침술은 알츠하이머병 마우스 모델에서 JNK 신호 전달 경로를 억제하여 인지 장애를 개선한다 [Tang Y et al. Front Aging Neurosci. 2020]

(5) 전기 침술은 인지 장애를 개선하고 알츠하이머병 쥐 모델에서 PPAR-γ를 활성화한다 [Zhang M et al. Mol Neurobiol. 2017 May]

2) 타우 인산화

(1) SAMP8 생쥐에서 전기침의 조기 개입이 학습 기억 능력과 해마 인산화 타우 단백질 수준에 미치는 영향 [Yang WD et al. Zhongguo Zhen Jiu. 2020]

(2) 알츠하이머병에 걸린 쥐의 해마에서 P35/P25-cyclin-dependent kinase 5-Tau pathway에 대한 전기침의 효과 [Wang YY et al. Zhen Ci Yan Jiu. 2020]

(3) 뇌 콜린성 마커와 타우 인산화는 실험 1형 당뇨병에서 변경됩니다: 전기침술에 의한 정상화. [Rocco ML et al. J Alzheimers Dis. 2013]

3) 신경전달물질

(1) 레이저 침술이 <i>Creb</i>, <i>Bdnf</i>, <i>Bcl-2</i> 및 <i>Bax</i> 유전자 발현의 조절을 통한 해마의 신경 보호 효과에 미치는 영향 [Yeong-Chan Yun et al. Evid Based Complement Alternat Med. 2017]

(2) 전기 침술은 산화 스트레스와 신경 염증을 억제하여 지질다당류에 의해

유발된 인지 장애를 예방한다. [Han YG et al. Neurosci Lett. 2018]

(3) 침술 자극은 콜린성 시스템의 활성화와 쥐의 BDNF 및 CREB 발현 조절을 통해 스코폴라민 유발 인지 장애를 개선 [Lee B et al. BMC Complement Altern Med. 2014]

(4) 전기 침술은 APP/PS1 마우스에서 N-아세틸아스파테이트 및 글루타메이트 대사를 개선하여 학습과 기억을 개선[Lin R et al. Biol Res. 2018 Jul]

(5) 혈관성 치매 쥐의 해마에서 글루타민산 및 Ca^{2+} 함량 및 NMDA 수용체 단백질 발현에 대한 전기침의 영향 [Zhang Q et al. Zhen Ci Yan Jiu. 2016 Dec]

4) 신경 발생

(1) 전기 침술은 장기간 대뇌 관류 저하의 마우스 모델에서 희소돌기아교세포 재생을 강화하여 기억 장애를 개선한다. [Sung Min Ahn et al. Sci Rep 2016 Jun]

(2) 신경계 질환에 대한 침치료에서 신경영양인자를 통한 신경발생 조절 [Shin HK et al. Biochem Pharmacol. 2017 Oct]

(3) 침술 자극은 성인 뇌에서 신경 발생을 유도한다. [Nam MH et al. Int Rev Neurobiol. 2013]

(4) 알츠하이머 치매에 걸린 쥐의 손상된 콜린성 신경세포에 대한 전기침 치료의 신경보호 효과 [Tang Y et al. Zhong Xi Yi Jie He Xue Bao. 2006 Jul]

(5) 뇌허혈 쥐의 심낭 경혈의 전기침 자극이 혈청 NGF 및 Nogo-A 함량과 대뇌 NGF 및 Nogo-A 발현에 미치는 영향 [Chen C et al. Zhen Ci Yan Jiu. 2015 Apr]

(6) 뇌허혈 쥐의 복부 후외측 시상핵에서 신경 성장 인자 및 Growth Ar-

rest-specific Protein 7의 발현에 대한 전기 침술의 효과 [Ding J et al. Zhen Ci Yan Jiu. 2017 Apr]

(7) 국소성 뇌허혈이 있는 쥐의 원핵에서 Gas7과 NGF의 발현에 대한 전기 침의 효과 [Zhao J et al. Zhongguo Zhen Jiu. 2019 Nov]

(8) 전기 침술은 APP/PS1 형질전환 마우스에서 인지 장애를 감소시키고 신경 발생을 촉진한다. [Li X et al. BMC Complement Altern Med. 2014 Jan]

(9) 전기 침술은 APP/PS1 마우스에서 N-아세틸아스파테이트 및 글루타메이트 대사를 개선하여 학습과 기억을 개선한다. [Lin R et al. Biol Res. 2018 Jul]

(10) 침술은 해마 신경 줄기 세포로 치료한 알츠하이머병에 걸린 쥐의 대뇌 미세 환경을 개선한다. [Zhao L et al. Mol Neurobiol. 2017 Sep]

5) 시냅스와 뉴런 손상

(1) 백회혈 레이저 침술은 국소 허혈성 뇌졸중의 동물 모델에서 항산화 및 항염 효과를 통해 부분적으로 인지 장애, 운동 결핍 및 신경 세포 손실을 개선한다. [Jittiwat J, Evid Based Complement Alternat Med. 2019]

(2) 전기 침술은 TrkB 신경 영양 신호를 통해 생쥐의 MPTP 유발 파킨슨증을 개선 [Zhao Y, Luo D et al. Front Neurosci. 2019]

(3) 침술은 SAMP8 생쥐에서 인지 결손을 개선하고 해마의 신경 밀도를 증가시킨다. [Li G et al. Acupunct Med. 2012 Dec]

(4) 침술은 알츠하이머병 쥐의 수지상 구조와 공간 학습 및 기억 능력을 향상시킨다. [Kan BH et al. Neural Regen Res. 2018 Aug]

(5) 전기 침술은 Aβ1-42에 의해 유도된 알츠하이머병 쥐 모델에서 NOX2 관련 산화 스트레스를 약화시켜 공간 학습과 기억 장애를 개선 [Wu G et al.

Cell Mol Biol (Noisy-le-grand). 2017 Apr]

(6) 전기 침술과 Gastrodin은 알츠하이머병 쥐의 해마 CA 1 영역에서 SIRT 1 및 PGC-1 α의 발현을 상향 조절함으로써 학습 기억 능력을 향상시킬 수 있습니다. [Huang R et al. Zhen Ci Yan Jiu. 2018 Mar]

(7) 고주파(50Hz) 전기 침술로 아밀로이드 베타 1-42로 유발된 알츠하이머병이 있는 쥐의 인지 장애 개선 [Yu CC et al. Neural Regen Res. 2018 Oct]

(8) 전기 침술은 아마도 AMPK/eEF2K/eEF2 신호 전달 경로의 억제를 통해 SAMP8 쥐의 시냅스 기능을 향상시킨다. [Dong W et al. Evid Based Complement Alternat Med. 2019]

(9) 고주파(50Hz) 전기 침술로 아밀로이드 베타 1-42로 유발된 알츠하이머병이 있는 쥐의 인지 장애 개선 [Yu CC et al. Neural Regen Res. 2018 Oct]

(10) 예방적 전기 침술은 아마도 GSK3β/mTOR 신호 전달 경로의 억제를 통해 D-갈락토스 유발 알츠하이머병 유사 병리 및 기억력 결핍을 개선한다. [Yu CC et al. Evid Based Complement Alternat Med. 2020]

(11) 아밀로이드 베타(25-35)에 의해 유도된 알츠하이머병 쥐의 해마 LTP에 대한 전기침의 효과 [Shen MH et al. Zhen Ci Yan Jiu. 2010 Feb]

(12) 전기 침술이 기억과 관련된 천공 경로-치상회 과립 세포 시냅스의 해마 장기 강화(LTP)에 미치는 급성 효과 [He X et al. Acupunct Electrother Res. 2012]

(13) 침술은 혈관성 치매 쥐에서 β1-AR을 통해 해마 LTP의 손상을 예방한다. [Xiao LY et al. Mol Neurobiol. 2018 Oct]

6) 자가포식(autophagy)

(1) APP 695 V 717 I 형질전환 마우스에서 자가포식 경로에 대한 전기침술

개입의 효과 [Xue WG et al. Zhen Ci Yan Jiu. 2014 Aug]

(2) 전기 침술은 알츠하이머병 쥐 모델에서 자가포식 경로를 조절하여 기억력을 향상시키고 뉴런을 보호합니다. [Guo HD et al. Acupunct Med. 2016 Dec]

(3) 침술은 쥐 뇌에서 응집되기 쉬운 단백질의 mTOR 독립적인 자가포식 제거를 촉진한다. [Tian T et al. Sci Rep. 2016 Jan]

7) 세포사멸

(1) 전기 침술 중재는 APPswe/PS 1에서 Isoflurane에 의해 유도된 해마에서 학습 기억 능력의 감소 및 절단된 Caspase-3 및 Bax의 과발현을 억제한다. [Li XY et al. Zhen Ci Yan Jiu. 2016 Feb]

(2) 전기 침술은 노치 신호 경로의 하향 조절을 통해 AD 모델 쥐의 신경 세포 사멸을 억제하고 인지 장애를 개선한다. [Guo HD et al. Evid Based Complement Alternat Med. 2015]

(3) 전기 침술은 mTORC1-ULK1 복합체-Beclin1 경로를 통해 자가포식소체 형성을 감소시키고 자가포식을 억제함으로써 허혈성 뇌졸중을 예방 [Liu W et al. Int J Mol Med. 2016 Feb]

(4) 급성 척수 손상에서 전기 침술의 항세포사멸 신호 전달 메커니즘 [Renfu Q et al. Acupunct Med. 2014 Dec]

8) 신경염

(1) 전기 침술은 염증성 통증에서 CB2 수용체를 통해 NLRP3 인플라마좀 활성화를 억제한다. [Gao F et al. Brain Behav Immun. 2018 Jan]

(2) 침치료는 Senescence-Accelerated Prone 8 (SAM-P8)쥐에서 인지 기능을 개선하고 포스파티딜이노시톨 3 키나제(PI3K)/포스포이노시톨-의존성 키나제 1(PDK1)/신규 단백질 키나제 C(nPKC)/Rac 1 신호 전달 경로를 조절함으로써 염증 및 핵 손상을 완화한다. [Li G et al. Med Sci Monit. 2019 Jun]

(3) 침과 뜸 중재는 알츠하이머병 쥐에서 해마 JAK2/STAT3 신호 전달을 억제하여 학습 기억 능력을 향상시킨다. [Liu Jet al. Zhen Ci Yan Jiu. 2019 Feb]

(4) 전기 침술은 알츠하이머병 동물 모델의 해마에서 IL-1β 및 NLRP3 인플라마좀의 발현에 영향을 미칠 수 있습니다. [Jiang J et al. Evid Based Complement Alternat Med. 2018]

(5) 침은 알츠하이머병의 SAMP8 마우스 모델에서 행동과 뇌혈류를 조절한다. [Ding N et al. Front Neurosci. 2019]

(6) 전기 침술은 염증성 통증에서 CB2 수용체를 통해 NLRP3 인플라마좀 활성화를 억제한다. [Gao F et al. Brain Behav Immun. 2018 Jan]

(7) SAMP 8 생쥐의 해마 뉴런 손실과 성상세포증에 대한 침술의 효과 [Zhang YF et al. Zhen Ci Yan Jiu. 2013 Oct]

(8) 전기 침술은 알츠하이머 병 동물 모델에서 항신경염을 통해 인지 장애를 약화시킨다. [Cai M et al. J Neuroinflammation. 2019 Dec]

(9) 전기 침술에 의한 뚜렷한 NPY-Expressing Sympathetic Pathways 구동에서의 신체성 조직 및 강도 의존성 [Liu S et al. Neuron. 2020 Nov]

9) 포도당대사

(1) 침술 자극과 신경내분비 조절 [Yu JS et al. Int Rev Neurobiol. 2013]

(2) 침술은 신경-내분비-면역 네트워크를 조절한다. [Ding SS et al. QJM. 2014 May]

(3) 전기 침술은 SAMP8 마우스에서 SIRT1 의존적 PGC-1α 발현을 상향 조절한다. [Dong W et al. Med Sci Monit. 2015]

(4) 저주파 전기 침술은 골격근에서 SIRT1/PGC-1α의 활성화를 통해 비만 당뇨병 마우스의 인슐린 감수성을 향상시킨다. [Liang F et al. Evid Based Complement Alternat Med. 2011]

(5) 시상하부 아치형 핵에서 SIRT1을 표적으로 하는 침술은 식욕 부진 효과를 통해 인슐린 저항성이 있는 고지방식이 유도 쥐의 비만을 개선할 수 있습니다. [Shu Q, et al. Obes Facts. 2020]

6) 전기 침술은 SAMP8 마우스에서 AMPK 활성화와 관련된 인지 결손을 개선한다. [Dong W et al. Metab Brain Dis. 2015 Jun]

(7) 전기 침술에 의한 APP/PS1 형질전환 마우스의 인지 장애를 개선하는 뇌 포도당 대사의 활성화 [Liu W Free Radic Biol Med. 2017 Nov]

(8) 알츠하이머병 쥐 모델에서 GV24 및 양측 GB13 침술에 대한 뇌 반응 [Cui S et al. Behav Neurol. 2018]

(9) 침술은 알츠하이머병의 SAMP8 마우스 모델에서 행동과 뇌혈류를 조절한다. [Ding N et al. Front Neurosci. 2019]

(10) 독맥혈에서 전기 침술을 통한 APP/PS1 형질전환 마우스의 행동 변화 및 해마 포도당 대사 [Cao J et al. Front Aging Neurosci. 2017]

(11) 신문혈에서의 침술이 알츠하이머병 쥐 모델에서 포도당 대사에 미치는 영향: 18F-FDG-PET 연구 [Lai X et al. Acupunct Med. 2016 Jun]

(12) 전기 침술은 알츠하이머 병 동물 모델에서 항신경염을 통해 인지 장애를 약화시킨다. [Cai M ee al. J Neuroinflammation. 2019 Dec]

10) 뇌 반응

(1) 경도 신경인지 장애에서 인지 기능을 개선하기 위한 침술과 신경 피드백의 병합 치료에 대한 조사: 무작위, 평가자-맹검, 파일럿 연구 [Jeong JH et al. Medicine (Baltimore). 2021 Sep]

(2) 경증 인지 장애 환자에서 침술의 인지 개선 효과에 기여하는 요인: 파일럿 무작위 대조 시험 [Kim JH. Trials. 2021 May]

(3) 침술은 경도인지 장애 환자의 뇌 기능을 향상시킵니다: 기능적 근적외선 분광학 연구의 증거 [Hong KS. Et al Neural Regen Res. 2022 Aug]

(4) 알츠하이머병 모델 쥐의 침 치료에 관여하는 뇌 영역: PET 연구 [Lu Y, et al. BMC Complement Altern Med. 2014 May]

(5) 다양한 기능 상태에서 인간의 뇌 기능 영상에 대한 내관혈 침술의 효과 [Fu P et al. Zhongguo Zhen Jiu. 2005 Nov]

(6) 경도인지장애 환자의 내재 뇌 활동에 대한 실제 또는 가짜 경혈의 침술 효과 [Jia B et al. Evid Based Complement Alternat Med. 2015]

(7) 알츠하이머 병 및 경도인지 장애 환자에서 침술의 신경 세포 특이성: 기능적 MRI 연구 [Shan Y ee al. Evid Based Complement Alternat Med. 2018]

(8) 태충혈과 합곡혈의 침술 자극은 알츠하이머병에서 기본 모드 네트워크 활동을 조절한다. [Liang P et al. Am J Alzheimers Dis Other Demen. 2014 Dec]

(9) 경도인지장애 환자의 뇌 네트워크에 대한 침술의 조절 효과 [Tan TT et al. Neural Regen Res. 2017 Feb]

(10) 기능적 근적외선 분광법을 사용한 MCI 환자에 대한 침요법의 효과 [Ghafoor U et al. Front Aging Neurosci. 2019]

치매 한방(韓方)에 치료하기

1쇄	2023년 11월 13일
지은이	김영찬
펴낸이	이규종
펴낸곳	예감
등록번호	제2015-000130호
등록된곳	경기도 고양시 덕양구 호국로 627번길 145-15
전화	031) 962-8008
팩스	031) 962-8889
이메일	elman1985@hanmail.net
	www.elman.kr
ISBN	979-11-89083-87-8 13510

값 20,000 원